国家卫生和计划生育委员会“十三五”规划教材配套教
全 国 高 等 学 校 配 套 教 材

供 医 学 影 像 技 术 专 业 用

医学影像设备学实验教程

主　编　石明国　韩丰谈

副主编　赵雁鸣　朱险峰　王红光　赵海涛

编　委（以姓氏笔画为序）

王红光（河北医科大学）
石明国（第四军医大学）
田宗武（长沙医学院）
冯祥太（石河子大学）
曲保忠（吉林医药学院）
吕庆波（新乡医学院三全学院）
朱险峰（牡丹江医学院）
齐现英（泰山医学院）
孙存杰（徐州医学院）
李合朋（新乡医学院三全学院）
李林枫（天津医科大学）
李哲旭（上海健康医学院）
吴　颋（赣南医学院）
庞学明（天津医科大学）
国志义（吉林大学）
郑君惠（广州医科大学）
赵海涛（第四军医大学）
赵雁鸣（哈尔滨医科大学）
胡鹏志（中南大学）
段　炼（长治医学院）
曹允希（泰山医学院）
董艳军（滨州医学院）
韩丰谈（泰山医学院）
韩闽生（河北大学）
谭　威（锦州医科大学）
魏君臣（济宁医学院）

编写秘书　赵海涛（兼）

人民卫生出版社

图书在版编目（CIP）数据

医学影像设备学实验教程/石明国，韩丰谈主编.—北京：人民卫生出版社，2016

全国高等学校医学影像技术专业第一轮规划教材配套教材

ISBN 978-7-117-23244-9

Ⅰ.①医…　Ⅱ.①石…②韩…　Ⅲ.①影像诊断-医疗器械学-实验-高等学校-教材　Ⅳ.①R445-33

中国版本图书馆 CIP 数据核字（2016）第 226009 号

医学影像设备学实验教程

主　　编：石明国　韩丰谈
出版发行：人民卫生出版社（中继线 010-59780011）
地　　址：北京市朝阳区潘家园南里 19 号
邮　　编：100021
E - mail：pmph @ pmph.com
购书热线：010-59787592　010-59787584　010-65264830
印　　刷：北京盛通数码印刷有限公司
经　　销：新华书店
开　　本：787×1092　1/16　　印张：12
字　　数：285 千字
版　　次：2016 年　月第 1 版　2023 年12月第 1 版第 4 次印刷
标准书号：ISBN 978-7-117-23244-9/R · 23245
定　　价：25.00 元
打击盗版举报电话：010-59787491　E-mail：WQ @ pmph.com
（凡属印装质量问题请与本社市场营销中心联系退换）

前　言

《医学影像设备学实验教程》是《医学影像设备学》的配套教材。全书依据培养影像技术高素质技能型人才的目标，结合教学实际和实践，将“理论与实践”、“知识与技能”有机地结合于一体，以常规X线机、CR、DR、DSA、CT、MRI及其辅助设备为载体，重点训练学生对医学影像设备的动手能力，包括操作、使用、维修、安装、调试、检测、维护等实践技能，综合提高学生分析和解决影像设备实际问题的能力。

该配套教材中共设计编写了X线机、CR、DR、DSA、CT、MRI及其辅助设备的实验教程，以《医学影像设备学》教材的章为序，分章编写实验，便于学生学习和掌握。书中根据不同设备所列实验项目较多，各院校可根据自己的教学实际需要和实验设施，灵活掌握和取舍。

《医学影像设备学实验教程》是集体智慧的结晶，参加编写的各位编委，均来自全国不同院校的教学第一线，具有丰富的教学实践经验，在编写过程中，大家竭尽全力，加班加点，团结协作，按时完成编写任务。各有关院校均给予大力支持、关心和帮助，在此一并致以衷心的感谢。

由于医学影像设备发展日新月异，教学内容不断更新，加之编者水平有限，不足和错误之处在所难免，望广大师生在教学实践中提出宝贵意见，以便再版时修订和完善。

石明国　韩丰谈

2016年5月29日

目　录

实验教程指导

目　录

实验教程课是课程教学的延续和深化，是对学生进行实践技能训练的重要环节和必要手段，重视和加强实验教程的实施，提高现场实训教学，是进一步提高教学水平，完成教学计划，培养“技能型”人才的重要保障。

通过实验教程的教学，丰富学生的感性认识，扩大知识面，加强对课堂教学理论知识的理解和记忆，培养实际操作技能、独立思考工作能力、严谨的科学态度和工作作风。

一、实验课程的准备

（一）教师

教师是实验课程的组织者及指导者，要使实验课程达到预期效果，必须做到以下几点：

1. 认真备课，熟悉实验的全过程，必要时应自己亲自先进行预实验，以便及时发现实验中的问题。根据实验室的工作条件，因地制宜适当地选择和安排实验课程内容，合理调整实验的方法步骤，以保证按时完成实验，避免安排过紧或过松。

2. 认真准备实验器材，提前对实验所用的仪器、仪表和元器件进行检查，对实验中的易损物品，除要求学生特别爱护外，应有适量的备品，以便及时更换，避免影响实验进度。

3. 认真提前做好预实验，对实验中易发生的问题和实验中的误差范围等，应做到心中有数，以保证实验的准确性。

4. 对较复杂的实验，在预实验时，可安排学生实验组长参加，培训骨干，以保证实验顺利进行。

（二）学生

本实验教程内容广泛，所用设备、仪器、仪表和元器件多而贵重，实验操作步骤复杂，要保证实验顺利进行，达到预期效果，要求学生在实验之前，必须对实验内容进行认真预习，并做到以下要求：

1. 明确实验目的、要求，掌握实验原理，理解实验电路，了解实验元件在电路中的作用。

2. 熟记实验方法和步骤，了解所用设备、仪器、仪表的基本性能和使用方法。

3. 明确实验中应观察和看到的现象、需要测量的数据，准备好记录表格。

4. 牢记实验中的注意事项，并在实验中严格遵照执行。

二、实验课程的实施

（一）教师

1. 检查学生预习情况，实验前有针对性地讲解实验内容、目的、方法步骤和注意事项。

2. 维持好实验秩序，把握好实验进度和时间。

3. 巡回检查，及时发现实验过程中出现的问题，并及时解决。若问题带有普遍性，应暂停实验，进行统一指导后再继续实验。

4. 检查实验结果、实验报告。验收实验设备和器材。

（二）学生

1. 按照实验小组，在指定的设备或实验台上进行实验或操作。不能随意走动，喧哗。保证实验场所安静。

2. 首先应检查实验器材和设备，如发现缺损，应立即报告，经检查后及时更换或补充。

3. 按照规定的方法步骤进行实验，及时记录观察到的现象和测量的数据。若要改变实验方法，变更实验电路，应充分说明理由，经实验老师同意后方可进行。

4. 正确使用实验工具和器材，如有损坏，应立即报告，查明原因，填写报损单后，方可补充。

5. 实验结束，经实验老师检验其结果后，方可拆除实验电路，并将实验器材分类整理，摆放整齐，请实验老师验收。

三、实验课程中的注意事项

（一）注意人身安全

在实验中，伤害人体的因素有两个方面，一是触电，二是X线照射，因此，在实验中必须做到以下几点，严防意外事故发生。

1. 在无绝缘的情况下，人体的任何部位不得触及带电体。

2. 管制好电源，实验小组应有专人负责电源的接通和切断，接通电源时应通知全组人员，在更换或拆除电路时，必须先断开电源。

3. 在高压裸线的实验场所，人员应远离2米以外。

4. 实验中如发生X线时，X线窗口不准朝向有人群的地方，并要外加防护措施。

（二）注意设备安全

实验中所用的设备仪器精密昂贵，使用时应倍加爱护，并做到：

1. 电路连接结束后，必须认真进行复查，确认无误后，方可进行通电和测量电参数。

2. 使用影像设备、仪器、仪表之前，应了解其性能、规格和使用方法，严格按照操作规程操作。

3. 在实验中，使用仪器、仪表时，要特别注意其量程和倍率的选择，避免损坏仪表和出现误差。

（三）注意严谨的科学态度，不断提高实验技能

1. 正确选择和使用实验工具，养成有条不紊的工作习惯。

2. 做电路连接实验时，要做到电路布局合理，接线整齐、牢固、测量方便。

3. 学会分析所测得的数据和观察到的现象真伪，边实验边分析，及时发现问题，保证实验的成功率。

四、实验报告和要求

（一）格式

实验报告要使用统一的格式，按照要求记录实验中所检测到的数据、观察到的现象，以及所要求讨论的问题。

（二）语言

在书写实验报告时，要求字迹清楚、语言通顺、言简意赅。

（三）结论

每次实验后，必须根据实验结果做出结论，并对结论进行分析讨论，达到对理论知识的进一步融会贯通和深入理解。

实验一 参观放射科

【实验目的】

1. 了解放射科的组成及机房布局。

2. 认识各种常用影像设备的整体结构,了解影像设备的组成,使学生对影像设备有感性认识。

3. 初步了解放射科的基本布局和工作环境。

【工作原理】

现场参观放射科。

【实验器材】

放射科、实验中心、各类影像设备。

【方法与步骤】

根据科室或实验中心的情况,将学生分组,分不同设备(每组 12~15 人)参观,由带教老师对科室布局和各种影像设备进行介绍和示教。

1. 介绍放射科的组成及地理位置。

2. X 线机相关内容介绍(基本信息、发生装置、辅助设备)及操作演示。

3. CT 相关内容介绍(基本信息、机架结构、控制台等)及操作演示。

4. 核医学设备相关内容介绍(基本信息、探头等)及操作演示。

5. 磁共振相关内容介绍(基本信息、各大系统及接收线圈)及操作演示。

6. PACS 网络介绍及操作演示。

【思考题】

根据所参观的放射科,找到你认为布局合理与不合理之处。

第二章　普通 X 线成像设备

实验一　X 线管结构识别

【实验目的】

1. 掌握固定阳极 X 线管及旋转阳极 X 线管的组成。
2. 熟悉固定阳极 X 线管及旋转阳极 X 线管各组成部分的作用。
3. 了解 X 线管玻璃壳的设计原理。

【工作原理】

（一）固定阳极 X 线管

固定阳极 X 线管(图 2-1),其结构主要由阳极、阴极和玻璃壳三部分组成。

1. 阳极　其主要作用是阻挡高速运动的电子流而产生 X 线,同时将曝光时产生的热量辐射传导出去;其次是吸收二次电子和散乱射线。固定阳极 X 线管的阳极结构由阳极头、阳极帽、玻璃和阳极柄四部分组成(图 2-2)。

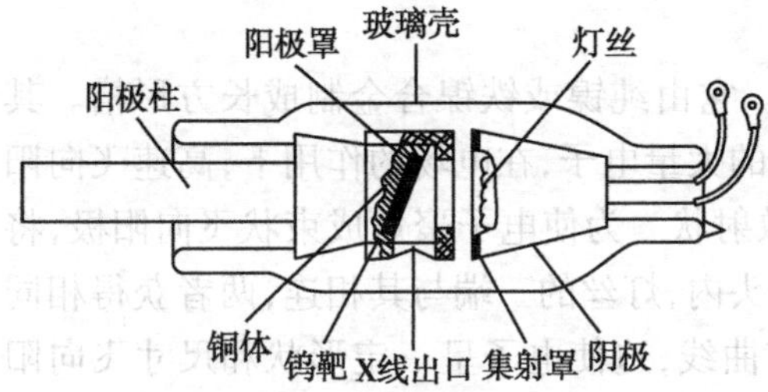

图 2-1　固定阳极 X 线管

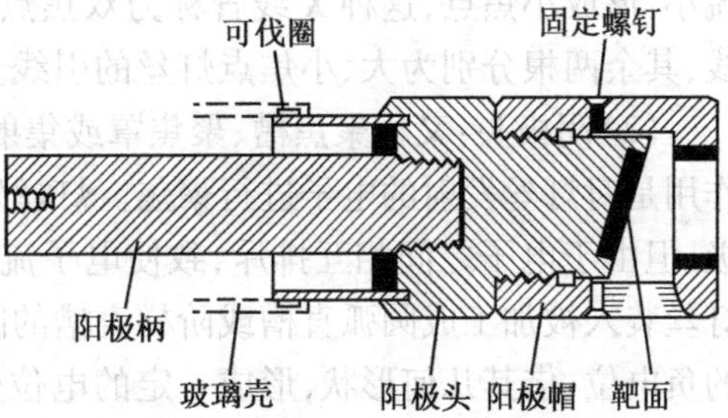

图 2-2　固定阳极 X 线管的阳极结构

(1)阳极头:由靶面和阳极体组成。靶面的作用是承受高速运动的电子流轰击,产生 X 线。由于辐射的 X 线强度与靶面材料的原子序数成正比,所以 X 线管的靶面材料一般都选用钨(Z = 74),故称为钨靶。钨的特点是熔点高(3370℃),蒸发率低,原子序数大,又有一定的机械强度。由于曝光时,只有不到 1% 的电子流动能转换为 X 线能,其余均转化为热能,所以曝光时,靶面将产生大量的热量而使其工作温度很高。钨的导热率小,受电子轰击后产生的热量不能很快地传导出去,故常把厚度为 1.5 ~ 3mm 的钨靶面用真空熔焊的方法焊接到导热率较大的无氧铜制成的阳极体上。这样制成的阳极头不但辐射 X 线的效率高,而且具有良好的散热性能。

固定阳极 X 线管的靶面静止不动,电子流总是轰击在靶面固定的同一位置上。由于单位面积上所承受的最大功率是一定的,所以固定阳极 X 线管的功率是有限的。

(2)阳极帽:又称阳极罩或反跳罩,由含钨粉的无氧铜制成,依靠螺纹固定到阳极头上,其主要作用是吸收二次电子和散乱射线。阳极帽上有两个圆口:头部圆口面对阴极,是高速运动的电子流轰击靶面的通道;侧下部圆口向外,是X线的辐射通道。

阳极帽罩在靶面的四周,与阳极同电位,故它可以吸收50%~60%的二次电子,并可吸收一部分散乱X线,从而保护X线管和提高影像质量。

(3)玻璃圈:是阳极和玻璃壳的过渡连接部分,由膨胀合金圈与玻璃喇叭两部分封焊而成。其中,玻璃端与玻璃壳封接,膨胀合金端与阳极头焊接在一起。

(4)阳极柄:由无氧铜制成,呈圆柱体状且横截面较大,与阳极头的铜体相连,是阳极引出管外的部分。它的管外部分浸在变压器油中,通过与油之间的热传导,将靶面的热量传导出去,从而提高了阳极的散热速率。

2. 阴极 其作用是发射电子并使电子流聚焦,使轰击在靶面上的电子流具有一定的大小、形状。其结构主要由灯丝、阴极头、阴极套和玻璃芯柱等四部分组成(图2-3)。

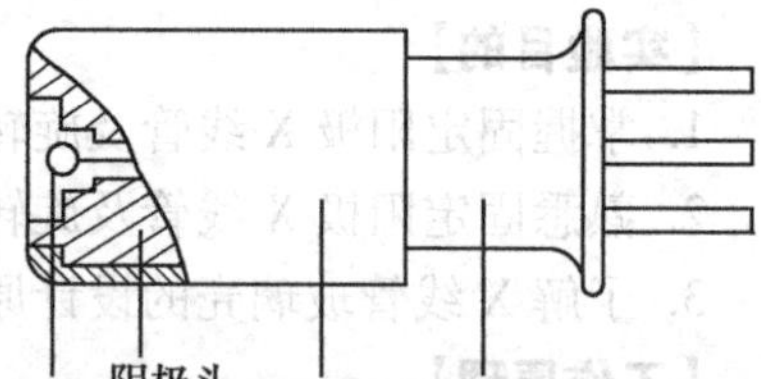

图2-3 固定阳极X线管的阴极结构

(1)灯丝:其作用是发射电子。灯丝由钨制成,因为钨在高温下有一定的电子发射能力、熔点较高、延展性好、便于拉丝成形、抗张力性好、且在强电场下不易变形等特点。诊断用X线管的灯丝都绕成小螺线管状。

功率较大的X线管为了协调不同功率与焦点的关系,阴极装有两根长短和粗细都不同的灯丝,长的灯丝加热电压高,发射电流大,形成大焦点;短的灯丝加热电压低,发射电流小,形成小焦点,这种X线管称为双焦点X线管,其阴极一般有三根引线:一根为公用线,其余两根分别为大、小焦点灯丝的引线。

(2)阴极头:又称聚焦槽、聚焦罩或集射罩。它由纯镍或铁镍合金制成长方形槽。其作用是对灯丝发射的电子进行聚焦。灯丝发射的大量电子,在电场的作用下,高速飞向阳极,但由于电子之间相互排斥,致使电子流呈散射状。为使电子聚焦成束状飞向阳极,将灯丝装入被加工成圆弧直槽或阶梯直槽的阴极头内,灯丝的一端与其相连,两者获得相同的负电位,借其几何形状,形成一定的电位分布曲线,迫使电子呈一定形状和尺寸飞向阳极,达到聚焦的目的。在自整流X线机中,负半周时,聚焦罩还可以吸收二次电子,以保护灯丝和玻璃壳的安全。

3. 玻璃壳 又称管壳,用来固定,支撑阴、阳两极并保持管内的真空度,通常采用熔点高、绝缘强度大、膨胀系数小的钼组硬质玻璃制成。由于钼组玻璃壳与阴、阳两极的金属膨胀系数不同,两者不宜直接焊接,故在铜体上镶有含54%铁、29%镍、17%钴的合金圈作为中间过渡体,再将玻璃壳焊接在合金圈上,使合金圈与硬质玻璃膨胀系数相近,以避免因温度变化而造成结合部的玻璃出现裂缝或碎裂。有的X线管还将X线射出口处的玻璃加以研磨,使其略薄,以减少玻璃对X线的吸收。

固定阳极X线管的主要缺点是:焦点尺寸大、瞬时负载功率小。目前,在医用诊断X线机中,固定阳极X线管已多被旋转阳极X线管取代。但固定阳极X线管结构简单、价格低,在小型X线机、治疗X线机等装置中仍被采用。

（二）旋转阳极X线管

旋转阳极X线管也是由阳极、阴极和玻璃壳三部分组成。与固定阳极X线管相比，除了阳极结构有明显不同外，其余相差不大。

旋转阳极X线管的阳极主要由靶面、转子、转轴和轴承组成（图2-4）。

1. 靶盘与靶面 靶盘是直径为70～150mm的单凸状圆盘，中心固定在转轴（钼杆）上，转轴的另一端与转子相连，要求有良好的运动平衡性；靶面具有一定的靶角，靶角在6°～17.5°之间。以前的靶盘与靶面采用纯钨制成，其热容量较小，散热性和抗热胀性都比较差。所以在交变热负荷的使用条件下，由于表面与内层之间温差所产生的热应力，容易使靶面产生裂纹；另外，钨在1100℃以上会发生再结晶，将使靶面使用不久就出现表面龟裂、粗糙现象，致使X线管辐射X线的能力下降。现在采用铼钨合金（含10%～20%铼）做靶面，钼或石墨做靶基，制成钼基铼钨合金复合靶及石墨基铼钨合金复合靶。铼钨合金靶面晶粒细致，抗热胀性高，再结晶温度高，使靶面龟裂、粗糙情况减轻。有的还在靶盘上开几条径向的细膨胀缝以消除机械应力。

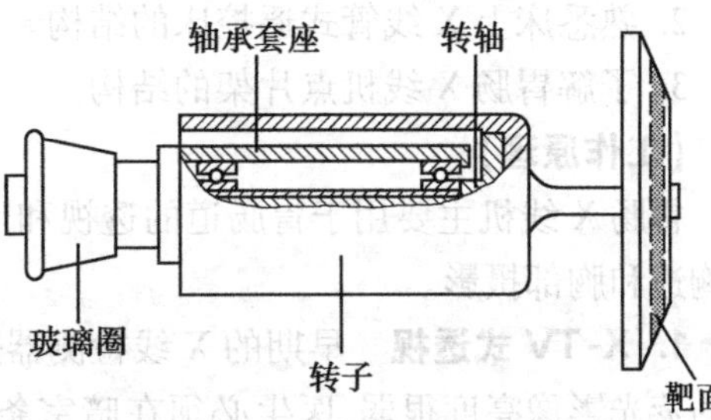

图2-4 旋转阳极X线管的阳极结构

2. 转子 由无氧铜制成，通过钼杆与靶盘和靶面连为一体，转子转动时，靶盘和靶面随之转动。其表面黑化，热辐射能力较强。旋转阳极X线管的启动电机与小型单相异步电机的结构和原理相似，只是转子装在X线管的玻璃壳内，而定子线圈装在X线管玻璃壳的外面。转轴装入由无氧铜或纯铁制成的轴承套中，两端各装一只轴承。

3. 轴承与轴承的润滑 轴承由耐热合金钢制成，可以承受较高的工作温度（约400℃），但不能超过460℃。为避免过多的热量传导到轴承，把阳极端的转轴外径做得较细或用管状钼杆，减少热传导，少量由阳极靶面传导过来的热量则大部分通过转子表面辐射出去。轴承的润滑剂都采用固体润滑材料，如二硫化钼、银、铅等。选用不同的润滑材料，转子的静转时间亦有不同。

【实验器材】

固定阳极X线管、固定阳极、固定阴极、旋转阳极X线管、旋转阳极各1只。

【方法与步骤】

1. 辨识固定阳极X线管、固定阳极及固定阴极，分析固定阳极X线管各组成部分构造、作用及设计原理。

2. 辨识旋转阳极X线管及旋转阳极，分析旋转阳极各组成部分构造、作用及设计原理。

【思考题】

1. 固定阳极X线管的阳极帽为何有两个圆口？各有什么作用？
2. 旋转阳极的转子和转轴的设计原理是什么？

实验二 胃肠X线机结构识别

【实验目的】

1. 掌握遮线器的安装位置及作用。
2. 熟悉床上X线管式遥控床的结构。
3. 了解胃肠X线机点片架的结构。

【工作原理】

胃肠X线机主要用于胃肠道的透视和点片摄影，它亦可兼做其他部位的透视和摄影，如胸透和胸部摄影。

1. X-TV式透视 早期的X线检测器采用硫化锌镉(ZnCdS)荧光屏，由于荧光屏产生的荧光影像亮度很弱，医生必须在暗室条件下观察。目前，X线电视已经取代荧光屏，其影像亮度及质量有了很大的提高，使透视检查由暗室操作变为明室操作，降低了X线剂量。X-TV由影像增强器、光分配器、电视摄像机和监视器等组成。X线影像增强器把X线影像转换成可见光影像，并使其亮度增强，与电视摄像机、监视器配接，显示透视影像。随后，照相技术、电影摄影、录像技术也相继进入了X线领域，这些技术的引入使X线的应用范围得到了迅速的扩大。

2. 诊视床 它是胃肠X线机必配的辅助设备之一，主要用于透视和点片摄影。

(1)一般诊视床：由床体、点片架(供点片摄影用，也称为点片摄影装置、点片装置。因常用于消化道检查，故又称为胃肠摄影装置、消化道摄影装置)、点片架平衡装置、动力系统等几部分组成。床体由底座、床身和床面组成。点片架是用于透视和点片摄影的。动力系统一般有两套：一套是床身回转动力系统，多用单相或三相电动机，经变速由蜗轮、蜗杆或齿轮组传动；另一套是床面移动动力系统，多用单相电动机，经变速由链条传动。

(2)遥控床：是将影像增强器、X线电视和诊视床合理组合，并实现全部自动化的新型诊视床。遥控床分为床上X线管式和床下X线管式两种。床下X线管式遥控床多由传统的诊视床改进而来，X线管位于床下，点片架在床上，这类遥控床有利于对X线的防护，缺点是点片架距病人身体太近，活动易受到身体的影响。床上X线管式遥控床(图2-5)是把点片架和影像增强器设计在床面以下，床面以上只有X线管和一个机械压迫器；透视过程中病人转动身体不受点片架的妨碍；并且，X线管的位置与普通摄影床相同，很容易兼用做普通摄影；X线管的投照方向可以向病人足侧及头侧倾斜，更有利于病灶的观察，缺点是不利于X线的防护。

3. 遮线器 又称为缩光器，安装在X线管管套的窗口部位，用来控制X线照射野的大小，遮去不必要的X线。X线管用作摄影时，遮线器内部还设有光源和反射镜，模拟X线管焦点的位置，用作照射野和中心线的指示。

4. 点片摄影 是供医生在透视检查的过程中，对被检部位或病变进行点片摄影，以适时记录有诊断价值的影像。点片架安装在诊视床上，并与透视媒介的支架等合理搭配，形成一个既能透视又能点片摄影的X线机。从点片摄影的角度来说，透视对点片摄影起定位和病灶观察的作用。从透视的角度来说，点片摄影是透视的记录手段，因此，点片架

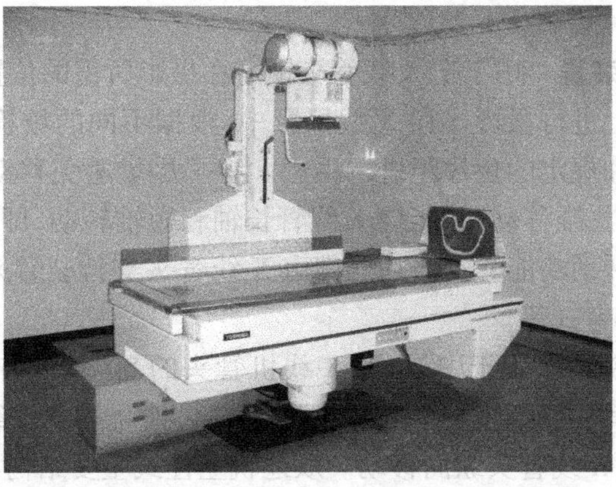

图 2-5　床上 X 线管式遥控床

就是透视和点片摄影两种功能的结合体。点片架主要由主框架、观察媒介安装框、摄影用储片区、送片系统、控制盒、滤线器、遮线器、压迫器、防咳板和防护裙等组成。送片系统把等候在荧光屏旁的暗盒适时送入荧光屏前方进行摄影，能适用于多种规格的片盒，并能进行水平或垂直方向的分割曝光。

【实验器材】

胃肠 X 线机 1 台。

【方法与步骤】

1. 辨识 X-TV 组成部分构造。
2. 辨识遥控诊视床组成部分构造。
3. 辨识遮线器的安装位置、构造及作用。
4. 辨识点片架组成部分构造。

【思考题】

1. X 线机的遮线器安装在什么位置？有什么作用？
2. 为什么说点片架是透视和点片摄影两种功能的结合体？

实验三　摄影 X 线机结构识别

【实验目的】

1. 掌握滤线器的安装位置及作用。
2. 熟悉 X 线管头支持装置的结构形式。
3. 了解摄影床及胸片架的结构。

【工作原理】

摄影 X 线机是用 X 线胶片代替透视中的荧光屏，使穿过人体的 X 线在 X 线胶片上永久留下被检部位影像的设备。X 线胶片比荧光影像清楚，能发现比透视更多的有诊断价值的信息。普通摄影包括一般摄影和滤线器摄影，一般摄影是 X 线通过病人后直接到达胶片而获得影像的方法，多用于较薄部位或诊断要求不高的摄影检查；滤线器摄影是 X 线通过病人后先经过滤线器将散射线“过滤”，然后到达胶片获得影像的方法，多用于较厚部位的摄影。

1. X线管头支持装置　用于把X线管头锁定在摄影所需的位置和角度上，使X线管在一定的距离和角度上进行摄影。在X线摄影中，根据不同的被检部位，要求X线中心线以不同的入射方向和规定的焦片距进行摄影。为了尽量避免移动病人，要求X线管头能做上下、左右和前后三维移动，并能绕X线管长轴和短轴转动，即要求X线管能有较大的移动范围和灵活的转动功能。这些功能都由X线管头支持装置来完成，其结构形式有立柱式、悬吊式和C形臂式等。

（1）立柱式支持装置：多用于中、小型X线机管头的支持，其结构有天地轨立柱式和双地轨立柱式两种。其中，天地轨立柱式主要由天轨、地轨和立柱组成，立柱能在天地轨之间平稳地滑动，携带X线管头纵向移动。双地轨立柱式主要结构与天地轨立柱相同，所不同的是该立柱没有天轨，改用两条平行的地轨支持立柱的纵向移动。这种结构不受机房高度的限制，安装比较方便，但底座面积大，移动不如前者灵活。

（2）天轨悬吊式支持装置：这种支持装置主要用于大型固定式X线机，其主要组件有天轨、滑车、伸缩器和管头横臂等（图2-6）。天轨固定在房间顶部，滑车装在天轨上，伸缩器装在滑车上，组成一个整体。滑车能沿天轨纵向移动，也能沿滑车架横向移动。伸缩筒分4～6节，上下升降距离大于1m，X线管能绕伸缩筒垂直轴旋转180°或360°，绕水平轴能旋转±90°，并可运用手柄或电磁阀将其固定在任意角度上。这种支持装置的结构特点是能充分利用空间，不占地面位置，有利于诊视床、X-TV的组合，方便工作人员的操作。由于X线管能在较大的范围内做纵横、上下移动和转动，从而能满足X线摄影检查中各种位置和方向的需要。

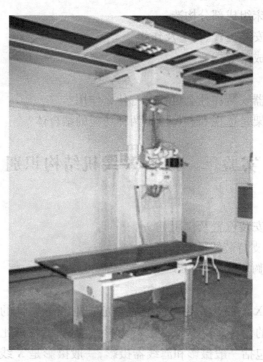

图2-6　天轨悬吊式摄影X线机

(3)C形臂支持装置:C形臂的一端装有X线管头和遮线器,另一端则装有X线影像转换和记录系统。C形臂结构紧凑,占据空间少,并能沿槽移动和绕水平轴转动,活动范围大并且灵活,因而特别适用于心血管系统的X线检查。其最大优点是检查时无需移动病人。

2. 滤线器 能吸收散射线,使散射线不能到达胶片,从而提高胶片图像的质量。

(1)滤线栅:也称滤线板,是滤线器的主要组件,多为聚焦式。滤线栅外观为厚4~8mm的平板,内部有极薄的铅条和纸条、木条或铝片交替向焦排列,上下再用薄铝板封装而成。滤线栅中心两侧的铅条向中心倾斜一定的角度,将所有铅条沿倾斜方向延长,会聚成一条线,该线与滤线栅平面中心垂直线的交点,称为滤线栅的焦点。

(2)滤线器的种类和结构:滤线器可分为固定滤线器和活动滤线器两大类。固定滤线器是在摄影过程中,静止不动的一块滤线栅,使用时,将其置于病人和胶片之间,达到吸收散射线的目的。固定滤线器使用比较方便,但栅密度较小时,胶片上会留有铅条阴影,因此,密度大的滤线栅较好,但栅比不宜过高。活动滤线器是指滤线栅在曝光前的瞬间开始运动,至曝光结束后停止,其运动方向与铅条排列方向垂直,这样既能吸收散射线,胶片上又不会留下铅条的阴影。活动滤线器由于结构所限,一般都水平安装在摄影床、诊视床的床面下或直立安装于滤线器摄影架(胸片架)上。

3. 摄影床 在普通X线摄影时,摄影床用于安置病人,摆放体位。摄影床主要由床架、床面构成,床面可沿床纵轴方向移动,有些摄影床的床面还可沿床面横轴方向移动,靠手柄和电磁阀固定。床边有手动控制开关,床下有脚踏开关,可控制床面的电动升降及床面水平各方向的锁止。摄影床上一般配有活动滤线器和简易体层摄影装置等,以用于滤线器摄影和简易体层摄影。

4. 胸片架 是拍摄胸部X线片的专用装置,胸部摄影时病人通常是站立位,所以又称立位摄影,胸片架也称为立位摄影台。胸片架上多配有长焦距(120cm以上)、高栅比(10~12之间)的固定或活动滤线器。胸片架的高度可以根据需要调整,其锁止可以手动也可电动。

【实验器材】

普通摄影X线机1台。

【方法与步骤】

1. 辨识X线管头支持装置组成部分构造。
2. 辨识滤线器的安装位置、构造及作用。
3. 辨识摄影床及胸片架的构造。

【思考题】

1. X线机滤线器安装在什么位置?有什么作用?
2. 普通摄影X线机的X线管头支持装置有哪几种方式?

实验四 数字胃肠X线机操作

【实验目的】

1. 掌握医用数字胃肠X线机的基本结构、原理及操作方法。

2. 养成良好的操作习惯，具有一丝不苟的工作态度，有团队合作意识，提高职业素质。

3. 使学生具有影像技师必备的知识、能力和态度，胜任影像技师岗位工作。

【实验原理】

1. 床体系统 是胃肠X线机的重要组成部分，也是完成胃肠X线机所有功能的主要载体(图2-7)。

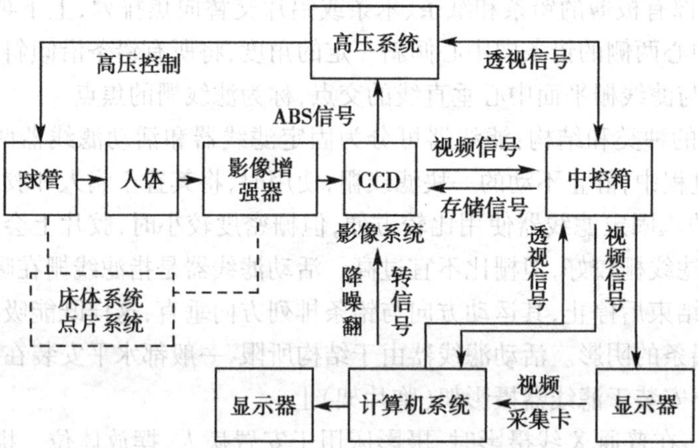

图2-7 数字胃肠X线机组成图

2. 影像系统 由高分辨率的影像增强器和数字成像探测器以及辅助系统构成，用来接收X线并形成数字图像。

3. 控制台 操作控制台控制检查室内影像获取的全过程，操作控制台的主要功能有四项：输入和输出患者信息、检查数据、输出影像数据、控制曝光和影像捕获子系统，获取并处理数字X线图像数据，具有管理功能。操作控制台与探测器、X线曝光设备与专用接口，并以数字方式获取和传输患者信息、曝光和图像数据。

4. 计算机系统 是数字胃肠X线机的重要部分，完成整个设备所有功能的控制和实现，计算机系统通常称为图像工作站，读取影像系统产生的数字图像，并进行文档管理及图像后处理，包括图像增强、翻转、测量、局部放大、降噪等操作，用户能够根据诊断要求进行图像多幅显示。

【实验器材】

数字胃肠X线机1台及其相关附件等。

【方法与步骤】

1. 参观数字胃肠室，了解数字胃肠设备的基本组成和整体布局。
2. 记录数字胃肠扫描室内的结构、布局及各部分的原理简述。
3. 了解数字胃肠控制室的结构布局。
4. 了解数字胃肠X线机计算机处理系统的结构原理。
5. 了解数字胃肠X线机图像存储和记录装置的构成。
6. 了解数字胃肠X线机正常工作时的操作流程。
7. 学生在医生或技师的指导下完成操作，在操作过程中，注意机房内机械装置的运动方式。

8. 听取有关数字胃肠设备的一般情况介绍及不同厂家设备的功能比较。

9. 了解数字胃肠X线机怎样完成图像后处理的。

【注意事项】

1. 聘请具有一定经验的医生或技师带教。

2. 在示教过程中，认真记录实训报告。

3. 学生不能随意操作设备。

【思考题】

1. 数字胃肠X线机是怎样完成X线图像数字化的？

2. 简述数字胃肠X线机的基本操作程序。

实验五　X线管检查与试验

【实验目的】

1. 掌握X线管外观检查及灯丝、真空度、旋转阳极启动、高压训练等试验方法。

2. 熟悉X线管的结构和工作特性。

【实验器材】

高压试验台1台，有机玻璃油箱1个，X线管1只，万用表1只，防护用品（铅屏风、铅眼镜等），乙醚，纱布等。

【方法及步骤】

1. 外观检查

（1）观察X线管的玻璃壁是否有裂纹、划伤和瘢痕。

（2）灯丝是否有断路、短路、阴极聚焦罩松动、灯丝管外引线折断等现象。阳极靶面是否光洁，要求无麻点、龟裂，而且与阳极头无明显空隙。

（3）管内应无任何异物，金属部分无氧化、锈蚀现象。

2. 通电试验

（1）X线管真空度检查：将X线管外壁用乙醚清洁后，放入高压试验台油箱内（油的耐压不低于30kV/2.5mm），进行冷高压试验，以检查X线管真空度。冷高压试验是在X线管灯丝不加热的情况下，在X线管两极间施加高压，并在高压试验台上从低管电压开始，逐步升高管电压。在使用全波整流的高压试验台时，加给X线管的冷高压不应大于X线管额定管电压的70%；在冷高压试验中，X线管内应无电离辉光，无极间放电、跳火等现象；毫安表无指示，稳定指示在“0”mA。如有辉光，且强度随管电压增加而增强，说明该X线管的真空度不良。

（2）X线管灯丝加热试验：①首先用万用表直流电阻R×1挡，测量X线管灯丝直流电阻，其直流电阻一般应小于等于3Ω；②断开高压初级连接线，在确认灯丝加热回路正常后，将阴极高压电缆插入X线管管套的插座内，并拧紧固定环，将控制台上各调节旋钮置透视位，合上电源闸，机器通电，透过X线管透明窗，可以看到X线管灯丝小焦点燃亮，当从透视状态切换到摄影状态时，X线管灯丝应转换为大焦点燃亮。调节各毫安旋钮，以观察灯丝亮度的相应变化，大焦点的灯丝电压高，小焦点的灯丝电压低。

3. 旋转阳极启动试验 在阳极转动时，应听到管内转子转动的声音。但在转动时不应有过大的噪声或摩擦声，且转子在高速转动时其阳极靶盘不应有明显的荡摆现象。

【思考题】

1. 当X线管真空度下降时，X线管将出现什么现象？为什么？
2. 灯丝断路时，X线管出现什么现象？

实验六 单相全波整流电路的工作特性

【实验目的】

1. 掌握X线管的阳极特性、灯丝发射特性。
2. 熟悉印刷电路板、电子元器件及接线。
3. 了解单相全波整流X线机的基本工作原理。

【实验原理】

如图2-8所示，ZB_1为自耦变压器，HV为高压变压器，ZB_2为灯丝加热调节自耦变压器，T_2为灯丝加热变压器，XG为模拟X线管，$D_1 \sim D_4$整流管。

(1)高压整流及管电流测量原理：当X线管正常加热时，调节自耦变压器ZB_1，mA表指示正常电流值。高压整流及管电流测量回路如下：

交流电正半周时：HV(A)→D_1→XG阳极→XG阴极→D_3→HV(～)→N→mA表整流二极管→mA(+)→mA(-)→mA表整流二极管→HV(NE)。

交流电负半周时，HV(A)→D_2→XG阴极→XG阳极→D_4→HV(～)→N→mA表整流二极管→mA(-)→mA(+)→mA表整流二极管→HV(N)。

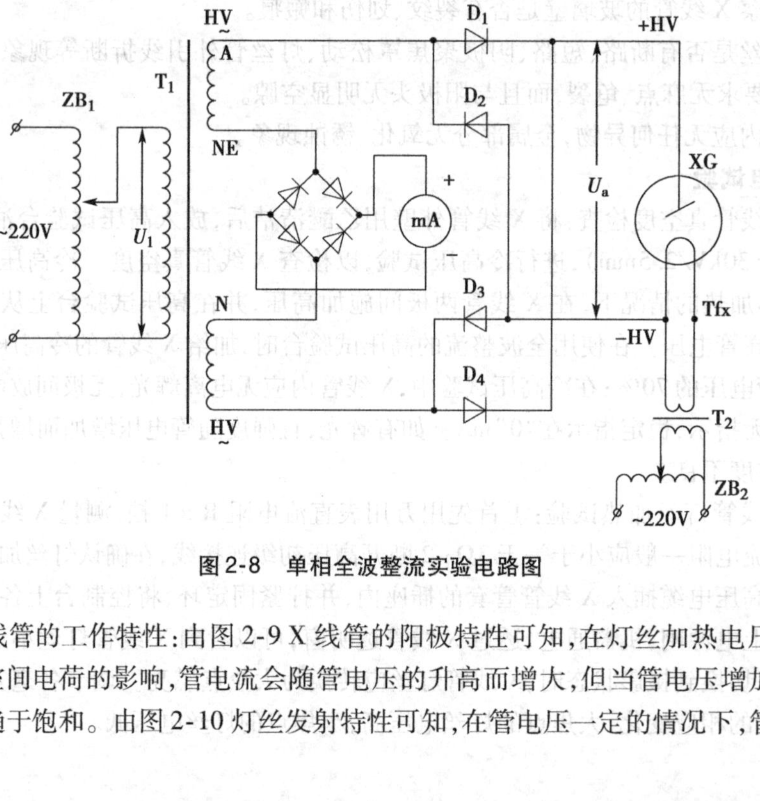

图2-8 单相全波整流实验电路图

(2)X线管的工作特性：由图2-9 X线管的阳极特性可知，在灯丝加热电压一定的情况下，由于空间电荷的影响，管电流会随管电压的升高而增大，但当管电压增加到一定值时，管电流趋于饱和。由图2-10灯丝发射特性可知，在管电压一定的情况下，管电流会随灯丝加热电压的升高而升高。

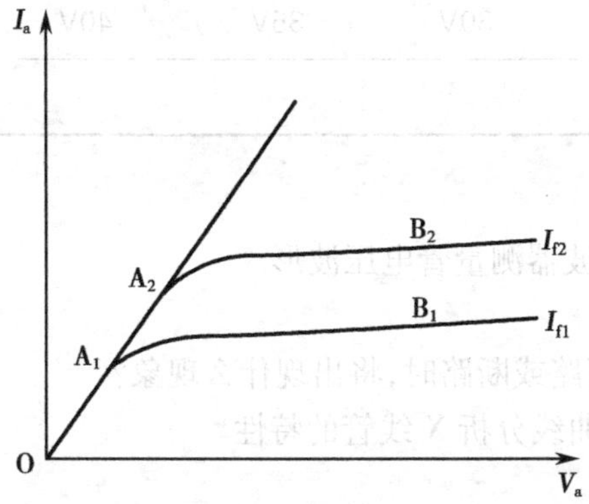

图 2-9 阳极特性曲线

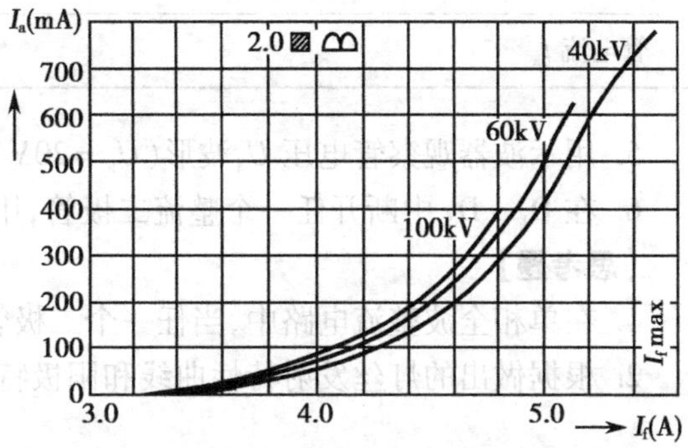

图 2-10 XD_{51}型 X 线管大焦点灯丝发射特性曲线

【实验器材】

自耦变压器(输入 220V,输出 0~250V)1 台,X 线机整流电路实验箱(单相全波整流实验电路)1 台,数字式万用表 VC-97 型 1 块,示波器 1 台,单相电源插头 250V/5A 1 只,导线若干。

【方法及步骤】

1. 接线 根据图 2-8 接线。

2. 调零 首先将自耦变压器 ZB_1、ZB_2 调到零位。

3. 通电 合上实验台电源空气开关,给单相自耦变压器、X 线机整流电路实验箱通电,打开实验箱上的电源开关,数字 mA 表显示“0”mA。

(1)调灯丝加热电压:通过调整自耦变压器 ZB_2 输出电压调节旋钮,改变灯丝变压器 T_2 的次级电压,以调整灯丝加热电压。

(2)调管电压:通过调整自耦变压器 ZB_1,改变主变压器 T_1 的次级输出电压,以调整管电压。

(3)先调灯丝加热电压,再调管电压,随时观察 mA 表的指示。

4. 数据测量 掌握 X 线管的工作特性。

(1)灯丝发射特性曲线:如表 2-1 所示,在管电压 U_a 为 20V、30V 两种条件下,分别使灯丝加热电压为 1.2V、1.4V、1.6V、1.8V、2V、2.2V,测量管电流数值,然后,做出灯丝发射特性曲线(I_a-U_f)。

表 2-1 灯丝发射特性测试表

灯丝电压 U_f	1.2V	1.4V	1.6V	1.8V	2V	2.2V
$U_a=20V$						
$U_a=30V$						

(2)阳极特性曲线:如表 2-2 所示,在灯丝加热电压 $U_f=1.2V$ 时,调整管电压 U_a 为 15V、20V、25V、30V、35V、40V,分别测量管电流,然后,做出阳极特性曲线(I_a-U_a)。

表 2-2　阳极特性测试表

管电压 U_a	15V	20V	25V	30V	35V	40V
管电流 I_a						

5. 用示波器观察管电压 U_a 波形（U_a = 20V）。

6. 在 D_1 ~ D_4 中断开任一个整流二极管，用示波器测量管电压波形。

【思考题】

1. 在单相全波整流电路中，当任一个二极管短路或断路时，将出现什么现象？

2. 根据做出的灯丝发射特性曲线和阳极特性曲线分析 X 线管的特性。

实验七　倍压整流电路的工作特性

【实验目的】

1. 掌握倍压整流电路的工作状态和特性。

2. 熟悉印刷电路板、电子元器件及接线。

3. 了解倍压整流 X 线机的基本工作原理。

【实验原理】

如图 2-11 示，ZB_1 为自耦变压器，U_1 为高压变压器初级，U_2 为高压变压器次级，ZB_2 为灯丝加热调节自耦变压器，T_2 为灯丝加热变压器，XG 模拟 X 线管，D_1 ~ D_4 整流管。当 X 线管正常加热时，调节自耦变压器 ZB_1，mA 表指示正常电流值，倍压整流电路的工作原理如下：

交流电正半周时：A 端为（+）、B 端为（−），高压变压器对 C_1 充电，充电回路为：A→D_1→R_1→C_1→D_3→E→R→B。

交流电负半周时，B 端为（+）、A 端为（−），高压变压器对 C_2 充电，充电回路为：B→R→E→D_4→R_2→C_2→D_2→A。

【实验器材】

自耦变压器（输入 220V，输出 0 ~ 250V）1 台，X 线机整流电路实验箱（倍压整流实验电路）1 台，双踪示波器 1 台，数字式万用表 VC-97 型 1 块，单相电源插头 250V/5A 1 只，导线若干。

【方法及步骤】

1. 接线　根据图 2-11 接线。

2. 调零　首先将自耦变压器 ZB_1、ZB_2 调到零位。

3. 通电　合上实验台电源空气开关，给单相自耦变压器、X 线机整流电路实验箱通电，打开实验箱上的电源开关，数字 mA 表显示"0"mA。

（1）调灯丝加热电压：通过调整自耦变压器 ZB_2 输出电压调节旋钮，改变灯丝变压器 T_2 的次级电压，以调整灯丝加热电压。

（2）调管电压：通过调整自耦变压器 ZB_1，改变主变压器 T_1 的次级输出电压，以调整管电压。

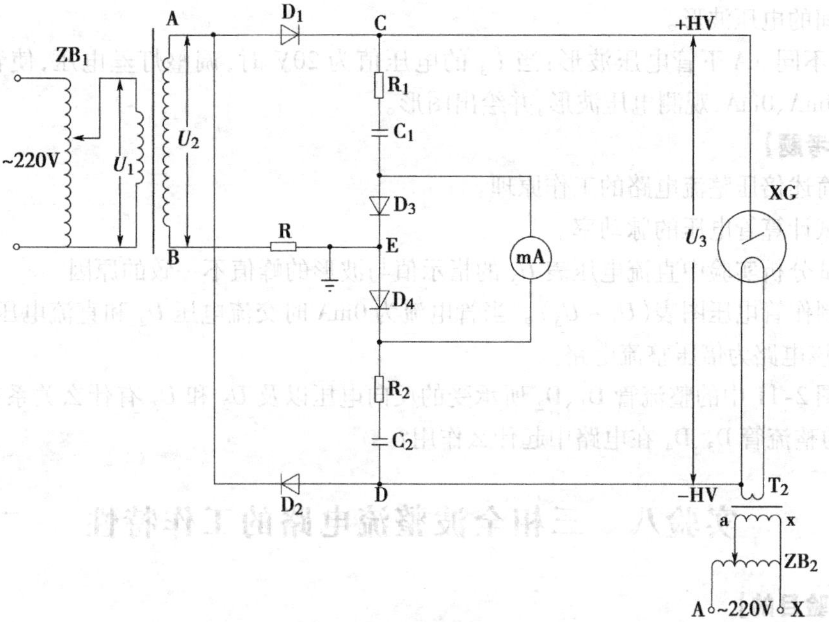

图 2-11　倍压整流实验电路

4. 测试

(1)空载时输入、输出电压的相互关系：使灯丝加热电压为0V(即mA表读数为0)，调节自耦变压器ZB_1，使T_1的输入电压U_1分别为10V、20V、30V，分别测出表2-3中各电压值。

表 2-3　空载下输入、输出电压的关系表

U_1	U_2	mA	U_3
15V		0	
25V		0	
35V		0	

(2)负载时输入、输出电压的相互关系：调整灯丝加热电压，使管电流指示在1mA，分别测出表2-4中各电压值。

表 2-4　负载下输入、输出电压关系表

U_1	U_2	mA	U_3
15V		1	
25V		1	
35V		1	

(3)管电压波形测量：调整管电压为20V，管电流1mA时，根据示波器测量的U_{CD}波形，记录管电压的最大值E_P、最小值E_L、平均值E_m。

(4)其他电压波形：当管电压固定在20V时，管电流为某一值，用示波器观测CE、DE、

CD、BE 间的电压波形。

(5)不同 mA 下管电压波形：当 U_3 的电压值为 20V 时，调整灯丝电压，使管电流为 1mA、0.5mA、0mA，观测电压波形，并绘出图形。

【思考题】

1. 简述倍压整流电路的工作原理。

2. 试计算管电压的脉动率。

3. 试分析实验中直流电压表 U_3 的指示值与波形的峰值不一致的原因。

4. 制作管电压图表($U_1 \sim U_3$)。当管电流为 0mA 时交流电压 U_2 和直流电压 U_3 的关系，确定该电路为倍压整流电路。

5. 图 2-11 中的整流管 D_1、D_2 所承受的反向电压以及 U_2 和 U_3 有什么关系？管电流表回路的整流管 D_3、D_4 在电路中起什么作用？

实验八　三相全波整流电路的工作特性

【实验目的】

1. 掌握三相全波整流电路的工作原理及特点。

2. 熟悉印刷电路板、电子元器件及接线。

3. 了解三相整流 X 线机的基本工作原理。

【实验原理】

图 2-12 为 6 个高压整流硅堆构成的三相全波高压整流电路及波形。设三相高压变压器次级电压有效值分别是 U_a、U_b、U_c，并按正弦规律变化，其相位差为 120°。三相六波整流的原理如下：

1) 在 $t_1 \sim t_2$ 时间内：U_a 相电压最高，U_b 相电压最低，D_1、D_6 导通，电流由 a 相→D_1→X 线管→D_6→b 相构成通路。如忽略整流器的正向压降，则 X 线管 XG 两端的电压即为高压变压器次级 a、b 两相间的线电压。

2) 在 $t_2 \sim t_3$ 时间内：U_a 相电压仍为最高，但此时 U_c 最低，那么 b 相转换到 c 相，此时 D_1、D_2 导通，电流由 a 相→D_1→X 线管→D_2→c 相构成回路。因 D_2 导通，而 c 相电压最低，故 D_6 便加上反向电压而截止。

3) 在 $t_3 \sim t_4$ 时间内：U_b 相电压变为最高，U_c 相电压最低，D_3、D_2 导通，电流由 b 相→D_3→X 线管→D_2→c 相构成通路，由于 D_3 导通，D_1 加上反相电压而截止。

以此类推，在 X 线管 XG 上就得到一个脉动比较小的直流电压。由此可知，在三相六波整流电路中，每个整流器在一个周期内只有 1/3 的时间导通。

如图 2-13 示，ZB 为三相自耦变压器，U_1、U_2、U_3 为△型连接的三相高压变压器初级，三相高压变压器次级绕组为双 Y 型接法，即按△/Y·Y 连接。三相双重六峰整流的工作原理等同三相六峰整流。

【实验器材】

三相自耦变压器 1 台，三相变压器 1 台，X 线机整流电路实验箱(三相全波整流实验电路)1 台，数字式万用表 VC-97 型 1 块，双踪示波器 1 台，三相电源插头 380V/10A 1 只，导线若干根。

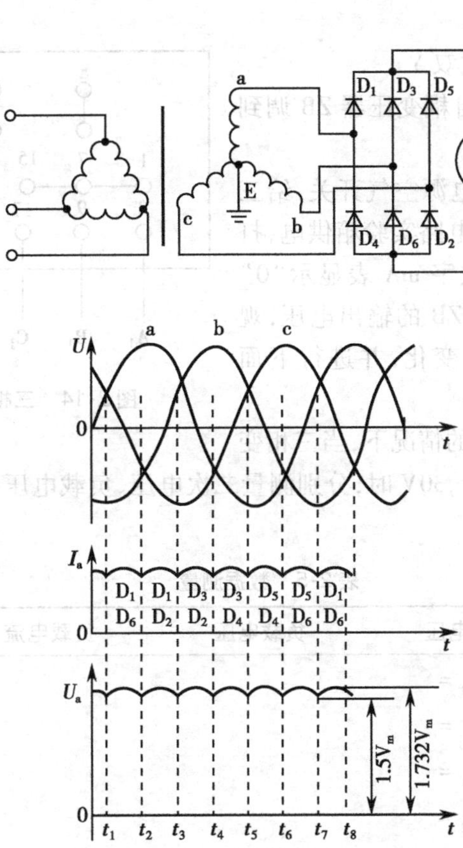

图 2-12 三相六波桥式高压整流电路及波形

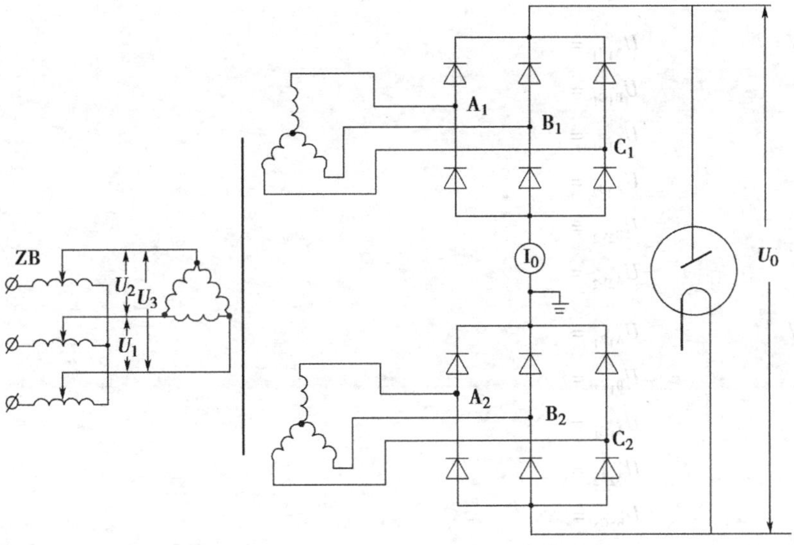

图 2-13 三相双重六波整流电路连接图

【方法及步骤】

1. 三相双重六波整流电路

(1)接线:三相双重六波整流电路接线如图 2-13 所示,三相变压器的接线如图 2-14

所示，初级接成△，次级接成双Y。

(2)调零：首先将三相自耦变压器ZB调到零位。

(3)通电：合上实验台电源空气开关，给三相自耦变压器、X线机整流电路实验箱供电，打开实验箱上的电源开关，数字mA表显示“0”mA。调节三相自耦变压器ZB的输出电压，观察负载电压和负载电流的变化，并进行下面测量：

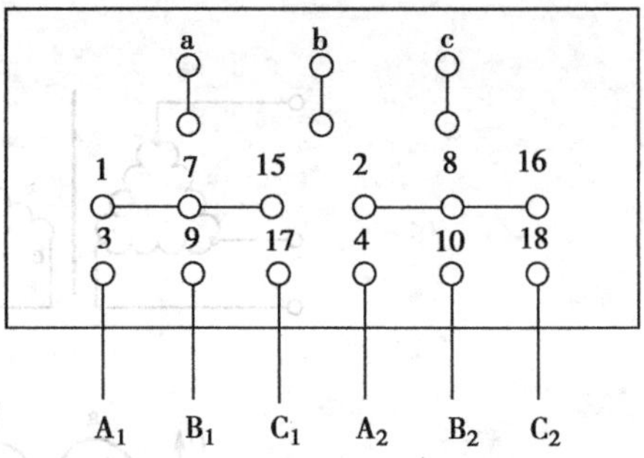

图2-14 三相变压器的连接

1)负载测量：在有负载的情况下，当三相变压器一次侧电压为10V，20V，30V时，分别测量二次电压、负载电压 U_0 和负载电流 I_0，如表2-5所示。

表2-5 数据测量

一次电压	二次电压	负载电压	负载电流	负载电阻
$U_1=10V$	$U_{A_1B_1}=$			
$U_2=$	$U_{B_1C_1}=$			
$U_3=$	$U_{A_1C_1}=$			
	$U_{A_2B_2}=$			
	$U_{B_2C_2}=$			
	$U_{A_2C_2}=$			
$U_1=20V$	$U_{A_1B_1}=$			
$U_2=$	$U_{B_1C_1}=$			
$U_3=$	$U_{A_1C_1}=$			
	$U_{A_2B_2}=$			
	$U_{B_2C_2}=$			
	$U_{A_2C_2}=$			
$U_1=30V$	$U_{A_1B_1}=$			
$U_2=$	$U_{B_1C_1}=$			
$U_3=$	$U_{A_1C_1}=$			
	$U_{A_2B_2}=$			
	$U_{B_2C_2}=$			
	$U_{A_2C_2}=$			

2)将 U_0 调至20V，用示波器观察 U_0 的波形，U_0 阳极端对地电压波形，U_0 阴极端对地电压波形。

3)观察波形变化：将 A_1、B_1、C_1 任何一相断开时，用示波器观察管电压 U_0 波形；阳极对地;阴极对地电压波形的变化。

4)计算脉动率:根据示波器测量的 U_0 波形,计算脉动率。

2. 三相十二波整流电路

(1)接线:根据图 2-15 接线,初级接成△,次级接成△-Y。三相变压器的连接如图 2-16 所示。

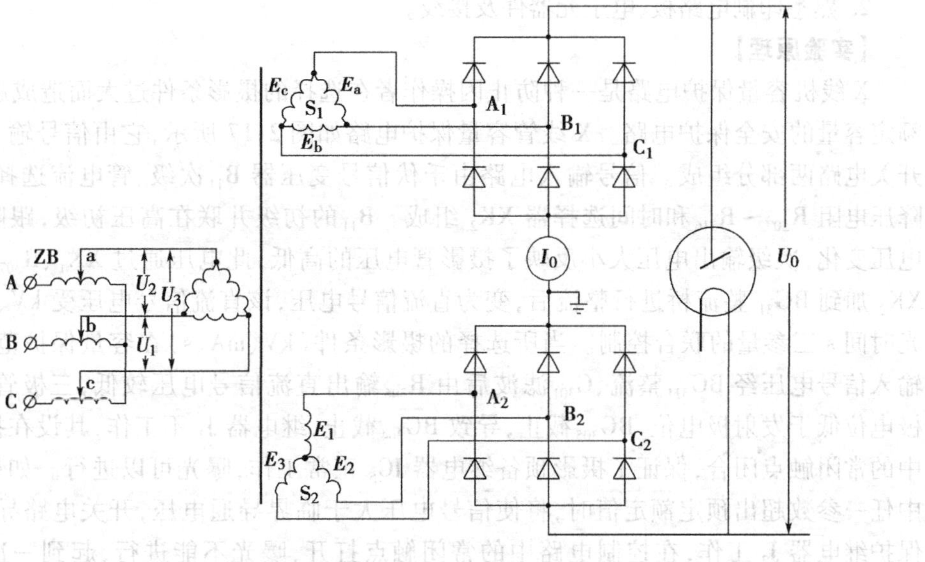

图 2-15　三相十二波整流电路连接图

(2)调零:首先将三相自耦变压器 ZB 调到零位。

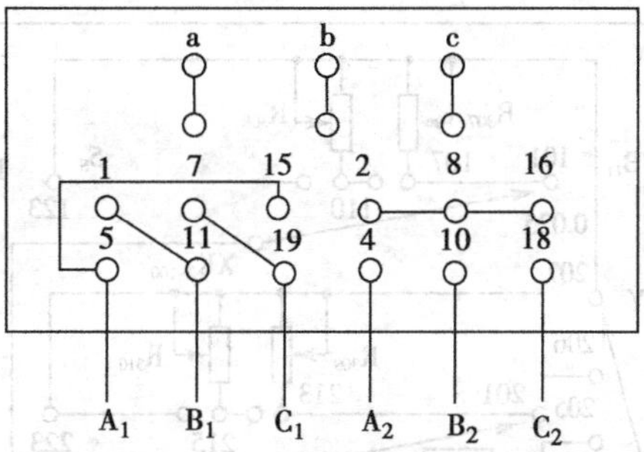

图 2-16　三相变压器的连接图

(3)通电:合上实验台电源空气开关,给三相自耦变压器、X 线机整流电路实验箱供电,打开实验箱上的电源开关,数字 mA 表显示"0" mA。调节 ZB 输出电压,观察负载电压和负载电流的变化,并进行以下测量:

1)负载电压与电流的关系:在有负载的情况下,当三相变压器一次电压为 10V,20V,30V 时,分别测量二次电压、负载电压 U_0 和负载电流 I_0,如表 2-5 所示。

2)阳极与阴极对地管电压波形:将 U_0 调至 20V 左右,用示波器观察 U_0 的波形、U_0 阳极端对地波形、U_0 阴极端对地波形。

3)缺相时管电压波形的变化:将 A_1、B_1、C_1、A_2、B_2、C_2 任一相断开,用示波器观察波形的变化。

4)计算脉动率:根据示波器测量的 U_0 波形,计算脉动率。

【思考题】

1. 实验中所观察到的波形与理论波形有什么不同?试分析其产生的原因。
2. 在三相十二波整流电路中次级△形绕组的线电压和 Y 形绕组的相电压有何关系?
3. 当电路中 A_1、B_1、C_1、A_2、B_2、C_2 任一相出现断路现象时,X 线的输出有何变化?

实验九 容量保护电路

【实验目的】

1. 掌握三参数连锁保护电路的工作原理及调试。
2. 熟悉印刷电路板、电子元器件及接线。

【实验原理】

X线机容量保护电路是一种防止因操作者在选择的摄影条件过大而造成超X线管额定容量的安全保护电路。X线管容量保护电路如图2-17所示，它由信号输入电路和开关电路两部分组成。信号输入电路由千伏信号变压器B_{11}次级、管电流选择器XK_1、降压电阻R_{307} ~ R_{316}和时间选择器XK_2组成。B_{11}的初级并联在高压初级，跟随摄影管电压变化，次级输出电压大小反映了摄影管电压的高低，此电压通过XK_1、R_{307} ~ R_{316}和XK_2加到BG_{311}整流桥进行整流后，变为直流信号电压，该直流信号电压受kV、mA和曝光时间s三参量的联合控制。当所选择的摄影条件（kV、mA、s）在容量保护范围内时，输入信号电压经BG_{311}整流、C_{301}滤波后由R_{306}输出直流信号电压较低，三极管BG_{305}基极电位低于发射极电位，BG_{305}截止，导致BG_{304}截止，继电器J_3不工作，其设在控制电路中的常闭触点闭合，保证了摄影预备继电器JC_5正常工作，曝光可以进行。如果三参量中任一参数超出预定额定值时，将使信号电压大于临界导通电压，开关电路导通，过载保护继电器J_3工作，在控制电路中的常闭触点打开，曝光不能进行，起到一次性保护作用。

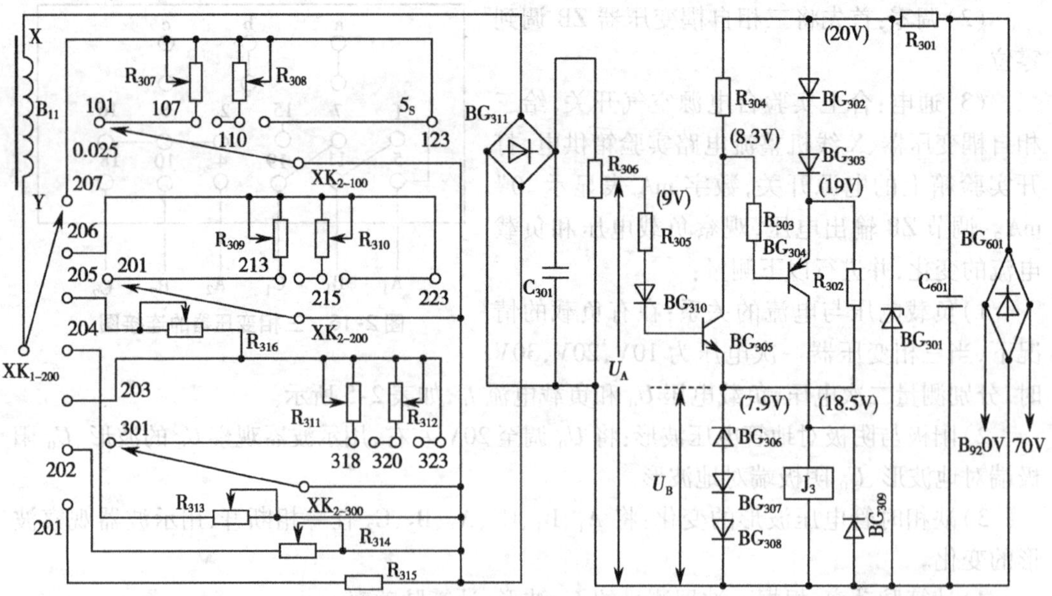

图2-17 X线管容量保护电路

【实验器材】

数字式万用表1块，变压器（输入220V、输出15V、70V）1只，容量保护电路板1块，

F78-Ⅲ 300mA 控制台1台。

【方法及步骤】

1. 根据容量保护印刷电路板元器件位置图和原理图进行接线。

2. 接通电源，测量变压器输出电压（70V、15V）。

3. 测量静态工作点 R_{301} 对地和 BG_{305} 的e极对地电压。

4. 调整电位器 R_{306}，使 J_3 工作。此时指示灯亮，说明过载，测量 U_A（即过载电压）。

5. 调整 R_{306} 使 J_3 不工作。指示灯不亮，测量 U_A（即不过载电压）。

6. 在各点电位测量正常后，把电路板放到机器控制台上进行调整。

（1）在通电之前，首先断开高压初级的 JX_2-7、JX_2-8 接点。

（2）将容量板安插到相应的插座上。

（3）根据表2-6摄影容量保护条件，调节相应的电位器，使过载指示灯工作在临界状态。

表2-6　摄影容量保护条件

管电流 mA	最高管电压 kVp	曝光时间 s	调整电位器
25	125	0.02～5.0	R_{315}
50	125	0.02～5.0	R_{314}
100	100	0.02～2.0	R_{311}、R_{312}
	90	0.02～3.0	
100	125	0.02～5.0	R_{313}
200	100	0.02～2.0	R_{316}
	90	0.02～3.0	
300	90	0.02～0.6	R_{309}、R_{310}
	80	0.02～1.0	
400	80	0.02～0.15	R_{307}、R_{308}
	70	0.02～0.15	

实验十　F78-Ⅲ摄影限时电路

【实验目的】

1. 掌握限时器电路的工作原理及其在X线机中的作用；对于曝光限时电路所出现的故障，应能熟练地分析其产生的原因并予以解决。

2. 熟悉印刷电路板、电子元器件及接线。

【实验原理】

F78-Ⅲ摄影限时电路如图2-18所示，该电路采用晶闸管无触点开关同步限时电路，由直流稳压电源、同步信号发生器、触发信号、限时电路四部分构成。限时电路由限时和限时保护两套电路组成。限时电路主要有限时电阻 RX_1～RX_{22}、电容 C_{22}、单结晶体管

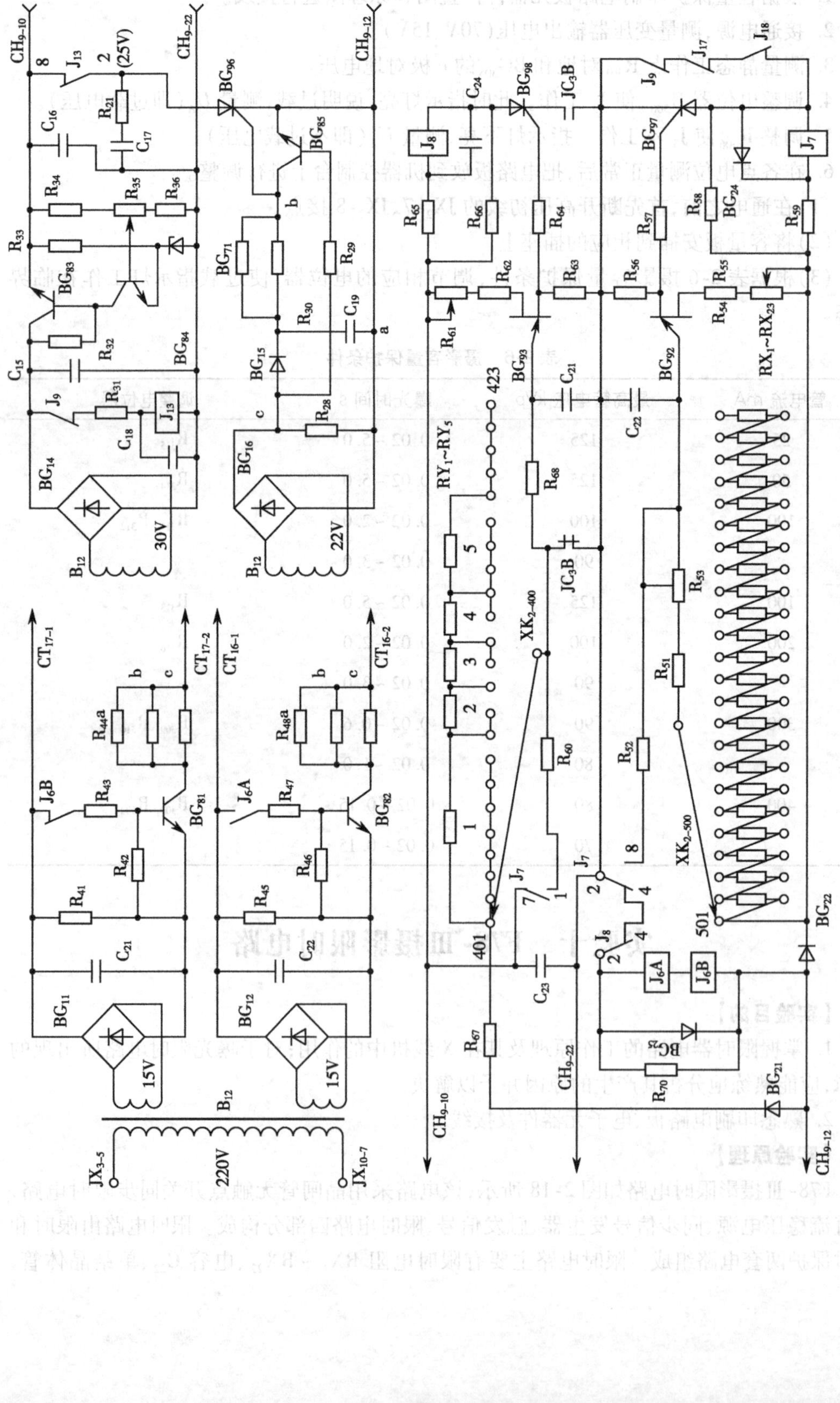

图2-18 摄影限时电路

BG_{92}、晶闸管 BG_{97} 和下闸继电器 J_7 等组成。限时保护电路主要有限时电阻 RY_1 ~ RY_5、电容器 C_{21}、单结晶体管 BG_{93}、晶闸管 BG_{98} 和下闸继电器 J_8 等组成。J_6A、J_6B 为触发继电器，XK_2 为时间选择器。按下手闸开始曝光时，在稳压电路 $CH_{9\text{-}10}$、$CH_{9\text{-}22}$ 两端输出稳定的25V直流电压，经同步信号发生器电路将直流电压加到限时电路，作为限时电路的电源，经限时电阻 RX 给电容 C_{22} 充电。此时主可控硅触发继电器 J_6A、J_6B 得电工作，产生触发信号，X线机高压初级得电，曝光开始，至选择的预定曝光时间后，C_{22} 两端电压达到 BG_{92} 峰点电压，BG_{92} 导通，继而使 BG_{97} 导通，下闸继电器 J_7 得电工作，常闭触点 J_7（2、4）断开，切断 J_6A、J_6B 通路使其失电，触点打开，触发信号关断，主晶闸管 BG_{17} 和 BG_{18} 在电压过零点时截止，曝光结束。J_7 的常开触点 J_7（1、7）闭合，加速了 C_{21} 的充电，约10毫秒后，C_{21} 两端电压达到 BG_{93} 峰点电压，BG_{93} 导通，继而 BG_{98} 导通，下闸继电器 J_8 工作。曝光结束后，限时电路中的 C_{22} 经电阻 R_{52} 和继电器 J_7（2、8）触点将残存电荷泄放。限时保护电路中的 C_{21} 经电阻 R_{68} 和 JC_3B 常闭触点将残存电荷泄放，为下次曝光做好准备。

【实验器材】

数字万用表1块，旋转阳极启动保护、限时及保护电路实验箱1台，电秒表1块，示波器1台。

【方法及步骤】

1. 接线 用导线将 CH_{14}-2、CH_{14}-9、CH_{14}-6 一一对应连接。

2. 通电 打开电源开关，按下SW1阳极启动按钮，继电器 JC_5、JC_6、JC_4 工作，阳极旋转正常后，J_4 工作，ZD_1 指示灯亮。由于 JC_4 工作，JC_4 的5-6常闭触点打开，7-8常开触点闭合，为限时电路工作做准备。在稳压电路及零信号发生电路中，由于 J_4 的闭合，J_{13} 工作，J_{13} 的2-8触点闭合，为限时电路提供25V直流电压。

3. 曝光限时 按下 SW_2 曝光按钮，观察 J_6 工作，ZD_2 指示灯亮。（此时X线开始发生）同时25V直流电向 C_{22} 充电，当电容器 C_{22} 两端电压达到单结晶体管的峰点电压时，单结晶体管 BG_{92} 导通，BG_{97} 可控硅导通，J_7 工作，J_{6A} 失电，ZD_2 指示灯灭。（X线曝光结束）。大约10毫秒后，J_8 工作，J_8 的2-4触点打开。此时松开曝光按钮 SW_2。

4. 电路恢复 抬起 SW_1 阳极启动按钮时，继电器 JC_5、JC_6、JC_4 失电、切断阳极运转电路。随之 J_4、J_{13} 失电，切断限时电路提供直流电压25V，同时 J_7、J_8 失电，限时电路中的 C_{22} 经电阻 R_{52} 和继电器 J_7（2、8）触点，将电容 C_{22} 残余电荷泄放，限时电路中的 C_{21} 经电阻 R_{68} 和继电器 JC_4（1、3）触点将残余电荷泄放，恢复到电路的原始工作状态。

5. 数据测量

（1）测量 BG_{14} 的AC30V、BG_{16} 的AC22V、BG_{12} 的AC15V交流电压。

（2）在未按下 SW_2 按钮或按下 SW_2 按钮时，分别测量 CH_{14}-2对 CH_{14}-6的电压，CH_{14}-9对 CH_{14}-6的电压。

（3）测量电容 C_{22} 电压，BG_{92} 的 b_1 对地电压，测量电容 C_{21} 电压，BG_{93} 的 b_1 对地电压。

6. 限时时间调整 依次调转换开关 RX_1 ~ RX_3，分别调整时间档位为0.5S、1S、2S时，按下 SW_2 曝光按钮，观察 J_7、J_8 的动作时间和曝光指示灯 ZD_2 点亮时间。

7. 限时时间测量 用501型电秒表测量曝光时间，将电秒表转换开关置“连续性”上，将Ⅰ、Ⅲ接线柱的引线接至限时电路 J_6 的1、2插孔。依次调整时间档位为0.5S、1S、2S时。将501电秒表通电，电秒表指示“0”秒。按下 SW_2 曝光按钮，等曝光结束，501电秒表所指示的就是曝光时间。

【思考题】

1. 限时器在X线机中起什么作用?

2. 限时器不工作是由哪些原因造成的?

3. 摄影时间不准确是由哪几种原因造成的?

实验十一　旋转阳极启动、延时保护电路

【实验目的】

1. 掌握旋转阳极启动、延时保护电路的工作原理及其在大、中型X线机中所起的作用;对因旋转阳极启动、延时保护电路所出现的故障,应能熟练地分析其产生的原因并予以解决。

2. 熟悉印刷电路板、电子元器件及接线。

【实验原理】

旋转阳极启动、延时保护电路如图2-19所示。图中D_1、D_2分别为Ⅰ、Ⅱ台X线管的启动电机;JC_6为启动延时继电器,其触点23、24为缓放触点,B_6为电流互感器初级,B_8为电压互感器初级,C_1B、C_1A为剖相电容器。选择普通摄影按下手闸后,预备继电器JC_5工作,启动延时继电器JC_6得电工作,其触点闭合,交流电压加于D_2定子线圈,D_2启动运转。旋转阳极启动延时与保护电路由信号输入电路和开关电路两部分组成,信号输入电压分别由启动电流互感器B_6次级、X线管灯丝电流互感器B_7次级和启动电压互感器B_8次级提供,开关电路由三极管BG_{204}和BG_{205}组成。手闸按下后,旋转阳极启动,经过0.8~1.2秒的延时,B_6、B_7、B_8的次级产生感应电压,分别经BG_{214}、BG_{215}、BG_{216}整流,C_{204}、C_{203}、C_{202}滤波,在R_{210}、R_{209}、R_{208}两端得到约10V的直流电压,使二极管BG_{213}、BG_{212}、BG_{211}反偏置截止。稳压电源经R_{207}、R_{206}给电容器C_{201}充电至9V时,BG_{205}导通,BG_{204}导通,继电器J_4工作。曝光结束后,B_6、B_8失电,B_7因灯丝低温预热而电流减小,BG_{211}、BG_{212}、BG_{213}导通,C_{201}经R_{208}、R_{209}、R_{210}放电。

【实验器材】

数字万用表1块,电秒表1块,转速表1块,旋转阳极启动保护、限时及保护电路实验箱1台。

【方法及步骤】

1. 取下BG_{213},断开旋转阳极启动、延时保护电路中的灯丝检测回路(已取下)。

2. 打开实验箱电源开关,分别测量启动绕组QQ电压、工作绕组QY电压、BG_{201}对地的电压,BG_{206}对地的电压,A点对地的电压。

3. 按下SW_1按钮,X线管旋转阳极开始转动,经过0.8~1.2秒延时,观察旋转阳极启动保护继电器J_4工作情况。松开SW_1按钮,阳极停止旋转。

4. 用万用表测量旋转阳极启动、延时保护电路中的各点电压。

(1)静态测试:测量稳压管BG_{201}、三极管BG_{204}、BG_{205}的e、b、c及A点电压。

(2)动态测试:测量互感器B_8次级、A点、电容器C_{201}、C_{202}三极管BG_{204}、BG_{205}e、b、c的电压。

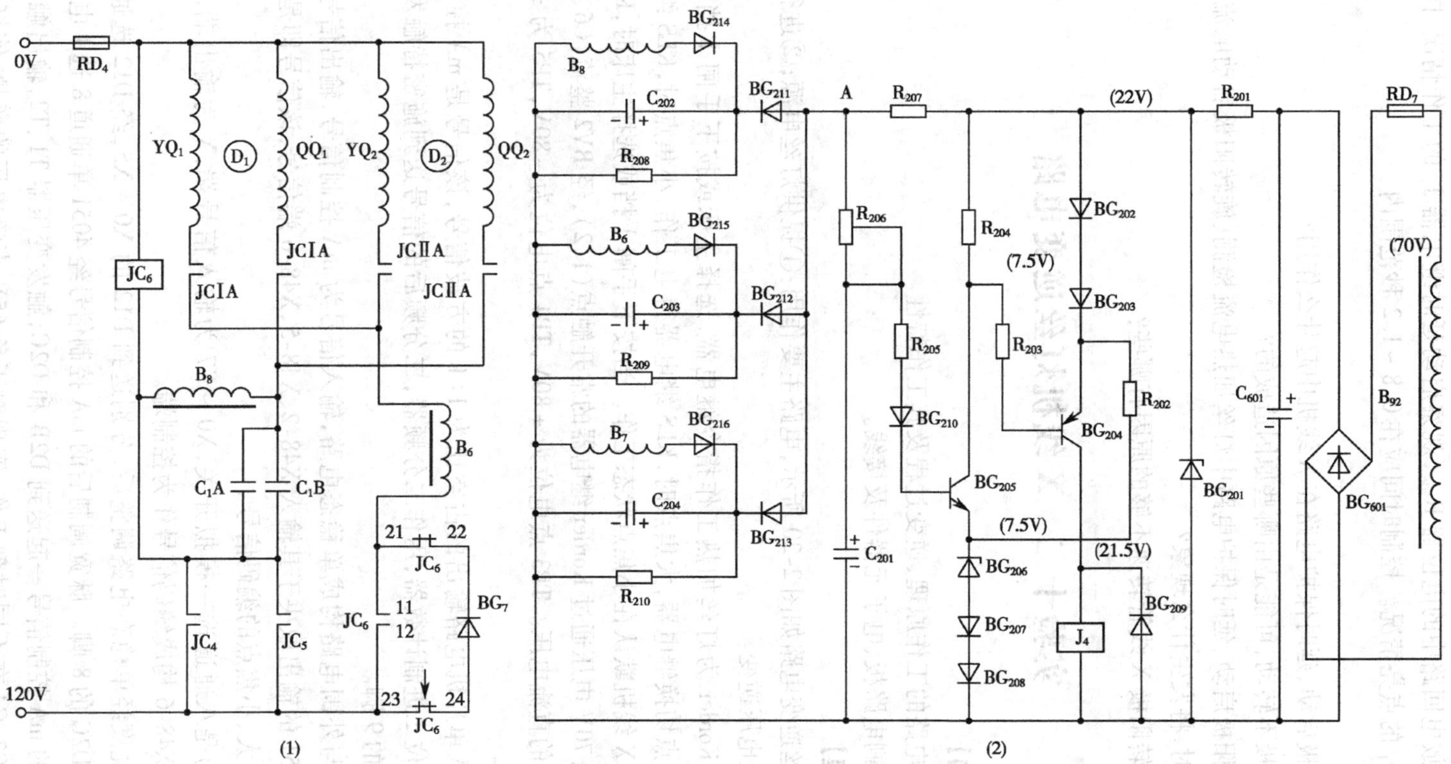

图2-19 旋转阳极启动、延时、保护电路

5. 用电秒表测量旋转阳极启动、延时保护电路的延时时间，并用转速表测量旋转阳极转速(转/分)。

6. 调节充放电回路中的电位器 R_{206}，观察启动延时继电器 J_4 的工作情况，同时观察发光二极管 ZD_1 的点亮情况。控制时间应在 0.8～1.2 秒范围内。

【思考题】

1. 旋转阳极启动、延时保护电路在 X 线机中起什么作用?

2. 旋转阳极不转动，可能是由哪些原因造成的?

3. 当旋转阳极启动、延时保护电路中灯丝加热电流检测、旋转阳极启动电流检测，任何一路不正常时，将发生什么现象?

4. 造成旋转阳极 X 线管转速不够的原因有哪些?

实验十二 X 线机灯丝逆变电路

【实验目的】

1. 掌握该电路的工作原理、逆变过程及其工作特性。

2. 熟悉印刷电路板、电子元器件及接线。

【实验原理】

X 线机灯丝逆变电路如图 2-20 所示，电路主要作用:①提供灯丝电源;②进行 mA 调整;③灯丝初级电压逆变。

该电路中 Korder 为灯丝加热工作指令继电器，选择主床或按下手闸 I 挡时工作。KLS 为大、小焦点切换继电器，大焦点时，KLS 继电器得电工作，小焦点时，KLS 继电器不得电。开机后，X 线机默认在小焦点状态工作。当按下手闸 I 挡或选择主床时，Korder 继电器工作，交流 70V 电压通过 Korder 继电器的常开触点(1,2)，经 BV2 整流，C6、C7 滤波后，获得 ±80V 的直流电压。TP3 点电位为 +80V，TP4 点电位为 -80V，TP5 为 ±80V 的零电位。

X48-4 输入单片机电路输出的占空比为 1∶1 的方波信号，该信号是 mA 控制信号。D1(4024)是 7 位二进制计数器，用作二分频器，二分频后的信号送到施密特触发器 D2B 的 5 脚和 D2C 的 9 脚。

D9～D11 与外围电路构成单稳态电路，输入信号为 mA 控制信号，输出信号全部送 D12(4051)，4051 的输出取决于其输入 X48-2、X48-5、X48-6 端信号，该信号即是 CPU 输出的对应床选、大、小焦点的编码信号。

D12(4051)是八通道选一模拟开关，X0～X7 为输入信号端，X 为输出端，4051 的 X48-2、X48-5、X48-6 构成编码信号作为控制端。

信号脉冲宽度经单稳态电路调整后，分别送到 D12 的 X0～X5，经 D12 选通后送到 D2B 的 6 脚和 D2C 的 8 脚。脉宽调制后的 mA 控制信号经 4051 单通道 8 选 1 电路选通，与单片机输入的 mA 控制信号一起送到 D2B 和 D2C，触发变压器 T1、T2，输出触发脉冲，驱动场效应管 G3、G4 在不同时刻工作，实现对正负 65V 直流电压的变频，使灯丝加热。电路中 F22 接大焦点，F11 接小焦点，F03 为公共端。

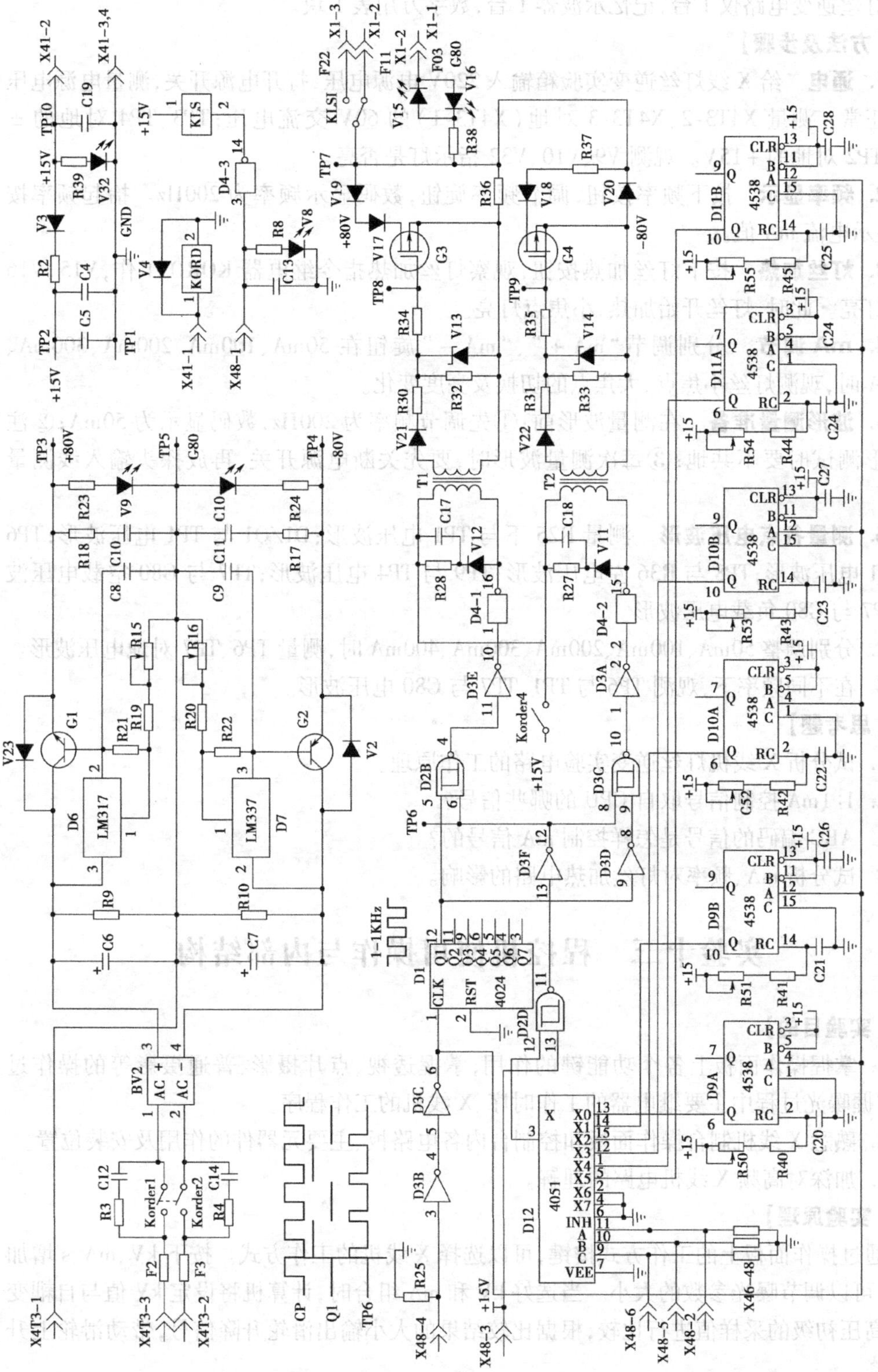

图 2-20 灯丝逆变电路

【实验器材】

灯丝逆变电路仪 1 台,记忆示波器 1 台,数字万用表 1 块。

【方法及步骤】

1. 通电 给 X 线灯丝逆变实验箱输入 220V 电源电压,打开电源开关,测量电源电压是否正常。测量 X4T3-2、X4T3-3 对地(X4T3-1)的 60V 交流电压;TP3、TP4 对地的 ±70V;TP2 对地的 +15V。观测 V9、V10、V32 指示灯是否亮。

2. 频率显示 按下频率按钮,调节频率旋钮,数码显示频率为 200Hz。抬起频率按钮,显示电流 mA 值。

3. 灯丝加热 按下灯丝加热按钮,观察灯丝加热指令继电器 KORD 工作,V15、V16 指示灯亮。此时,灯丝开始加热,小焦点灯亮。

4. mA 调节 分别调节"mA +"、"mA -"旋钮在 50mA、100mA、200mA、300mA、400mA 时,观测灯丝小焦点、大焦点的切换及亮度变化。

5. 波形测量准备 在测量波形前:①先调节频率为 200Hz,数码显示为 50mA;②注意波形测试时要不共地;③每次测量波形时,要先关断电源开关,再放探头输入线测量波形。

6. 测量各点电压波形 测量 R25 下与 TP1 电压波形;D1/Q1 与 TP1 电压波形;TP6 与 TP1 电压波形;TP8 与 R36 左电压波形;TP9 与 TP4 电压波形;TP7 与 G80 空载电压波形;TP7 与 G80 负载电压波形。

7. 分别调整 50mA、100mA、200mA、300mA、400mA 时,测量 TP6、TP7 对地电压波形。

8. 在不同频率下,观测 TP6 与 TP1、TP7 与 G80 电压波形。

【思考题】

1. 试分析 X 线机灯丝逆变实验电路的工作原理。
2. 1∶1mA 控制信号取自 CPU 的哪些信号?
3. ABC 编码的信号是怎样控制 mA 信号的?
4. 试分析 mA、频率对灯丝加热电路的影响。

实验十三 程控机使用操作与内部结构

【实验目的】

1. 掌握操作面板上各个功能键的作用,掌握透视、点片摄影、普通摄影等的操作过程;掌握曝光过程中主要继电器的工作时序、X 线机的工作程序。
2. 熟悉 X 线机制台操作面板和控制台内各电路板、主要元器件的作用及安装位置。
3. 加深对高频 X 线机电路的理解。

【实验原理】

通过操作面板上的工作方式按键,可以选择 X 线机的工作方式。按下 kV、mA、s 增加键时,可以调节曝光参数的大小。当选好 kV 和 mA 组合时,计算机将设定 kV 值与自耦变压器高压初级的采样值进行比较,根据比较结果的大小输出滑轮升降信号,带动滑轮上升或下降。

当选择普通摄影时,按下手闸 Ⅰ 挡,X 线管灯丝开始加热升温,旋转阳极开始启动。

经0.8～1.2秒延时，X线管完成曝光前的准备工作。按下手闸Ⅱ挡，真正开始曝光。曝光时间到，计算机发出控制命令切断高压，曝光完毕。

当选择人体器官程序摄影方式时，计算机会自动输出人体不同部位的曝光参数，这些曝光参数因病人体型的不同而不同。如果计算机输出的kV、mA、s不适合临床病人，操作者可以按下相应参数按键进行调节。

【实验器材】

FSK302-1A型程控X线机控制台，数字万用表1块。

【方法与步骤】

一、熟悉程控机X线机控制台内部结构

对照图纸，熟悉X线机控制台内各电路板，主要包括电源伺服电路、灯丝加热电路、接口电路、采样电路、计算机电路（CPU）、操作显示等电路构成和主要元器件的作用及安装位置；控制台面板上各按键的作用。

二、开　机

按下控制台面板上的开机按钮，等待1秒后，在面板上显示"DF500"，延时2秒，在此期间计算机检测外电源的电压幅度，如超过10%，则显示故障代码（Err 1.），设置1秒定时，此期间检测电源频率，同步计数不在96～104之间，显示故障代码（Err 3.）。同步正常，在面板上显示"H"和同步计数值（96～104之间），然后显示正常的摄影参数。

三、控制台面板按键功能介绍

（1）工作方式选择按键：普通摄影方式选择键、滤线器摄影方式选择键、立位摄影方式选择键、断层方式选择键、诊断床方式工作键。

（2）管电流和与曝光时间的乘积切换键mAs。

（3）摄影参数摄影按键：kV+键、摄影mA+键、摄影mAs+键、摄影时间s/100+键。

（4）摄影体位参数存储键、体型选择键、体位号+键。

（5）指示灯：小焦点、大焦点指示灯X线管灯丝加热升温指示灯，X线机曝光准备指示灯、曝光和透视指示灯，胖体型指示灯，适中体型指示灯，瘦体型指示灯，人体摄影部位指示灯。

（6）透视控制按键：透视管电压调整旋钮、透视管电流调整旋钮、透视按钮键、自动亮度控制选择键。

（7）开关机键。

四、操作过程（模拟曝光过程）

打开控制台面板上盖，将拨码开关SW1-6拨至"ON"位置，进行模拟曝光。

（一）透视

1. 按下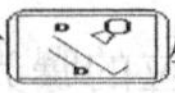键，选择Ⅰ台工作方式。

2. 选择透视 kV　调节 FkV 旋钮，调节透视 kV 电位器至所需数值。

3. 透视　按下透视键或踩下透视脚闸，调节透视 mA 电位器至所需数值，即可透视，松开透视键或松开透视脚闸就可停止透视。

4. 影像亮度调节　透视过程中可以根据 X-TV 监视器荧光屏上的影像亮度，手动调节操作台面板上的透视 kV 和透视 mA 电位器，以改变透视图像亮度。按下操作台上的

键，即可选定当前为自动亮度控制方式。调节透视 kV 和透视 mA 电位器不起作用。

5. 再次透视　再次按下透视键或踩下透视脚闸，可再次进行透视，曝光条件同前次。

6. 透视自动限时　当一次透视的连续时间达到 4.5 分钟时，蜂鸣器报警，但不自动停机，透视仍可继续进行。当一次透视的连续时间超过 5 分钟时，透视自动结束。该机在自动结束透视之前，按任意键，清除时间累积，可重新开始透视。

（二）普通摄影

1. 普通摄影方式选择，在操作台按下。

2. 按 kV 增减键，在显示面板的管电压设置窗口应有 kV 数值的变化。

3. 按 mA/mAs 增减键，在显示面板的管电流/毫安秒设置窗口应有 mA/mAs 数值的变化。mA 与 mAs 的切换通过 mAs 键进行切换。同时，根据管电流决定焦点继电器 KLS 是否工作，100mA 以下 4 板的继电器不工作（小焦点指示灯亮），200mA 以上 KLS 继电器工作（大焦点指示灯亮）。

4. 按 S/100 增减键，在显示面板的曝光时间设置窗口应有时间变化。

5. 预备　按下手闸Ⅰ挡，灯丝开始加热，旋转阳极启动。2 秒后可曝光。

6. 曝光　按下手闸Ⅱ挡，曝光开始，达到预选的曝光时间时，程序使该机自动切断高压，曝光完毕。

（三）滤线器摄影、立式摄影、体层摄影等

上述功能通过功能键进行切换，其他与普通摄影相似。

（四）实验结果

根据操作程序，观察主要继电器的工作状态情况。

【思考题】

1. 画出控制台内部各电路板的具体分布位置，并简要说明其作用。

2. 写出曝光过程中的主要继电器的工作过程。

实验十四　HF-50R 型高频 X 线机操作

【实验目的】

1. 掌握控制台操作面板上各个功能键的作用；掌握曝光过程中主要继电器的工作

时序。

2. 熟悉高频X线机的系统组成;高频X线机控制台和发生器柜内各电路板、主要元器件的作用及安装位置。

3. 了解普通摄影、器官程序摄影和自动亮度摄影等的操作过程。

4. 加深对高频X线机电路的理解。

【实验器材】

HF-50R型高频X线机1台。

【方法步骤】

1. 熟悉高频专用摄影系统的组成 本摄影系统主要由50kW高频高压发生装置、X线管组件、限束器、X射线源组件支柱、摄影床等构成。

2. 熟悉各电路板 打开控制台及发生器柜,熟悉高频X线机些电路构成,了解相关电路的作用,重点熟悉IPM主逆变电路、灯丝逆变电路、管电压调整电路、管电流调整电路。

3. 控制台面板上各按键功能说明 控制台面板如图2-21所示。

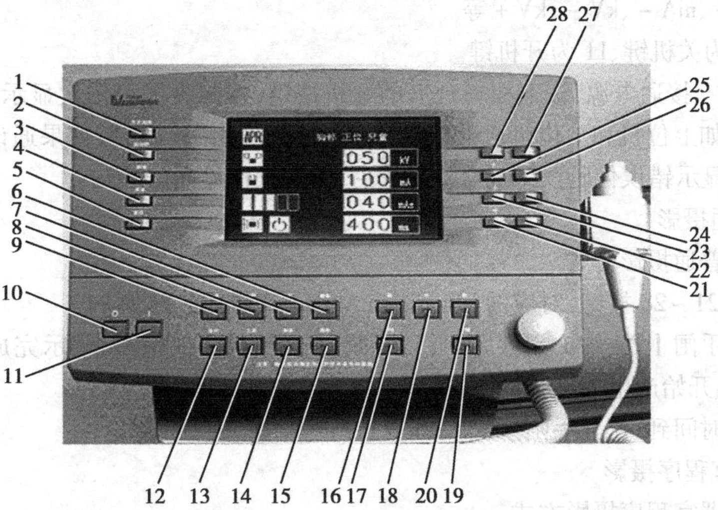

1. 方式选择 2. 探测野 3. 屏速 4. 密度 5. 复位 6. 腰椎 7. 胸腔 8. 颈部 9. 头颅 10. 关机键 11. 开机键 12. 盆腔 13. 上肢 14. 膝盖 15. 脚踝 16. 瘦 17. 侧位 18. 中 19. 存储 20. 胖 21. ms+ 22. ms- 23. mAs+ 24. mAs- 25. mA+ 26. mA- 27. kV+ 28. kV-

图2-21 高频机控制台

面板左下方设有开、关机按键。面板左边为几个选择按键,从上到下分别为摄影方式选择、探测野选择、屏速选择、密度选择、复位等。面板中央为液晶显示屏,用于X线机工作状态及kV、mA、mAs、ms曝光参数等的显示。面板右边是曝光参数设置键,从上到下分别是kV+、kV-、mA+、mA-、mAs+、mAs-、ms+、ms-键。面板下方是摄影部位、体型选择和体位选择按键。摄影部位有腰椎、胸腔、颈部、头颅、盆腔、上肢、膝盖、脚踝等;体型有胖、中、瘦,体位分正位和侧位;另外还有器官程序摄影曝光参数存储键。

按键功能介绍:

(1)1为方式选择键:主要包括普通摄影方式、摄影床自动曝光摄影方式(AEC_1)或立式摄影架自动亮度摄影方式（AEC_2）、器官程序摄影（APR）方式等。

（2）2 为探测野选择键：在 AEC_1 或 AEC_2 方式时，探测野分中间野、左右野、全野三种组合。

（3）3 为屏速选择键：在 AEC_1 或 AEC_2 方式时，屏速有高、中、低三挡。

（4）4 为密度选择键：在 AEC_1 或 AEC_2 方式时，胶片密度的调整有 -2、-1、0、+1、+2等五挡。

（5）5 为复位键：在 AEC_1 或 AEC_2 方式时，按下复位键，显示实际曝光时间。自动亮度摄影曝光失败，按下复位键，报警消失，系统复位。

（6）6、7、8、9、12、13、14、15 为摄影部位选择按键，分别为腰椎、胸腔、颈部、头颅、盆腔、上肢、膝盖、脚踝。

（7）16、18、20 为器官程序摄影体形选择键，分别为瘦、中、胖等；19 为器官程序摄影参数存储键，在器官程序摄影工作方式下，当程序设定的参数不能满足摄影要求时，通过操作 kV、mA、mAs、ms 等设置键，可修改对应设定值，按存储键，新设定的曝光参数被保存。

（8）20、21、22、23、24、25、26、27、28 为曝光参数设置键，分别为 ms +、ms -、mAs +、mAs -、mA +、mA -、kV -、kV + 等。

（9）10 为关机键、11 为开机键。

4. 操作 接通电源，按下控制台上的开机按键，控制台屏幕依次显示“系统自检，请稍后”字样，如上位机和下位机通讯正常，此画面等待大约 5 秒钟；如果通讯异常，程序自检过程中会显示错误代码。系统自检完毕后，进入操作界面。

（1）普通摄影

1）选择普通摄影方式。

2）操作 21 ~ 28 按键，对应的 kV、mA、mAs、ms 值增加或减少。

3）按下手闸Ⅰ挡，约 1.8 秒后，听到蜂鸣器“嘀嘀嘀”的信号，表示完成曝光准备，按下手闸Ⅱ挡，开始产生 X 线。

4）曝光时间到，松开手闸。

（2）器官程序摄影

1）选择器官程序摄影方式。

2）作投照方向、体形、身体部位等的选择。

3）如果曝光参数不能满足要求，可按下参数调整按键，进行调节和存储。

4）按普通摄影方式要求曝光。

（3）自动亮度摄影

1）选择自动亮度摄影方式。

2）操作视野选择键确定电离室的工作探头。

3）根据使用的片盒，操作胶片/增感屏选择键。

4）操作胶片亮度选择键选择胶片的黑度。

5）根据摄影部位设定曝光参数。

6）按普通摄影方式要求曝光。

【思考题】

1. 写出高频机的逆变原理。

2. 说明管电压或管电流的调节原理。

实验十五　数字X线摄影(DR)的操作及图像处理功能

【实验目的】

1. 掌握DR的基本组成和正确的使用操作方法。

2. 掌握DR工作站的图像处理功能。

【实验器材】

HOLIGIC公司生产的HOLXO176 DR设备。

【方法步骤】

一、DR使用操作

1. 打开显示器和UPS的电源　先打开显示器的电源,再打开UPS电源("1"是通电;"0"是断电),即启动DRAC(DR探测器控制器),屏幕上出现显示探测器温度的绿色方框稳定显示后,DRAC的启动过程完成,此过程需要5分钟以上的时间。

2. 打开高压发生器电源　按下控制台左侧的高压发生器启动开关(在控制台上高压发生器有2个开关,上面是启动,下面的是关闭)。高压发生器通电的同时,曝光室里的其他设备,如X线管、Bucky、U型臂等也会同时上电。

3. 拍片室准备　进入拍片室,做好患者曝光前的准备工作,如:把检查床整理好;把可能妨碍U型臂、检查床运动的障碍排除等工作。

4. 打开SUN工作站电源　确认DRAC启动完成,按动SUN工作站电源开关(键盘右上角的按键)。显示器在几秒钟后自动切换到SUN工作站的界面,等待UNIX系统完成启动过程,此过程需要约4分钟,最后出现UNIX的登录窗口。

5. 登录UNIX系统　在登录窗口输入用户名称:××××,回车,再输入密码×××。

注意:密码不会被显示在屏幕上。如果用户名和密码不正确,可重新输入。进入UNIX系统后,系统自动运行DROC的应用程序,屏幕上显示应用程序运行状态窗口。用户无需干预,直至DROC应用程序登录窗口出现。

6. 登录DROC应用程序　登录窗口显示用户名称为:person1,输入密码:person1,用鼠标单击"OK",进入DROC应用程序的主窗口。至此,DROC应用程序的登录完成。DR系统开机工作全部完成。

7. 预热X线管　为了延长X线管的使用寿命,在每天给患者做检查前,最好要进行预热X线管工作。

8. 录入患者信息　在"Patient"子窗口单击"New"按钮,在弹出的"New Patient Entry"窗口中输入患者信息。

* Last Name:患者姓名。为简化输入,其他2项与姓名相关选项已被屏蔽。

* Patient ID:患者的X线检查号。

* DOB(MMDDYYYY):患者出生年、月、日。格式是:月(2位)、日(2位)、年(4位)。

＊Age of Patient：患者年龄，由系统根据出生年月自动生成。

＊Gender：性别。此项为下拉框选择，M（男性）；F（女性）；Others（用于其他情况曝光）。

Referring Physician：送检医师。

Patient Location：患者联系地址。

＊Procedure Description：检查部位描述。

输入全部信息后，单击"Accept"保存。"Patient"子窗口中显示患者信息，如果信息有误，可以单击"Patient"子窗口的"Edit"按钮，在弹出窗口中修改相应的信息，然后单击"Accept"保存。

检查部位必须做出正确选择，否则图像质量会受到不良影响，甚至变得很差。

如果是已经在此设备做过检查的患者，应根据X线检查号查出患者信息，在同一个患者记录下进行新的检查。

9. 确认图像输出目标　DR图像在保存同时会被自动传送到DR工作站上，在"Outputs"窗口确认选择的是"Workstation"，并确保工作站已开机并且网络连接正常。DROC本地硬盘保存图像的空间有限，而且保存的图像过多后，会影像系统性能，所以在图像达到一定量后，系统开始自动删除图像。为确保患者图像不被丢失，在曝光前请启动DR工作站。

10. 选择适当的曝光条件　一般情况下，每一种情况的曝光条件在系统调试时已经设定，选择正确的患者体形和拍摄部位（即"Study"窗口中适当的"View"小图），为了得到更理想的图像，可以根据病人的情况，对曝光条件进行调整，然后进行曝光。

如需选择AEC控制功能，在单击AEC按钮，确认适当的千伏和毫安值，适当加大曝光时间，选择适当的AEC检测点控制曝光，即可得到合格的图像。

11. 确定患者检查部位、曝光　把患者拍摄部位、Bucky、X线管的相对位置，患者的姿势调整正确，然后进行曝光。

12. 预览图像、调整图像、选择保存或放弃图像　曝光完成后，预览图像会显示在屏幕上，可以对预览图像进行一定的调整（图像亮度、位置标记、是否采用IT技术等），然后保存。

如果病人需要多次拍摄，重复上述操作步骤。

13. 关机

（1）关闭DROC应用程序和SUN工作站：首先关闭当前打开的DROC应用程序子窗口，如"Study"窗口等。然后单击主窗口的"File"下拉菜单，选择"Exit"，在"Exit from DROC"窗口中，选择"Power off the computer?"，单击"Yes"。DROC会直接退出UNIX系统，直至SUN工作站自动关闭电源。

注意：在此过程中有一段比较长的时间屏幕没有任何内容显示，直至SUN工作站电源关闭。然后切换到DRAC的屏幕显示，屏幕再次出现字符。在字符再次出现之前，绝对不可以关闭UPS电源，否则软件系统会崩溃，造成系统瘫痪。

（2）关闭高压发生器的电源。

（3）关闭UPS电源和显示器电源。

二、DR工作站图像处理

开机后Windows正常启动，输入用户名，进入PowerNet PACS工作站，出现如下主画面，此画面划分为6个区域。下面就每个区域的各功能按钮进行简单介绍。

1. 功能按钮区　提供系统的主要控制功能：工作列表、病例登录、图像观察、病例编辑、光盘存储、系统设置、退出系统。

(1)工作列表。

(2)病例查询。

(3)病历编辑。

(4)光盘储存。

(5)系统管理。

(6)图像观察。

局部调窗控制：选中大图，然后单击，将在图像上显示感兴趣区域，这时按下鼠标左键移动鼠标，可以改变感兴趣区域的窗宽及窗位。

局部放大工具：选中大图，然后单击，后按下它，将在图像上显示感兴趣区域的放大效果。

全图模式：选中大图，然后单击，后按下它，将在大图上显示格内显示全图。非全图模式时，按下鼠标左键并拖延鼠标，可以对图像进行漫游观察。

全图调窗：选中大图，然后单击，后按下它，在图像上按下鼠标左键并移动，可以改变图像的全图窗宽、窗位。

局部处理：能够提供如边缘检测、灰度增强等处理功能。

距离测量：选中大图并在图像上按下鼠标左键并移动，松开后将测量出两点间的距离。

角度测量：选中大图并在图像上按下鼠标左键并移动，松开后形成角度的第一条边。这时移动鼠标，到目标点后点击鼠标左键，形成角度的第二条边。同时测出两边的夹角。

面积测量：选中大图并在图像上按下鼠标左键并移动，松开后计算出相应封闭区域的面积。

范围选择：通过拉动鼠标可以设定感兴趣区域。

左右翻转：可以左右翻转图像。

90°旋转：对图像进行90°旋转。

上下翻转：对图像进行上下翻转。

负像变换：图像进行正负像变换。

多幅模式：设定大图显示的模式。最多支持7×7显示模式。

2. 图像信息显示区　显示当前选中的图像有关信息。

3. 小图显示区　通过“工具”列表选中病人/病例后，将显示病人本次检查的所有图像的缩略图。

4. 小图翻页按钮　对于有多幅图像的情况，可以通过按下小图翻页按钮进行翻页操作。

5. 大图显示区　可以通过图像观察界面内的多幅模式设为“X×Y”型的多幅观察模式。

【思考题】

1. 试说明数字DR摄影的优点。

2. 说明数字X线摄影与平片X线摄影的最大区别。

实验十六　X线机机房的布局

【实验目的】

1. 掌握放射科的总体布局原则和X线机对机房的要求。
2. 掌握HF-50E型X线机的布局。
3. 了解大型C形臂的布局。

【实验原理】

一、放射科总体布局原则

1. 综合性医院胸透室应安排在放射科的进口处,登记室也应安排在放射科的进口附近。

2. 胃肠室、特殊检查室专用机房应安排在放射科里端。

3. 暗室应靠近摄影室。

二、对机房的要求

1. 位置　机房的位置应有利于X线机的维护:①机房应设在空气干燥,通风良好的环境里;②选择机房应考虑防尘、防震;③有利于工作、方便病人就诊;④有利于机器的安装和射线的防护。

2. 面积与高度

(1)机房的面积:中型X线机25~35m^2,大型X线机40m^{2}以上。

(2)机房的高度:一般为2.8~3.5m。

3. 结构　墙体和楼板要求防射线、墙皮光滑、地面光洁。

125kVp的X线机机房墙体厚度:砖墙应≥24cm,混凝土墙应≥16cm。

4. 通风措施　机房要有良好的通风措施,常采用排气扇或空调进行通风。

【实验器材】

HF-50E型X线机、CGO-3000放射介入治疗系统、HOLX0176型DDR。

【实验步骤】

1. 合理的布局,充分利用机房面积。

(1)天地轨的定位。

(2)检查床(包括摄影床、透视诊断床)的定位。

(3)高压发生装置的定位。

(4)胸片架的定位。

(5)控制台的定位。

2. 设计1台HF-50E型高频X线机机房的布局,如图2-22所示。

3. 设计1台CGO-3000放射介入治疗系统(C形臂)的机房布局,如图2-23所示。

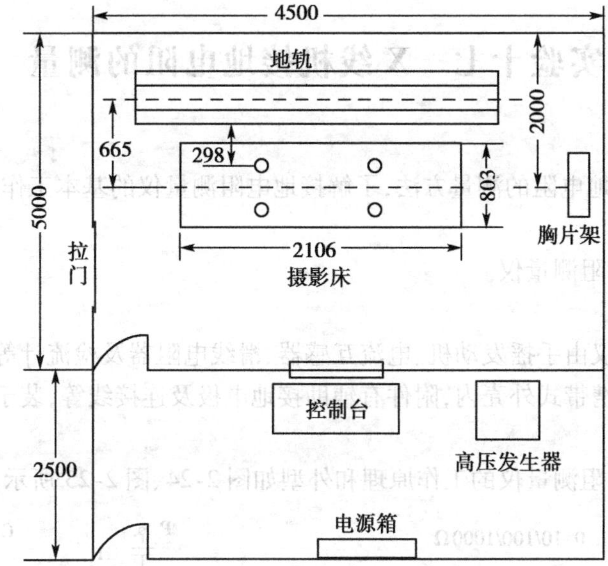

图 2-22　HF-50E 型高频 X 线机安装平面布局图

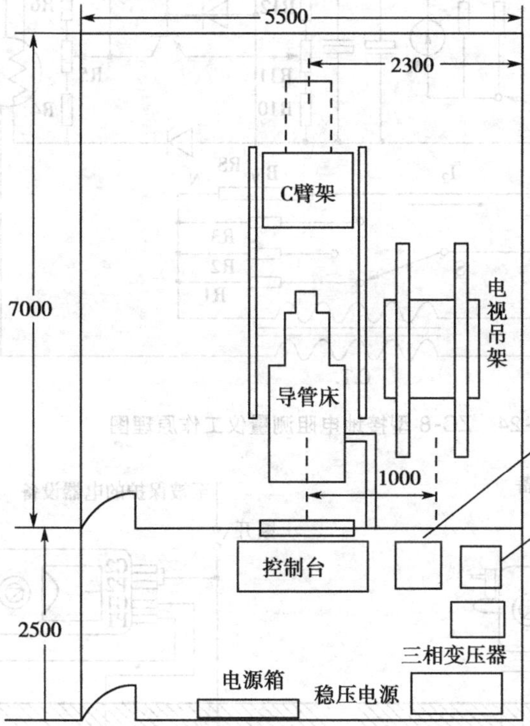

图 2-23　大型 C 形臂安装平面示意图

【思考题】

1. 试设计一个县级医院放射科的总体布局图。
2. 试设计 1 台 DR 的机房布局图。

实验十七　X线机接地电阻的测量

【实验目的】

掌握X线机接地电阻的测量方法，了解接地电阻测量仪的基本工作原理。

【实验器材】

ZC-8型接地电阻测量仪。

【仪器结构】

接地电阻测量仪由手摇发动机、电流互感器、滑线电阻器及检流计等组成。全部构件装于铝合金铸造的携带式外壳内，附件有辅助接地电极及连接线等，装于附件袋内。

【工作原理】

ZC-8型接地电阻测量仪的工作原理和外型如图2-24、图2-25所示。

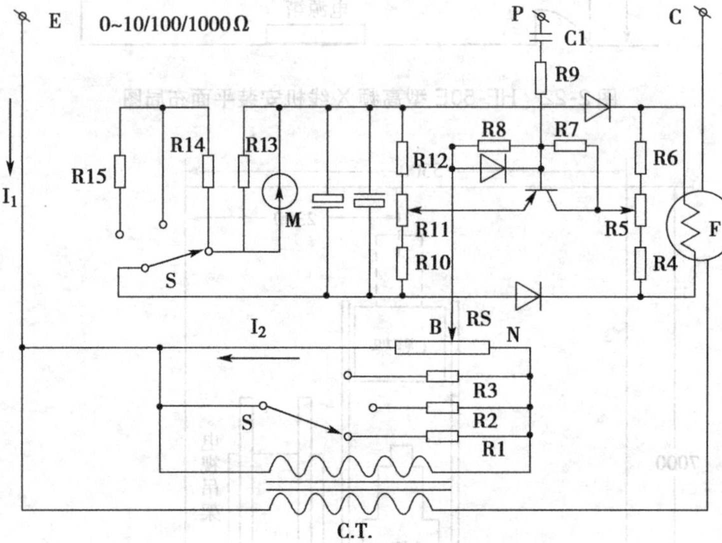

图2-24　ZC-8型接地电阻测量仪工作原理图

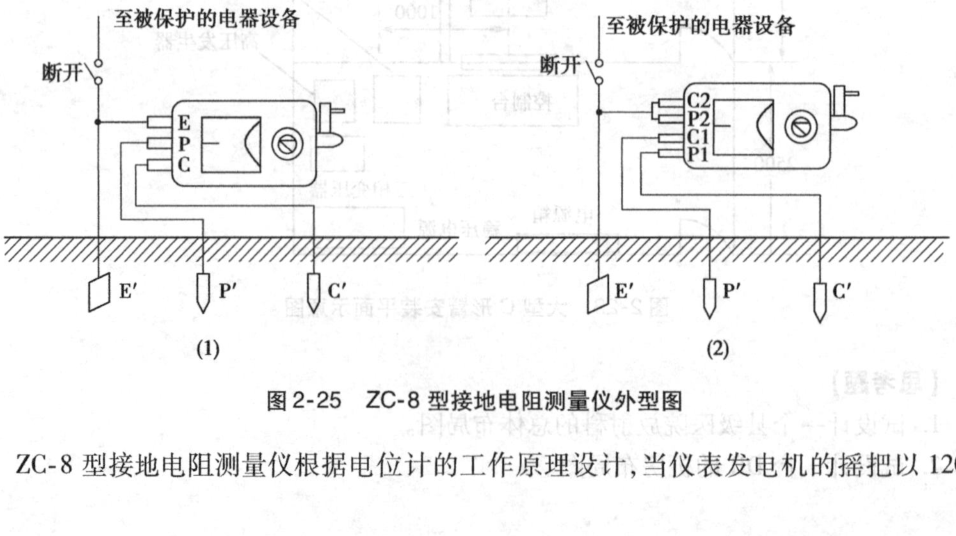

图2-25　ZC-8型接地电阻测量仪外型图

ZC-8型接地电阻测量仪根据电位计的工作原理设计，当仪表发电机的摇把以120r/

min 以上的速率转动时，便产生约 110～115Hz 的交流电流。仪表接线端钮 E（或 C2、P2）连接于接地电极 E′（图 2-25），另外两端 P 和 C（或 P1 和 C1）连接到相应的接地电位探测针 P′和接地电流探测针 C′，电位和电流探测针沿接地电极 E′按适当的距离插入土壤中。手摇发电机产生的交流 I_1 经电流互感器 C. T. 的一次绕组，接地电极 E′，大地和电流探测针 C′回到发电机，在电流互感器二次绕组产生的 I_2 接于电位器 RS。当检流计指针偏转时，调节电位器 RS 的接触点 B 以使其达到平衡。在 E 和 P 之间的电位差与电位器 RS 的 0 和 B 之间的电位差是相等的。

如果刻度盘满刻度为 10，读数为 N，则

$$R_x = I_2 \cdot RS \cdot N/10I_1$$

【方法及步骤】

1. 沿被测接地电极 E′，使电位探测针 P′和电流探测针 C′，依次直线彼此相距 20m，并使电位探测针 P′插于接地电极 E′和电流探测针 C′之间。

2. 用导线将 E′、P′和 C′连接于仪表相应的端钮上。

3. 将仪表放置于水平位置，检查检流计指针是否指示在中心线上，否则调整调零钮将其指示中心线。

4. 将“倍率标度”置于最大倍数，慢慢转动发电机的摇把，同时转动“测量标度盘”使检流计指针指于中心线。

5. 当检流计指针接近平衡时，加快发电机摇把的转速，使其达到 120r/min 以上，调整“测量标度盘”使指针指于中心线上。

6. 如“测量标度盘”的读数 <1 时，应将倍率标度开关置于较小的倍数，再重新调整“测量标度盘”以得到正确读数。

7. 用“测量标度盘”的读数乘以倍率标度的倍数，即为所测量的接地电阻值。

【注意事项】

1. 当检流计灵敏度过高时，可将电位探测针插入土壤的深度浅一些，当检流计灵敏度不够时，可沿电位探测针和电流探测针注水使土壤湿润。

2. 当接地电极 E′和电流探测针 C′之间的距离 >20m，电位探测针 P′的位置插在离开 E′和 C′之间的直线几米以外时，其测量的误差可忽略不计。但当 E′和 C′间的距离 <20m 时，则应将电位探测针 P′插在 E′和 C′的直线中间。

3. 当用 0～1/10/100Ω 规格的仪表测量 <1Ω 的接地电阻时，应将 C2、P2 间连接片打开，分别用导线连接到被测接地体上，以消除测量时连接导线的电阻所附加的误差。

【思考题】

1. 我国规定 X 线机接地电阻应为多少欧姆?

2. 当接地电阻过大时，会产生什么后果? 为什么?

3. X 线机的接地线能否直接连接到电源配电箱的接地端?

实验十八 X 线机曝光时间的测量与调整

【实验目的】

1. 掌握 X 线机曝光时间的测量与调整方法。

2. 熟悉 NERO-6000B 型非接触式 X 线机输出量测试仪和 PMX-I/R 摄影 kVp/时间计的使用方法。

【实验器材】

HF-50E 型高频 X 线机，F99-Ⅱ型 500mA X 线机，NERO-6000B 非接触式 X 线机输出量测试仪 1 台，PMX-I/R 型摄影 kVp/时间计 1 台，TDS-220 型记忆示波器 1 台，405 型电秒表 1 块，MF47 万用表 1 块。

【方法及步骤】

一、电秒表法测量 X 线机曝光时间

1. 电秒表电路的工作原理如图 2-26 所示。

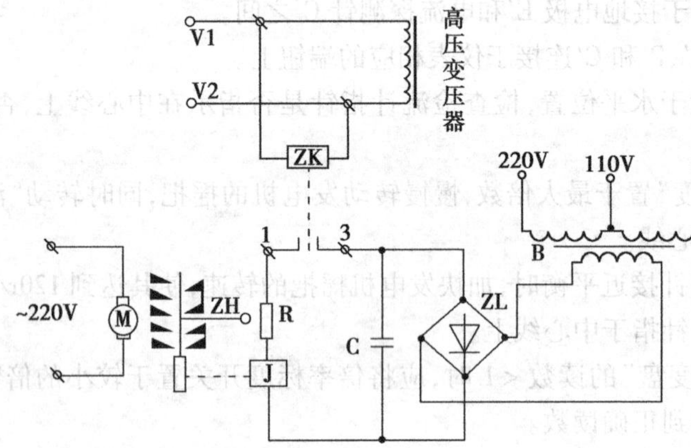

图 2-26 电秒表电路

电秒表由同步电动机、变压器、整流桥、继电器、离合器等组成。电秒表接通 220V 的交流电源时，同步电动机 M 得电旋转，由于离合器未吸合，电秒表处于空转状态，当按下手闸开始曝光时，高压接触器得电工作，接在高压初级的 220V 交流继电器 ZK 得电工作，其常开接点 1、3 闭合，此时直流继电器 J 得电工作，离合器得电吸合，电机带动表针开始转动记时。当高压接触器失电，曝光结束时，电秒表 1、3 接点断开，继电器 J 失电不工作，离合器松开，指针停止转动，电秒表停止记时，此时电秒表的读数就是 X 线机高压得电时间，即曝光时间。

2. 测量方法及步骤

(1)拆下 X 线机高压初级 JX2-7、JX2-8，并用绝缘胶布包好。按下手闸曝光时，用万用表测量高压初级电压，通过调整摄影 kV 调节旋钮，使高压初级输出电压为 220V。

(2)机器断电后，将 220V 交流继电器(JQX-10F)接在高压初级 JX2-7、JX2-8 接线端子上。选择该继电器的一对常开触点，将其串接到电秒表 1、3 接线柱上，如图 2-26 所示。

(3)电秒表接通 220V 的交流电源后，工作方式选择为连续工作状态。

(4)选择要测量的曝光时间，按下手闸曝光。从电秒表上读出实测曝光时间。电秒表长针移动一格为 0.01 秒，短针移动一格为 1 秒，读数完毕后，按下电秒表的复位按钮回

零,以准备下次测量。

(5)对每挡曝光时间连续测量三次,取其平均值:

$$曝光时间\ t=(t_1+t_2+t_3)/3$$

(6)记录测量结果,填入表2-7、表2-8。

表2-7 F99-Ⅱ型500mA X线机曝光时间的测量:允许误差±10%

实测值 / 标称值	实际测量的曝光时间				误差
	1	2	3	平均值	
0.2s					
0.5s					
0.8s					
1.0s					

表2-8 F99-Ⅱ型500mA X线机Ⅱ套限时保护器的测量

标称值 / 实测值	0.02~0.1s	0.25~0.3s	0.4s	0.5~0.6s	0.8~2s	2.5~5s
平均值						

二、用NERO-6000B型X线机输出量测试仪测X线机曝光时间

1. 机器组成 NERO-6000B型X线机输出量测量仪由探测器、微处理器、多芯电缆组成。

2. 工作原理

(1)适用范围:采用NERO-6000B型非接触式X线机输出量测量仪测量曝光时间时,其适用范围非常广泛,它不仅适用于由主接触器控制X线机高压初级的X线机,而且适用于由可控硅控制高压产生的各类X线机,但测试应在负载条件下进行测试。

(2)方法及步骤

1)将探测器放置于X线管照射野内,X线中心线正对探测器中心,X线管焦点至探测器的距离为66cm。

2)连接探测器到计算机处理器多芯电缆线,电源线及微处理器至打印机输出线,然后接通220V交流电源。

3)按下仪器电源开关"ON",在仪器显示屏的右下角显示"Ready C01"。选择测量方式,按下单次曝光方式"SGL"键,输入要测量的曝光参数条件(kV、mA、t)后,在仪器显示屏的右下角显示"Ready C02"代码,表示此时可进行曝光时间的测量。

4)按下X线机曝光手闸,进行曝光。曝光完毕后,在仪器显示屏右下角显示"Ready C01"代码。

5)通过按下显示屏的显示键"S",显示实际测量的X线机曝光时间或者通过打印机将测量结果打印出来。

三、示波器测量曝光时间

用TDS-220型数字式记忆示波器测量X线机曝光时间,此方法适用于曝光时间较短时的测量。用记忆示波器观察高压初级波形,通过波形分析,计算出曝光时间。测量方法如下:

1. 从X线机控制台上拆下高压初级接线,并用绝缘胶布包好,接入10kΩ、1W和500kΩ、1W的电阻各一个,如图2-27所示。

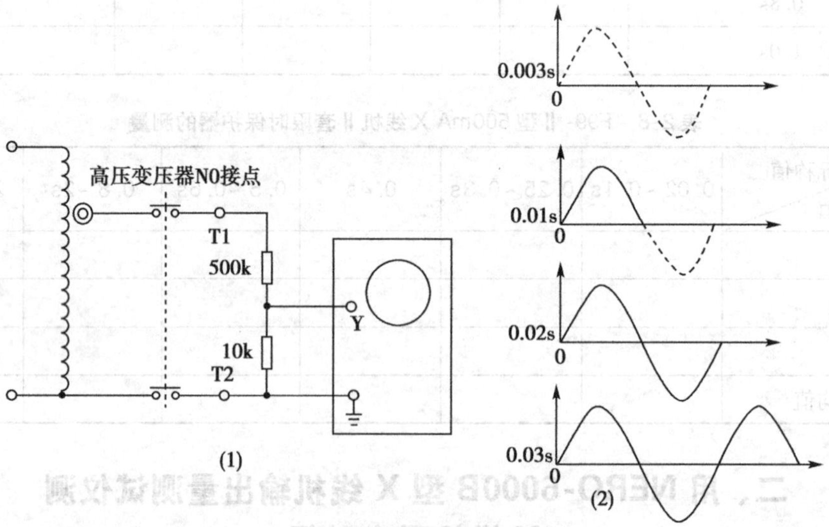

图2-27　用示波器测量曝光时间的电路图及波形图

2. 将10kΩ电阻上的电压信号输入示波器,作为读信号源,把摄影kV调整到最低位,使高压继电器动作或者使主可控硅导通,观察并记忆示波器屏幕上的波形。

3. 限时器在短时间曝光时,其波形情况分析如下　0.003秒应有60°的波形,即1/6周;0.01秒应有180°的波形,即交流电的半个正弦波;0.02秒应有360°的波形,即一个正弦波;0.03秒应有一个半正弦波。

四、用PMX-I/R型摄影kVp/时间计测量曝光时间

用PMX-I/R型摄影kVp/时间计测量曝光时间参见kV测量实验第三部分。

五、根据测量时间结果进行调整

F99-Ⅱ型500mA X线机曝光时间的控制,是由摄影限时电路中限时电阻RX1～RX22

与电容 C22 充放电时间常数决定的，如果实测曝光时间与 X 线机标称值误差超过 GB 标准，应调整电位器 R53、R54，即可以改变 X 线机曝光时间。无论何种类型的 X 线机，曝光时间这一参数经过测试调整后，应满足国家对 X 线机性能指标的基本要求。

【思考题】

1. 限时器在 X 线机电路中起什么作用？试分析 F99-Ⅱ型 500mA X 线机曝光时间不准的原因。

2. 试分析用电秒表法测量 F99-Ⅱ型 500mA X 线机曝光时间产生测量误差的主要原因。

3. GB 标准规定 X 线机曝光时间这项性能指标的最大误差不能超出多少？

实验十九　X 线机的管电流测量与调整

【实验目的】

1. 掌握 X 线机的 mA 测量与调整方法。

2. 熟悉 Solidose 400 剂量仪的正确使用方法，配合 MAS-2 型钳形探头采用非接触式的测量方法，测量 X 线机的 mA。

3. 用记忆示波器熟练测量 HF-50E 型高频 X 线机的 mA。

【实验器材】

HF-50E 型高频 X 线机，FSK302-1A 型 500mA X 线机，F78-Ⅲ型 300mA X 线机，MAS-9201 型 mAs 表，记忆示波器 1 台，MF47 万用表 1 块。

一、F78-Ⅲ型 300mA X 线机的 mA 测量与调整方法

【工作原理】

F78-Ⅲ型 300mA X 线机的灯丝加热初级电路如图 2-28 所示。

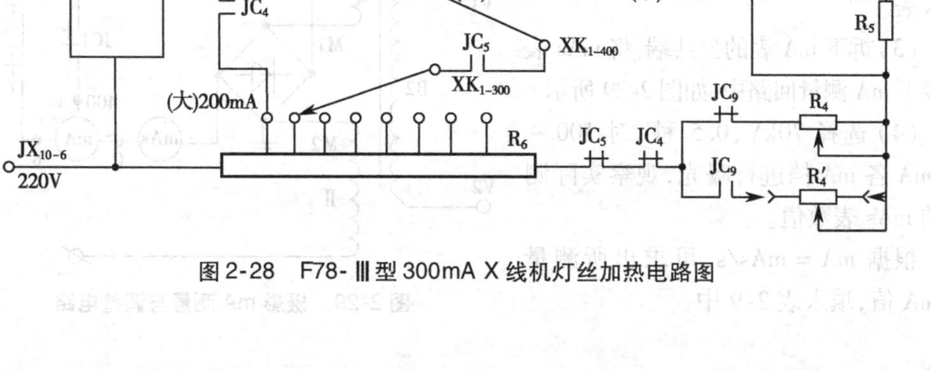

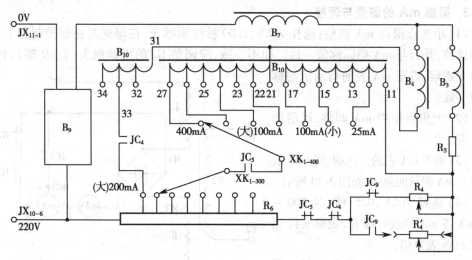

图 2-28　F78-Ⅲ型 300mA X 线机灯丝加热电路图

1. 透视灯丝加热电路工作原理 稳压器(B_{11})公共端→R_6→JC_5(常闭)→JC_4(常闭)→R_4(透视 mA 调整电位器)→R_5→B_3 小焦点灯丝变压器初级→$CH_{7\text{-}17}$→B_7(电流互感器)→稳压器(B_{11})输出端。

2. 摄影灯丝加热电路的工作原理(小焦点 100～400mA 任一挡) 按下手闸 AN_{10} 后,旋转阳极开始启动,X 线管灯丝加热,摄影准备,继电器 JC_5 得电工作。

(1)大焦点灯丝加热电路:稳压器(B_{11})公共端→R_6(3～6 端)→XK_1-300→JC_5(13、14 常开)→XK_1-400→空间电荷补偿变压器 B_{10}(22～27 端)→B_4 大焦点灯丝变压器初级→CH_7-$_{17}$→B_7(电流互感器)→稳压器(B_{11})输出端。

(2)小焦点灯丝加热电路:稳压器(B_{11})公共端→R_6(7～9 端)→XK_1-300→JC_5(13、14 常开)→XK_1-400→空间电荷补偿变压器 B_{10}(15～17 端)→B_3 小焦点灯丝变压器→CH_7-$_{17}$→B_7(电流互感器)→稳压器(B_{11})输出端。

无论是大焦点摄影还是小焦点摄影加热,通过改变灯丝加热电阻 R_6 上的滑动触头(3～9端的位置),即可改变灯丝加热变压器 B_4、B_3 的初级电压,达到调整摄影 mA 的目的。

【方法及步骤】

1. 透视 mA 调节 机器正常通电后,将技术选择开关置透视位,调节电源电压旋钮使电源电压指示在标准位。透视 kV 选择 60～70kV。按下控制台上透视按钮。观察 mA 表的读数,当透视 mA 调节旋钮顺时针旋转到头时,透视 mA 一般不超过 4.5～5mA。如最大透视管电流 >5mA 或不足 4.5mA 时,应调节灯丝调整电阻 R_6 的滑动触点(10 端),使 mA 表读数为 4.5～5mA。

2. 电容电流补偿的调节 ①从控制台端拆下灯丝变压器初级线 JX3-1,此时 X 线管灯丝无加热电压;②将电容电流抵偿电阻 R_3 的一端拆下,选择透视位,在 70kV 下进行透视,观察 mA 表的读数,此读数即为 70kV 时电容电流大小;③关机,将灯丝变压器初级线 JX3-1 接上,开机,在 70kV 下进行透视,观察 mA 表的读数,此读数即为透视 mA 与电容电流之和;④关机,接上 R_3,开机,在 70kV 下进行透视,观察 mA 表的读数,调整 R_3 的阻值大小,使 mA 读数为③的读数 -②的读数。

3. 摄影 mA 的测量与调整

(1)小焦点摄影 mA 调整:选择 70kV、1.00 秒摄影曝光,在曝光时观察控制台上 mA 表的读数,是否与 mA 挡标称值一致。如不一致,应调整 R_6 的滑动触头(7～9 端),再进行曝光观察,直至 mA 表的指示值与标称值一致。

(2)大焦点摄影 mA 调整,可借助 mAs 表。

(3)拆下 mA 表的公共端,将 mAs 表串接于 mA 测量回路中,如图 2-29 所示。

(4)选择 70kV、0.5 秒、对 100～400mA 各 mA 挡进行曝光,观察实际测量的 mAs 表数值。

根据 mA = mAs/s,可求出所测量的 mA 值,填入表 2-9 中。

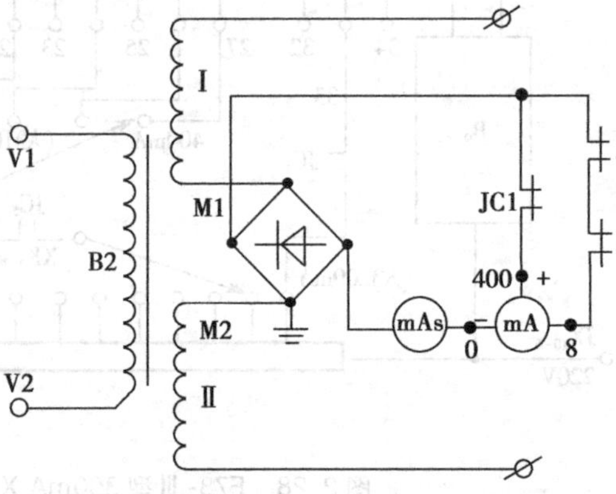

图 2-29 摄影 mA 测量与调整电路

表 2-9 摄影 mA 的测量表

标称值 / 实测值	25mA	50mA	100mA(小)	100mA(大)	200mA	300mA
SET 70kV						
灯丝初级电压(U_f)						

(5)根据实测的 mA 值,调整不同 mA 挡所对应电阻 R_6 的滑动触头,使之与标称值的误差 < ±10%。

4. 空间电荷补偿的调整 对不同 mA 挡,采用低 kV(50kV)和高 kV(90kV)分两次进行曝光,观察两次曝光时的 mA 值,填入表 2-10 中,如差别较大,应改变空间电荷补偿器 B_{10}的抽头位置。

表 2-10 空间电荷补偿调整测量表

标称值 kV / 标称值 mA	50kV	90kV	备注
25mA(小)			
50mA(小)			
100mA(小)			
100mA(大)			
200mA(大)			
300mA(大)			

二、FSK302-1A 型 500mA X 线机的 mA 调试

摄影 mA 调整:

(1)将 Board 8 板上的拨码开关 SW_1 的 S_4 拨至"ON",进行 mA 的调整。

(2)Ⅰ台 300mA,调整 Board 4 板 R_{55},mA 窗口应显示 47。

(3)Ⅱ台 100mA,调整 Board 4 板 R_{50},mA 窗口应显示 76。

(4)Ⅱ台 300mA,调整 Board 4 板 R_{51},mA 窗口应显示 47。

(5)Ⅱ台 400mA,调整 Board 4 板 R_{52},mA 窗口应显示 63。

(6)Ⅱ台 500mA,调整 Board 4 板 R_{53},mA 窗口应显示 47。

三、用 Solidose 400 型剂量仪、MAS-2 分配器、钳形探头表,进行 mA 的非接触式测量

【方法及步骤】

1. 在进行摄影 mA 测量时,首先将非接触式 MAS-2 分配器和钳型表电流探测器与 So-

lidose 400 型剂量仪连接起来;然后将 12V 的稳压电源与 Solidose 400 型剂量仪的主机连接;将摄影自动探头识别器(ADI-4)插入 Solidose 400 主机插孔内。注意不要使电缆线过度弯曲。

2. 在安装好电缆线后,首先接通钳型表头电源,再按下 MAS-2 分配器电源按钮,最后按下主机电源(ON/OFF)开关,屏幕上显示条码,作为显示检查,Solidose 400 就会和仪器软件版本一起显示大约 1 秒,装载 ADI 信息需要大约 5 秒,然后 Solidose 400 就可以使用了。

3. 使钳型表磁环卡在 X 线机高压电缆(阳极或者阴极)上,并注意探头上标示的电流方向应与实际 mA 方向一致,如将 MAS-2 型探头卡在高压电缆线的阳极上,为避免旋转阳极的影响,探头离 X 线管应在 30cm 以上。选择钳型表的电流量程为(DC)4A,按下钳型表上 RESET 按钮 1 秒,进行清零。此时 Solidose 400 剂量仪显示屏显示"Current 0.00 A"或者显示"Charge 0.00 As"。通过 Solidose 面板上的 RATE 或者 DOSE 按键可以进行 mA 或者 mAs 测量的转换。

4. 选择要测量 X 线机的 mA、并用合适的 kV 和曝光时间进行曝光,即可测量出实际的 mA 或 mAs 数据。由 Solidose 测量显示的 mAs 数值和实际曝光时间可以准确地计算出 mA,将测量结果记入表 2-11 中。

表 2-11 mA 测量记录结果

设定管电流(mA)	设定曝光时间(ms)	测量管电流(mA)	偏差(%)=(测定值-设定值)/测定值×100%
50	500		
100	500		
200	500		
300	500		

5. 在选择测量管电流时,如果实际 mA 太小或者曝光时间偏短,测量数据可能偏差较大。

6. 关机 应与正常开机顺序相反。即首先断开主机电源(ON/OFF)开关,再断开 MAS-2 分配器电源开关,最后再断开钳型表电源。

【思考题】

1. 在进行 mA 调整时应注意的问题有哪些?

2. 在 mA 测量回路中,当整流桥中一个二极管发生短路、断路时,控制台上 mA 表读数有何变化?

3. 我国国标对 mA 的误差要求是多少?

4. X 线机灯丝加热初级电路的公共线断路、次级电路的公共线断路时,会发生什么现象?为什么?

实验二十 X 线机的管电压测量

【实验目的】

1. 掌握医用 X 线机 kV 的测量与调整方法。

2. 熟悉 ALOC-201D 型 X 线机 kV 测量仪器的工作原理和仪器使用方法；熟悉 NERO-6000B 型非接触式 X 线机输出量测试仪的使用方法。

3. 了解 PMX-I/R 型 X 线机 kV 计和用记忆示波器测量 HF-50E 型高频 X 线机 kV 的方法。

【实验器材】

HF-50E 型高频摄影 X 线机，F78-Ⅲ型 300mA X 线机，ALOC-201D 型 X 线机高压测试仪，PMX-I/R 型非接触式 X 线机 kV 计，NERO-6000B 型非接触式 X 线机输出量测试仪，TDS-220 数字式记忆示波器。

一、ALOC-201D 型 X 线机 kV 测试仪的工作原理

【实验原理】

如图 2-30 所示，X 线机高压变压器产生的高压经过分压器进行分压，变成低压信号，通过四芯电缆线供给指示仪表，在仪表上进行数字显示所要测量的 kV。由于分压器输入阻抗高，启动时间短，在 X 线管侧或高压发生器侧对 kV 测量准确，它能在摄影状态下曝光时进行测量，也能在透视状态下进行测量。通过改变可变定时电路，转换测量时间，可对 X 线发射期间任一时刻的 kV 进行测量。

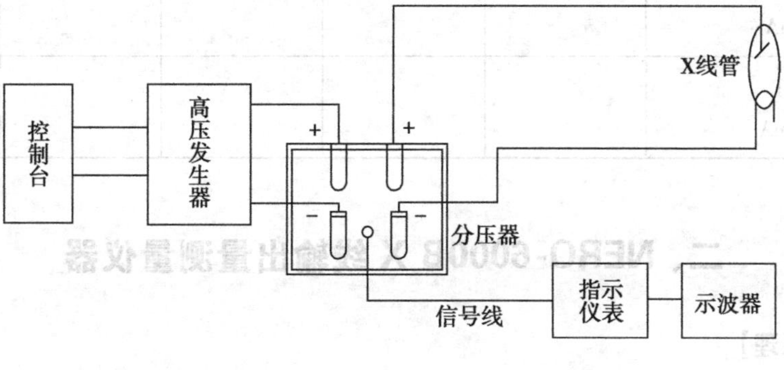

图 2-30　ALOC-201D 型 X 线机 kV 测试仪原理图

1. 指示仪表操作说明

(1) 电源开关：用于开、关测试仪的电源。

(2) 输入端：将分压器的输出接到 INPUT 输入端。

(3) 延迟开关：由脉冲刻度选择延迟，当开关位于 0 位时，延时时间为 0 脉冲；当开关位于 1 位时，延时时间为 1 个脉冲，曝光时从第二脉冲开始测量。

(4) 功能开关：用于转换摄影和透视工作状态。

(5) 测量时间转换开关：置测量时间 10 毫秒或 20 毫秒状态。

(6) 测量方式选择：用于选择从 X 线管阳极、阴极与高压发生器次级侧中心点（接地点）处进行测量。当置 OFF 位置时，测量信号被关断，切断输入。

(7) kV 波形监视端（A-K）：X 线管阳极和阴极间的电压波形。

(8) kV 波形监视端（A-E）：X 线管阳极与地间的电压波形。

(9)kV 波形监视端(E-K):接地点与 X 线管阴极间的电压波形。

(10)LED:指示 X 线机 kV 的峰值。

2. 测量方法和步骤

(1)从 X 线管端,拔出 X 线管阳极侧的高压电缆,将其插入分压器阳极侧的高压电缆插座内。并将附加高压电缆的两端分别插入分压器的另一阳极插座和 X 线管的阳极插座内。

(2)从 X 线管端,拔出 X 线管阴极侧的高压电缆,将其插入分压器阴极侧的高压电缆插座中,并将另一附加高压电缆的两端分别插入分压器的另一阴极插座和 X 线管的阴极插座内。

(3)利用附加连接电缆线(四芯电缆线)连接分压器输出端和指示器 INPUT 端。

(4)接通指示器电源,按校准 CAL 开关,指示器显示在 100.0,仪器可正常测量显示。

(5)选择要测量的 X 线机 kV,进行透视或摄影 kV 的测量。

(6)将测量结果填入表 2-12 中。

表 2-12　X 线机 kV 测量表

标称值 / 实测值	60kV	70kV	80kV	90kV	100kV
SET 50mA					
SET 100mA					

二、NERO-6000B X 线输出量测量仪器

【实验原理】

X 线经过探测器不同的滤过后,照射到半导体探测器上,产生电流,电流的大小与 X 线机 kV、mA、照射时间有关,产生的电流经放大,再进行模数转换送入微处理器,经微处理器的运算,将测量数据在显示面板上显示。工作原理如图 2-31 所示。

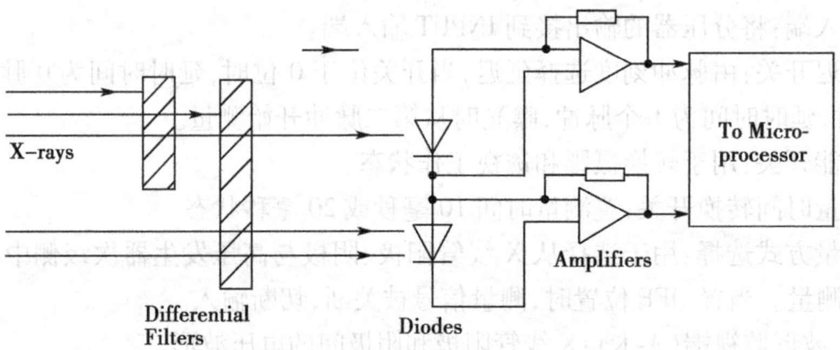

图 2-31　NERO-6000B X 线输出量测量仪器原理图

【方法及步骤】

1. 选择机器的相数和工作方式

SELECT　MACHINE　　　　　　　　PHASE　MODE

具体操作程序　　　　显　　　示

(1)　按 ON　　READY　　01

(2)　　　　　　　　　　　01　　按 F4

(3a)　ENT　　　　输入不变

(3b)　1　　　　　　　　　1

(3c)　3　　　　　　　　　3

(4)　　　　　　READY　　01

2. 单次摄影曝光方式的测量　开机后按下“Single　MODE　(SGL)”方式。按如下程序输入要测量的参数。

操作程序　　　　　显　　　　示

(1)　ON　　REDAY　　01

(2)　SGL　　NNN　kV　C11

(3)　(nn)　　nnn　kV　C11

(4a)　ENT　　NNN　mA　C12　or　mAs　C13

(4b)　NEXT　　nnn　mAs　C13　or　nnn　mA　C12

(5a)　(nnn)　nnn　mA　C12

(5b)　ENT　　NNN　sec　C10

(5c)　(nnn)　nnn　sec　C10

(6)　(nnn)　nnn　mAs　C13

(7)　ENT　　L　or　S　C09

(8)　ENT　　　　　　　　C02

将要测量的曝光参数，kV、mA、s、大小焦点选择输入后，调整 X 线机曝光参数，按下机器曝光手闸进行曝光，等机器将测量数值计算后，kV、s、X 线输出量可通过显示屏显示；也可通过打印机将测量结果打印出来。

按下 PRINT　SGL　测量数据的打印

按 F3　　　　　　打印 X 线输出剂量波形

按 F6　　　　　　打印 X 线机 kV 波形

3. 透视 kV 的测量

(1)按下“FLRO”功能键，显示“1.00　C27”。

(2)按下“ENT”，输入测量的 kV 值，显示 0“.00　R/min”。

(3)按下透视按钮或踩下透视脚开关进行曝光，在曝光过程中按“EXIT”，显示屏显示“R/min　C03”。继续曝光直至显示 R“EDAY　C01”。

(4)按下“PRINT　FLRO”功能键，打印测量数据。按 F3、F6 打印 X 线输出剂量及 kV 波形。

(5)将测量结果填入表 2-13，并做出标称 kV 与实测 kV 的关系曲线。

表2-13 X线输出量测量表

测量仪器 / 标称值(kV)	ALOC-201D	NERO-6000B	PMX-I/R
60			
70			
80			
90			

4. STAT(statistical mode)X线机重复性测量

操作程序　　　显　　示

(1) ON　REDAY　01

(2) STAT　NNN kVp　C11

(3) (nn)　nnn kVp　C11

(4) ENT　NNN mA　C12

(5) (nnn)　nnn mA　C12

(6) ENT　NNN sec　C10

(7) (nnn)　nnn sec　C10

(8) ENT　L or S　C09

选择X线机曝光条件,开始曝光。n次曝光后,显示"C02",按下"EXIT"退出。

(9)按下"PRINT STAT"键,将n次曝光测量数据及误差打印输出。

5. AMSE 连续曝光自动测量　主要用于X线机的连续曝光情况下,测量X线机曝光参数。

6. CMPL(accuracy sub-mode,linearity sub-mode)X线机精度和线性测量　主要用于X线机kV精度和mA线性。

注意事项:在使用NERO-6000B型X线输出量测试仪进行X线机曝光参数测量时,X线管焦点至探测器的距离为65cm,同时要注意调节探测器转动轮,使选择的滤过范围与X线机kV一致。

三、用PMX-I/R型摄影kV/时间计测量X线机的kV值

【实验原理】

PMX-I/R型摄影kVp/时间计有两个性能相似的辐射探测器,在它们的前面有一套不同厚度的滤过板。当射线穿过厚度不同的滤过板时,衰减程度不同。透过滤过板后的剂量之间的比值与射线的质(kV)密切相关。用已知标准的kV对该比值标定后保存在微处理器中,在实际测量时,便可由测得信号的比值反推出kV。

1. 将PMX-IR型摄影kV/时间计放置在床面上,调节X线管焦点到探测器顶面的距离为50cm,并固定X线管。调节X线照射野,使照射野大于仪器顶面上所标示的探头区。

2. 按下PMX-IR型摄影kV/时间计"ON/OFF"开关,启动时进行自检,大约需1秒。自检结束后,显示实际程序的版本号,如"P1.3",停留约2秒,然后测量内部偏移水平,在

显示中的右下角出现字母“C”来表示。最后出现数字“0”,则仪器可以进行测量。

3. PMX-I/R 型摄影 kV/时间计可以在自动方式下或者在手动方式下测量。

4. 选择 kV 和 mAs 设置,进行曝光。

5. 读出显示中的结果,曝光后轮流显示 kVp 和曝光时间。曝光时间的前面有冒号,可以通过按 kVp/time 键轮流显示。

四、用 TDS-220 数字记忆示波器测量管电压

HF-50E 型高频摄影 X 线机的高压逆变频率 f = 25kHz,供应高压逆变的直流电源为 ±740V;灯丝逆变频率 f = 6kHz,供应灯丝逆变的直流电源为 ±310V。在高压控制板(HT 板)上,设计专用 kV(TP7-TP10 地)、mA(TP5-TP10 地)测试点,此两点的电压数值表明了曝光期间所产生的 kV 和 mA 数值。

正常的比例关系:

TP7 点的电压,1V/33.3kV。

TP5 点的电压,1V/10mA,(在 10 ~ 80mA 挡)

1V/100mA,(在 100 ~ 640mA 挡)

因此,我们可以用 TDS-220 记忆示波器在 X 线机曝光时,测量该点的电压幅度,再根据上述比例关系计算出 X 线机实际的 kV(mA)。

【思考题】

1. 用 NERO-6000B 测量单相全波整流 X 线机的 kV 时,其高压波形为什么不连续?

2. 用 ALOC-201D 型高压测试仪,如何测量 X 线机的第一个峰值电压?

3. 试画出正常高频 X 线机和工频 X 线机的高压波形,并说明波形不同的原因。

实验二十一　F78-Ⅲ型 300mA X 线机的整机调试

【实验目的】

1. 掌握 X 线机的整机调试方法,并能处理调试中出现的常见故障。

2. 对 X 线机的一般故障应能正确地分析、检查、维修。

【实验原理】

各单元电路工作原理参加教材第二章第五节。

【实验器材】

F78-Ⅲ型 300mA X 线机,MF-64 万用表,NERO-6000B 型 X 线输出量测试仪,mAs 表,钳型电流表,XZ-1 型 X 线管转速仪,ZC25-3 型兆欧表,30W 的电烙铁及一般电工工具。

【调试方法及步骤】

一、X 线机空载调试

(一) 通电之前的检查

1. 自耦变压器绳栓是否拴好,自耦变压器上的各导线是否接好,有无妨碍碳轮运行

的情况。自耦变压器各调节碳轮动作是否灵活,有无噪声,碳轮在自耦变压器上运行时是否压紧。

2. 各接插件是否正确插接好,线头有无脱落或者靠近机壳。

3. 检查控制台各保险丝是否接触良好。

4. 控制台面板上指示仪表通电前是否指示在“0”位。

5. 各选择开关动作是否灵活,分档指示是否清楚。

6. 自耦变压器绝缘电阻的测量　用ZC25-3型500V的MΩ表一端接自耦变压器抽头,另一端接地线(机器外壳),匀速摇动MΩ表手柄,使转速达到120r/min,此时刻度盘上的读数,即为绝缘电阻值。

7. 旋转阳极刹车延时继电器 JC_6 的延迟时间为3~6秒。

(二)X线机通电调试

1. kV预示检测　用万用表的交流档接JX2-1和JX2-4检测这两点之间的电压,记录于表2-14中。

表2-14　通电调试kV预示检测

mA / V / kV	小25	小50	小100	大100	大200	大300
50	124	130	138	138	159	178
60	149	156	167	167	188	208
70	174	182	193	193	215	238
80	199	207	220	220	234	269
90	224	233	246	246	271	299
100	249	258	273	273	298	
110	274	284		300		
125	311	322		340		

2. mA测量回路的检查　用万用表欧姆挡,表笔一端接JX2-6、JX2-8时,mA表应有指示,手动使继电器JC1工作,mA表指数增大。

3. 稳压电源输出测量　用万用表直流电压档测CH14-2和CH14-6之间的电压,其读数应为(25 ±0.5)V。

4. 过载保护电路调整 动作kV应为：±0.5kV≤动作kV≤±3kV。将调整值记录于表2-15中。

表2-15 过载保护电路调整表

mA	时间(s)	预示kV	调整值
小焦25	5	125	
小焦50	5	125	
小焦100	2	100	
	3	90	
大焦100	5	125	
大焦200	2	100	
	3	90	
大焦300	0.6	90	
	1.0	80	
大焦400	0.15	80	
	0.3	70	

5. 可控硅触发信号输出

(1)CZ16-1,CZ17-1输出应为"+"。

(2)曝光时CZ16-1,CZ16-2;CZ17-1,CZ17-2输出端的直流电压为18~20V。

6. 可控硅保护电路 当BG17、BG18任何一只可控硅短路时,J5继电器应得电工作。

7. 摄影和点片kV限位

(1)摄影限位:低端 小焦点25mA档应能调至50kV。

高端 大焦点100mA档应能调至125kV。

(2)点片kV限位:低端 高压初级输出电压____V。

高端 高压初级输出电压____V。

8. 透视kV限位 将透视高压初级调到174V,把旋钮定位销松开,使其"∇"指在70kV刻度线上,此时将定位销锁紧。再将旋钮旋至45kV刻度线上,固定低端限位,旋至110kV刻度线固定高端限位。

9. 空间电荷补偿变压器相位检查 按下手闸Ⅰ挡,调节摄影kV,当摄影kV升高时,灯丝电压应下降。

10. 按下通讯联络蜂鸣器按钮,应有响声。

11. 电路通电试验及电压测量

(1)电源电路:按下诊视床上的开机按钮"AN5"开机,电源接触器JC0得电工作。按下诊视床上的关机按钮"AN6",电源接触器JC0失电。

(2)透视电路:按下"AN7",JC1工作,透视应正常。

(3)点片摄影电路:送片到位后,按下点片曝光手闸K3,JC2应得电工作。

(4)普通摄影电路:按下“AN8”1.2 秒后,松开,曝光程序正常。

(5)滤线器摄影电路:曝光程序正常。

(6)体层摄影电路:曝光程序正常。

(7)点片 kV 调节:扳动点片 kV 调节开关,点片 kV 预示电压表指针应上升或下降。

(8)电磁刹车电源测量:用万用表直流电压档测量 JX11-11、JX11-12 之间的电压应为 25V。

12. 曝光时间测量与调整　将测量数值分别记录于表 2-16、表 2-17 中。

表 2-16　限时电路曝光时间测量表

标称值时间	实测时间(s) 1	2	3	误差	标称值时间	实测时间(s) 1	2	3	误差
0.02					0.60				
0.04					0.80				
0.06					1.00				
0.08					1.20				
0.10					1.50				
0.12					2.00				
0.15					2.50				
0.20					3.00				
0.25					3.50				
0.30					4.00				
0.40					5.00				
0.50									

如有偏差,改变 R53 或 R54 可调电位器的阻值进行校正。

表 2-17　限时保护电路曝光时间测量表(0.02～5.00s 的误差应≤±10%)

时间挡	0.02～0.10	0.25～0.3	0.40	0.5～0.6	0.8～2.0	2.5～5.0
标称值	0.24	0.36	0.40	0.80	2.3	6.0
1						
2						
3						
平均值						

如有偏差,可通过改变 R407 可调电位器的阻值进行校正。

13. 高压发生器各端子电压的测量

(1)曝光过程中(透视和摄影),高压初级 JX2-7、JX2-8 有电压输出。

(2)灯丝初级:JX3-1 和 JX3-2 或 JX3-3 大小焦点切换正常,并有电压输出。

(3)切换闸电源:JX3-5 和 JX3-7 或 JX3-9 电压为 240V。

(4)旋转阳极启动电源

Ⅰ台:JX3-10 和 JX3-11 或 JX3-12 之间有交流 120V 电压。

Ⅱ台:JX3-10 和 JX3-13 或 JX3-14 之间有交流 120V 电压。

二、X 线机负载调试

1. X 线管大小焦点切换观察　按下手闸Ⅰ挡,观察 X 线管大小焦点灯丝点燃及切换情况。

2. 观察旋转阳极 X 线管靶面、旋转阳极刹车情况。

3. X 线管旋转阳极的转速测量(XZ-1 型 X 线管转速仪)

Ⅰ台:2800r/min　　实测　　r/min。

Ⅱ台:2800r/min　　实测　　r/min。

4. X 线管的高压训练　机器通电后,将电源电压调至标准位,在 50kV,2mA 条件下,连续透视 2 分钟,观察有无异常。如无异常,每次增加 5kV 透视,一直到最高标称 kV 值。在进行 X 线管高压训练时,应注意间歇时间,以免损坏 X 线管。

5. 最大透视 mA 的调整　在 70kV,最大透视 mA 下透视,实测透视 mA 为 4～5mA。灯丝变压器初级加热电压为____V。

6. 电容电流的调整　在 70kV 时,电容电流为____mA。

7. 摄影 mA 的调整　按表 2-18 的条件调整测量,并记录于表 2-18 中。

表 2-18　摄影 mA 调整表

台次	曝光条件	调整值(mA)	灯丝初级电压(V)
Ⅰ台	70kV、200mA		
Ⅱ台	70kV、25mA、0.8s		
	70kV、50mA、0.8s		
	70kV、100mA(小)、0.8s		
	70kV、100mA(大)、0.5s		
	70kV、200mA、0.5s		
	70kV、300mA、0.5s		

8. 空间电荷补偿的调整　对某一固定 mA 挡,分别用高 kV 和低 kV 进行二次曝光,观察二次曝光的 mA 差别,对于空间电荷补偿不好的 mA 挡,应调整空间电荷补偿变压器 B10 次级抽头的连接位置。

9. 自耦变压器负载电流的测量　普通摄影曝光时,设置 70kV、100mA、1.0 秒摄影条件,用钳型电流表测量自耦变压器负载电流为____A。

10. 调试中出现的问题及处理措施。

【思考题】

1. 试分析 F78-Ⅲ型 300mA X 线机,在按下手闸时,机器不能正常曝光的原因。

2. 试分析 F78-Ⅲ型 300mA X 线机在按下按钮时，无 X 线产生的原因。

3. X 线机出现异常问题，检修机器故障的一般方法有哪些？

4. 分析 F78-Ⅲ型 300mA X 线机在按下手闸，并于 1.2 秒后松开曝光时，出现曝光不止的原因。

实验二十二　程控 FSK302-1A 型 500mA X 线机控制台的调试

【实验目的】

1. 掌握 FSK302-1A 型 X 线机的电路工作原理，熟悉该机器电源伺服板、灯丝板、接口板、采样板、CPU 板、操作显示板及滑轮箱等各单元电路主要元器件的作用。

2. 掌握灯丝电路的工作原理及正常工作状态下，各关键测试点的电压波形。

3. 掌握程控 X 线机的操作使用及调试方法，了解机器所显示的错误代码的意义，并能正确判断机器产生故障的原因。

4. 写出程控 FSK302-1A 型 X 线机的整机工作程序。

【实验原理】

本机采用单相 380V 电源供电。当按下开机按钮“|”时，电源继电器 JC_0 得电吸合，供给电源自耦变压器 380V 交流电源和系统 220V 交流电源。当按下关机按钮“O”时，切断系统的电源。在选择某一 kV 和 mA 组合时，计算机程序根据相应的高压初级代码值与自耦变压器碳轮返回的 A/D 取样值进行比较，并输出控制滑轮移动的 kV 升降信号，并控制滑轮的停止位置。

当选择普通摄影时，按下手闸Ⅰ挡，X 线管灯丝开始加热升温，旋转阳极启动运转，经过 0.8～1.2 秒延时，曝光准备完毕，此时再按下手闸Ⅱ挡，曝光开始，经预选的曝光时间后，由限时电路切断高压，曝光完毕。

注意事项：如曝光不止，应释放手闸，否则会造成 X 线管和电路的损坏，并危及病人安全。

【实验器材】

FSK302-1A 型 X 线机 1 台，TDS-220 记忆示波器 1 台，数字万用表（或者 MF-64 万用表）1 块，“一”字和“十”字型螺丝刀各 1 把。

【方法及步骤】

一、空载调试

1. 接好机器的电源线、控制台与滑轮箱的连线，检查控制台内部的各连接线接触是否良好，插接件有无松动。

2. 熟悉 FSK302-1A 型 X 线机电路工作原理，并对照电路查找电路中的主要元器件及主要测试点。

3. 测量电源电压正常后，开机。等待 1 秒，在面板上显示“DF500”，延时 2 秒，在此期间计算机检测外电源的电压幅度，如超过 10%，则显示故障代码（Err 1），设置 1 秒定时，在此期间检测电源频率，同步计数不在96～104之间，显示故障代码（Err 3）。同步正常，在面板上显示"H"和同步计数值（96～104之间），然后显示正常的摄影参数。

4. FSK302-1A型500mA X线机控制台面板上各按键的功能及作用如图2-32所示。

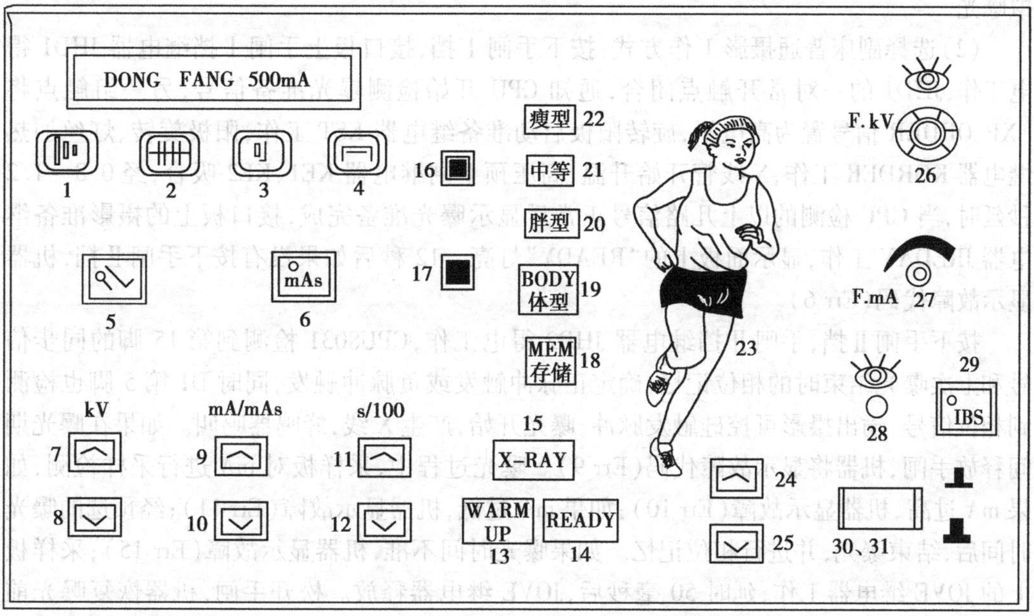

图2-32 程控FSK-1A型500mA X线机控制台面板各按键作用示意图

1. 平床（副床）、普通摄影方式选择键和指示灯；2. 平床、滤线器摄影方式选择键和指示灯；3. 胸片架、立位摄影方式选择键和指示灯；4. 体层方式选择键和指示灯；5. 选择诊断床方式工作键和指示灯；6. mA和mAs切换键及指示灯；7. 摄影kV增加键；8. 摄影kV减小键；9. 摄影mA和mAs增加键；10. 摄影mA和mAs减小键；11. 摄影曝光时间增加键；12. 摄影曝光时间减小键；13. X线管灯丝加热升温指示灯；14. X线机曝光准备完毕指示灯；15. 摄影和透视曝光指示灯；16. 小焦点指示灯；17. 大焦点指示灯；18. 摄影体位参数存储键；19. 体型选择键；20. 胖体型指示灯；21. 适中体型指示灯；22. 瘦体型指示灯；23. 人体摄影部位指示灯；24. 体位号增加键；25. 体位号减少键；26. 透视kV调整旋钮；27. 透视mA调整旋钮；28. 透视按钮键；29. 自动亮度控制选择键和指示灯；30、31. 开关机键

5. 按下开机按键，机器正常通电后，检查控制台面板上各按键的功能是否正常。

（1）按下技术选择Ⅱ台副床摄影键。

（2）按kV增减键，在显示面板的kV设置窗口应有kV数值的变化。

（3）按mA/mAs增减键，在显示面板的mA/mAs设置窗口应有mA/mAs数值的变化。mA与mAs的切换通过"mAs"键进行切换，同时大小焦点指示灯应有相应变化。

（4）按S/100增减键，在显示面板的曝光时间设置窗口应有时间变化。

（5）按下技术选择主床键，Ⅰ台切换继电器KMA3工作，接口板上的KMA1、KMA2、KP继电器工作，V1、V5亮。灯丝板上的灯丝加热指令继电器Korder工作。电源板KEV^-工作，电机得电反转。

（6）选择不同的人体体型，通过按体位号增减键，改变人体不同位置的摄影参数并可在显示面板上显示，更改后的参数可以进行存储记忆。

（7）选择主床时，调节"FkV"旋钮，KFV^+或KFV^-继电器工作，电机得电，开始正转或反转。

6. 程控 X 线机曝光控制程序的通电调试。

(1)模拟曝光:打开控制台面板上盖,将拨码开关 SW1 的 S6 拨至“ON”位置,进行模拟曝光。

(2)选择副床普通摄影工作方式:按下手闸Ⅰ挡,接口板上手闸Ⅰ挡继电器 JHD1 得电工作,JHD1 的一对常开触点闭合,通知 CPU 开始检测曝光准备信号,另一组触点将 EXP. ORDER 信号置为高电平,旋转阳极启动准备继电器 KST 工作,阳极旋转、灯丝加热继电器 KORDER 工作,X 线管开始升温,高压预上闸继电器 KE1、KE2 吸合,经 0.8~1.2 秒延时,当 CPU 检测的以上几路信号正常后显示曝光准备完成,接口板上的摄影准备继电器 JREDAY 工作,显示面板上的“READY”灯亮。12 秒后如果没有按下手闸Ⅱ挡,机器显示故障代码(Err 6)。

按下手闸Ⅱ挡,手闸Ⅱ挡继电器 JHD2 得电工作,CPU8031 检测到第 15 脚的同步信号和上次曝光结束时的相位记忆,确定正脉冲触发或负脉冲触发,同时 D1 第 5 脚也检测到相位信号,输出摄影可控硅触发脉冲,曝光开始,产生 X 线,蜂鸣器鸣叫。如果在曝光期间释放手闸,机器将显示故障代码(Err 9)。曝光过程中,采样板对 mA 进行采样检测,如果 mA 过高,机器显示故障(Err 10);如果 mA 过低,机器显示故障(Err 11);经预选的曝光时间后,结束曝光,并进行相位记忆。如果曝光时间不准,机器显示故障(Err 15);采样板上的 JOVE 继电器工作,延时 50 毫秒后,JOVE 继电器释放。松开手闸,机器恢复曝光前的参数显示,曝光程序结束。

(3)选择副床滤线器摄影工作方式:选择副床滤线器摄影时,KTAB 继电器工作,按下手闸Ⅰ挡,通过继电器 JHD1 和 KTAB 的触点接通滤线器 220V 工作电源。按下手闸Ⅱ挡时,继电器 JHD2 的常闭触点断开,滤线器开始振动,同时继电器 JTAB 得电吸合,使 CPU 板接收到 JTAB 吸合信号,在程序的控制下曝光,曝光的其他电路同普通摄影。延时 300 毫秒,在 300 毫秒内,JTB 继电器工作,如果没有滤线器返回信号,机器显示故障(Err 8)。

(4)选择副床立位滤线器摄影工作方式:选择立位滤线器摄影时,JSTB 继电器得电工作,摄影程序与普通摄影程序基本相同。

(5)选择副床体层摄影工作方式:体层摄影的曝光程序(略),参见《医学影像设备学》教材。

(6)FSK302-1A 型 X 线机电路中关键测试点的电压测量及波形观察:

1)电源板:测量 TP10 与 TP12(⏚)之间的电压为 +15V;DZ7 与 DZ8 之间的电压为 +24V;用示波器观察同步信号波形,即 TP5 与地之间的电压波形,如图 2-33 所示。

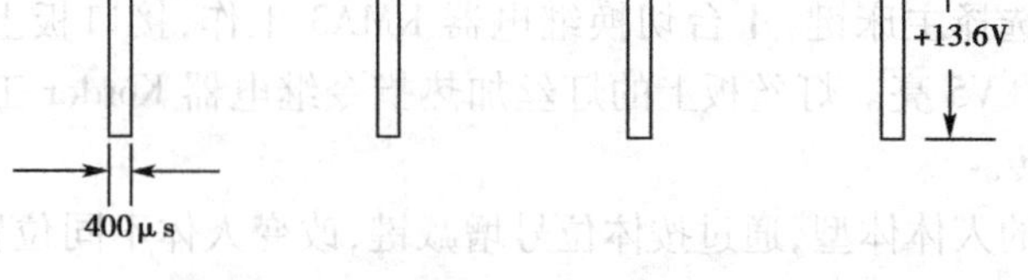

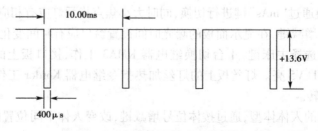

图 2-33 电源板同步信号产生电路的波形

2)灯丝板:测量灯丝板的供电电压。

TP2 与 TP1(⏚)之间的正常电压为 +15V

TP3 与 TP5(⏚)之间的正常电压为 +80V

TP4 与 TP5(⏚)之间的正常电压为 -80V

用示波器观察来自 CPU 占空比为 1∶1 的 mA 控制信号。测试点为 R25 一端与 TP1(⏚),其正常电压波形如图 2-34 所示。

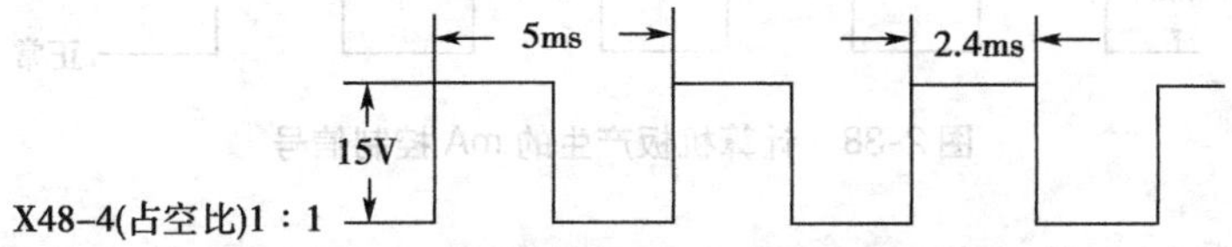

图 2-34　X48-4 端与 TP1 之间的正常电压波形

用示波器观察测量 TP6 与 TP1(⏚)之间的电压波形,并记录该点波形的脉宽和周期。其正常电压波形如图 2-35 所示。

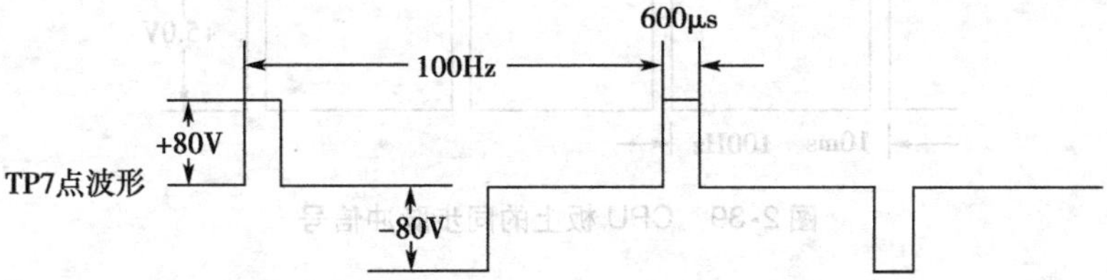

图 2-35　TP6 与 TP1 之间的正常电压波形

用示波器观察测量 TP7 与 G80(⏚)之间的电压波形,其正常灯丝加热电压波形如图 2-36 所示。然后改变 mA,观察波形的脉宽变化。

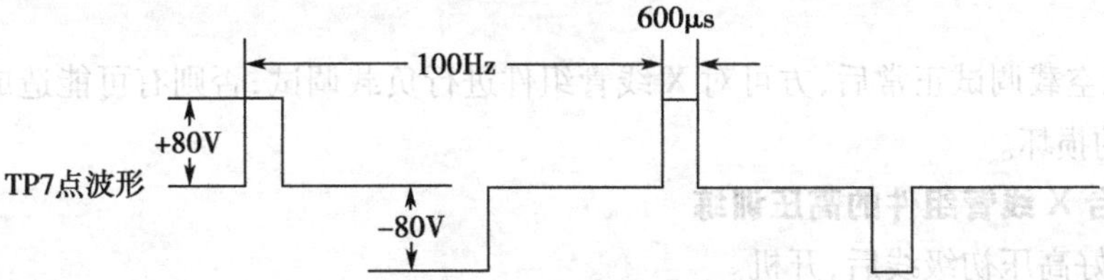

图 2-36　灯丝加热电压的正常波形

3)微机板:计算机板晶振产生 1MHz 的方波信号(测试点为 TP1 与 TP8 ⏚),其波形如图 2-37 所示。

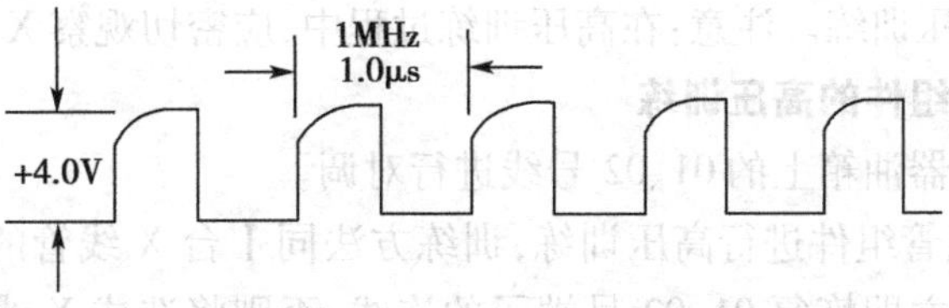

图 2-37　CPU 板产生的晶振信号

D22 为分频计数器,将计算机产生的频率为 1MHz 的方波信号,经过 1/32 分频后成为频率为 31.25kHz 方波信号,作为主可控硅触发脉冲信号。

在 70kV、50mA、0.25 秒条件下,CPU 板产生的 mA 控制信号(测试点为 FIL TP5 与 TP8 ⏚)的电压波形如图 2-38 所示。

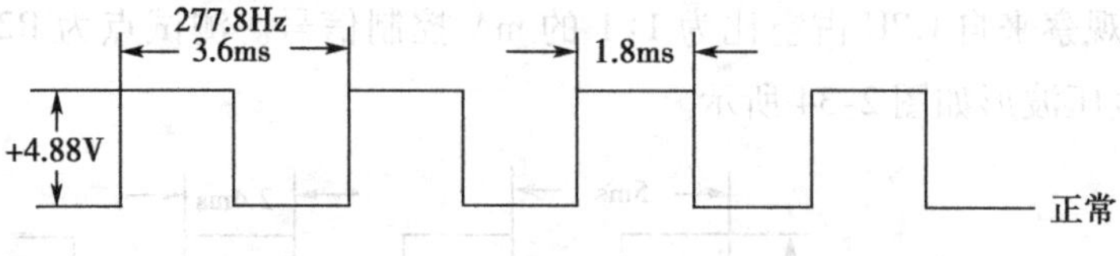

图 2-38 计算机板产生的 mA 控制信号

CPU 板上的同步脉冲信号(测试点为 SYM TP2 与 TP8 ⏚)的电压波形如图 2-39 所示。

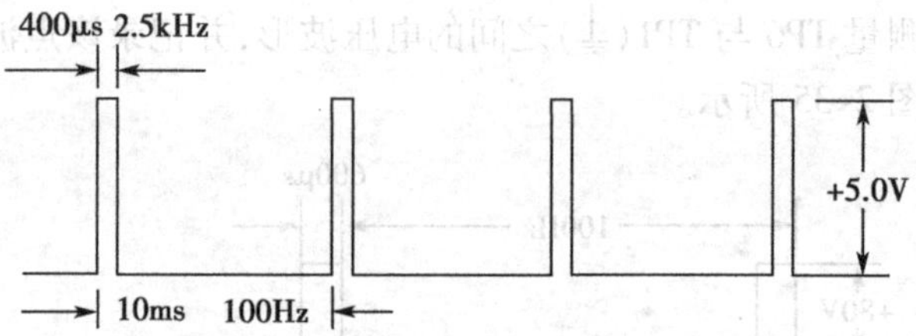

图 2-39 CPU 板上的同步脉冲信号

7. 上述调试如有故障显示,应对照故障代码表,分析查找故障产生的部位,并进行修理。

二、负载调试

X 线机空载调试正常后,方可对 X 线管组件进行负载调试,否则有可能造成高压电路或 X 线管的损坏。

1. Ⅰ台 X 线管组件的高压训练

(1)接好高压初级线后,开机。

(2)控制台上的所有参数置最低数值。

(3)按下透视按键,调整透视 mA 调节旋钮,在 1mA、50kV 条件下,持续透视 2~3 分钟,如无异常现象发生,可升高 10kV,再持续透视 2~3 分钟,直至 110kV。

(4)透视时,如发现 mA 不稳,或者听见有高压放电的声音,应立即关机,将 kV 降至最低后,再重新进行高压训练。注意:在高压训练过程中,应密切观察 X 线管套的温度。

2. Ⅱ台 X 线管组件的高压训练

(1)将高压发生器油箱上的 01、02 号线进行对调。

(2)对Ⅱ台 X 线管组件进行高压训练,训练方法同Ⅰ台 X 线管的高压训练。但应在高压训练完毕之后,立即恢复 01,02 号端子的连线,否则将造成 X 线管组件和主电路的损坏。

3. 摄影 mA 调整

(1)将 Board 8 板上的拨码开关 SW1 的 S4 拨至“ON”,进行 mA 的调整。

(2) Ⅰ台 300mA,调整 Board 4 板 R55,mA 窗口应显示 47。

(3) Ⅱ台 100mA,调整 Board 4 板 R50,mA 窗口应显示 76。

(4) Ⅱ台 300mA,调整 Board 4 板 R51,mA 窗口应显示 47。

(5) Ⅱ台 400mA,调整 Board 4 板 R52,mA 窗口应显示 63。

(6) Ⅱ台 500mA,调整 Board 4 板 R53,mA 窗口应显示 47。

4. 透视 mA 调整　调整 Board 4 板 R54。

5. mA 调整完毕后,将 Board 8 板上的拨码开关 SW1 的 S4 拨至“OFF”,以后曝光将不显示实发 mA 代码数。

6. 在上述操作过程中机器无任何故障显示,则认为机器负载调试正常。

7. 机器负载调试完毕后,按下曝光手闸Ⅰ挡,观察 X 线管灯丝的点燃、大小焦点切换,旋转阳极的旋转及刹车情况。

8. 如有故障显示,对照故障代码表分析故障发生于何处并加以处理。在出现故障显示的情况下,请勿再使用本机,以免加重机器的损坏。

三、X 线机故障代码表

Err1:电源波动范围超出规定(超出 ±10%)。

Err2:电源检测回路故障。

Err3:同步信号异常(非 50Hz 或 60Hz)。

Err4:旋转阳极启动异常。

Err5:灯丝增温异常。

Err6:在规定的时间(12 秒)内,未检测到Ⅱ挡手闸信号。

Err7:体层返回口无信号。

Err8:滤线器返回口无信号。

Err9:曝光过程中手闸提前释放。

Err10:曝光过程中 mA 过高。

Err11:曝光过程中 mA 过低。

Err12:曝光结束后 12 秒后手闸未释放。

Err14:高压初级异常(H. T. RET)。

Err15:第一套限时失灵(8253 同步计数异常)。

Err17:透视过程中 kV 超过最大值。

Err18:没有透视初级电压。

Err21:FkV 滑轮调整异常。

Err22:电源滑轮调整异常。

Err23:RkV 滑轮调整异常。

【思考题】

1. 试写出 FSK302-1A 型 X 线机副床普通摄影和滤线器摄影的工作程序。

2. 针对调试过程中出现的问题,结合电路工作原理进行故障分析。

3. 在切换 mA 挡时,随着 mA 的增大,灯丝加热脉冲的频率将发生怎样的变化?

实验二十三 数字摄影 X 线机的操作及图像处理

【实验目的】

1. 掌握 DDR 的操作使用;控制台操作面板上各个功能键的作用;曝光过程中主要继电器的工作时序。

2. 熟悉 DDR 的系统组成;控制台和发生器柜内各电路板、主要元器件的作用及安装位置;DDR 图像工作站的使用。

3. 了解激光胶片的打印。

【实验原理】

DR 或 DDR 与普通 X 线机的根本不同在于将模拟的 X 线图像数字化后经计算机进行图像处理,通过国际标准输出口(DICOM 标准)将数字图像进行传输、存储,便于交流。现以 HOLX0176 型 DR 为例介绍如下。

一、DDR 的主要构成部分及技术指标

平板探测器:(非晶硒)、有效面积 35cm×43cm、像素单元尺寸 139μm、动态范围 14bit 的数据采集。

控制台:包括 DROC、DRAC、程序控制、UPS 以及 CRT 监视器。

EPEX 多功能摄影床:(浮动床)纵向移动距离为 ±50cm、横向移动距离为 ±13cm、垂直移动距离为 26cm。

悬吊架:垂直运动距离为 152cm、垂直旋转角度为 ±180°、水平旋转角度为 ±115°、中心自动对准、电磁刹车。

BUCKY 支架:纵向移动范围为 86cm、垂直移动范围为 132cm、X 线垂直支架旋转角度为 ±180°、BUCKY 的垂直旋转角度为 ±180°。滤线栅栅比为 10:1,栅焦距为 130cm。

X 线管:功率 34/100kW,旋转阳极靶面 12°,热容量 400kHU,焦点尺寸 0.6/1.2mm。

高压发生器:80kW,40~150kV,25~1000mA,高压发生器的逆变频率为 11kHz。

DELL 计算机主机:CPU P4 2.0G;内存 512M;硬盘 80GB;医用立式显示器专用显卡;软驱;CD-ROM。

显示器:BACOK 2K×2.5K 立显。

网络配置:10M/100M 自适应快速 Internet 接口。

操作系统:Windows 2000 Professional + SP2。

二、直接数字化 X 线摄影简介

DDR 通常指采用平板探测器,即使在一些曝光条件难以掌握的部位,也能获得很好的图像;DDR 可以根据临床需要进行图像后处理,如各种图像滤波、窗宽窗位调节、放大

漫游、图像并接以及距离、面积、密度测量等丰富的功能，为影像诊断中的细节观察、前后对比、定量分析提供支持。

1. DDR 的技术特点

（1）分辨力高，图像清晰、细腻，医生可根据需要进行诸如数字减影等多种图像后处理，以期获得理想的诊断效果。

（2）数字化成像比传统胶片成像所需的 X 线剂量少，可用较低的 X 线剂量得到高清晰的图像，减少了病人的辐射剂量。

（3）由于它改变了以往传统的胶片摄影方法，可使医院放射科取消原来的图像管理方式和省去片库房，而可采用计算机无片化档案管理方法取而代之，可节省大量的资金和场地，极大地提高工作效率。此外，由于数字化 X 线图像的出现，结束了 X 线图像不能进入医院 PACS 系统的历史，为医院进行远程专家会诊和网上交流提供了极大的便利。另外，该设备还可进行多幅图像显示，进行图像比较，以利于医生准确判别、诊断。通过图像滚动回放功能，还可为医生回忆整个透视检查过程。

2. 图像分辨力　DDR 无光学散射而引起的图像模糊，其分辨力主要由像素尺寸大小决定分辨力。

【实验器材】

HOLX0176 型 DDR；EKTASCAN160 激光相机；14"×17"的激光胶片。

【操作方法及步骤】

1. 打开显示器和 UPS 电源　先打开显示器的电源，再打开 UPS 电源（“1”是通电；“0”是断电），即启动 DRAC（DDR 探测器控制器），屏幕上出现显示探测器温度的绿色方框显示稳定后，DRAC 的启动过程完成，此过程需要 5 分钟以上的时间，在此期间可以进行下列的第 2、3 项操作。

2. 打开高压发生器电源　按下控制台左侧的高压发生器启动开关（在控制台上的高压发生器有 2 个开关，上面是启动，下面的是关闭）。高压发生器通电的同时，曝光室里的其他设备，如 X 线管、BUCKY、U 形臂等也会同时得电。

3. 拍片室准备　进入拍片室，做好病人曝光前的准备工作，如：把检查床整理好；把可能妨碍 U 形臂、检查床运动的障碍排除等。

4. 打开 SUN 工作站电源　确认 DRAC 启动完成（见步骤 1），按动 SUN 工作站电源开关（键盘右上角的按键）。显示器在几秒钟后自动切换到 SUN 工作站的界面，等待 UNIX 系统完成启动过程，此过程大约需要 4 分钟，最后出现 UNIX 的登录窗口。

5. 登录 UNIX 系统　在登录窗口输入用户名称：×××回车，再输入密码×××。

注意：密码不会被显示在屏幕上。如果用户名和密码不正确，可重新输入。进入 UNIX 系统后，系统自动运行 DROC 的应用程序，屏幕上显示应用程序运行状态窗口。用户无需干预，直至 DROC 应用程序登录窗口出现。

6. 登录 DROC 应用程序　登录窗口显示用户名称为：person，输入密码：person，用鼠标单击“OK”，进入 DROC 应用程序的主窗口。至此，DROC 应用程序的登录完成。

至此，DDR 系统开机工作全部完成。

7. 预热 X 线管

（1）为了延长 X 线管的使用寿命，在每天给病人做检查前，要先进行预热 X 线管工作。

(2)关闭X线机遮光板,用铅板遮挡BUCKY或者使X线管背对BUCKY,避免X线照射到探测器上。

(3)所有人离开曝光室。

(4)在DROC主窗口单击“Conventional Mode”按钮(在屏幕左下方)。

(5)单击警告窗的“OK”按钮。

(6)屏幕出现预热X线管的操作窗口,窗口显示操作说明,并自动设定适当的曝光条件(可以与操作说明相对照)。

(7)隔3秒进行一次曝光,直到“Heat”计数值(在窗口的中部靠右侧)显示到达7%~9%之间的数值为止。

(8)单击“End Conventional Mode”按钮(窗口下方),退出该窗口,完成预热X线管工作。

8. 录入病人信息 在“Patient”子窗口单击“New”按钮,在弹出的“New Patient Entry”窗口中输入病人信息。

* Last Name:病人姓名。为简化输入,其他2项与姓名相关选项已被屏蔽。

* Patient ID:病人的X线检查号。

* DOB(MMDDYYYY):病人出生年、月、日。格式是:月(2位)、日(2位)、年(4位)。

* Age of Patient:病人年龄,由系统根据出生年月自动生成。

* Gender:性别。此项为下拉框选择,M(男性);F(女性);Others(用于其他情况曝光)。

Referring Physician:送检医生。

Patient Location:病人联系地址。

* Procedure Description:检查部位描述。

输入全部信息后,单击“Accept”保存。Patient子窗口中显示病人信息,如果信息有误,可以单击“Patient”子窗口的“Edit”按钮,在弹出窗口中修改相应的信息,然后单击“Accept”保存。

注意:以“*”字开头的项,为必填项。

对检查部位必须做出正确选择,否则图像质量会受到不良影响,甚至变得很差。

如果是已经在此设备做过检查的病人,应根据X线检查号查出病人信息,在同一个病人记录下进行新的检查

9. 选择适当的曝光条件 一般来说,每一种情况的曝光条件在系统调试时已经设定,选择正确的病人体形和拍摄部位(即“Study”窗口中适当的“View”小图),即可得到相应的曝光条件。为了得到更理想的图像,可以根据病人的情况,对曝光条件进行调整,然后进行曝光。

如需选择自动曝光控制(auto expose control,AEC)功能,再单击AEC按钮,确认适当的kV和mA值,适当加大预选的曝光时间,选择适当的AEC检测点控制曝光,即可得到合格的图像。

10. 确定病人检查部位、曝光 把病人拍摄部位、BUCKY、X线管的相对位置以及病人的姿势调整正确,然后进行曝光。

11. 预览图像、调整图像、选择保存或放弃图像 曝光完成后,预览图像会显示在屏幕上,可以对预览图像进行一定的调整(图像亮度、位置标记、是否采用 IT 技术等),然后保存。

12. 关机

(1)关闭 DROC 应用程序和 SUN 工作站:首先关闭当前打开的 DROC 应用程序子窗口,如:“Study”窗口等。然后单击主窗口的“File”下拉菜单,选择“Exit”,在“Exit from DROC”窗口中,选择“Power off the computer?”,单击“Yes”。DROC 会直接退出 UNIX 系统,直至 SUN 工作站自动关闭电源。

注意:在此过程中有一段比较长的时间屏幕没有任何内容显示,直至 SUN 工作站电源关闭。然后切换到 DRAC 的屏幕显示,屏幕再次出现字符。在字符再次出现之前,绝对不可以关闭 UPS 电源,否则软件系统会崩溃,造成系统瘫痪。

(2)关闭高压发生器的电源:按动控制台左侧的高压发生器关闭开关。高压发生器断电的同时,曝光室里的其他设备,如 X 线管、检查床、BUCKY、X 线管吊臂等也会同时断电。

(3)关闭 UPS 电源和显示器电源:关闭 UPS 电源,即关闭 DRAC。SUN 工作站自动断电后,屏幕上出现 DOS 字符界面和显示探测器温度的绿色方框,此时可以关闭 UPS 电源,最后关闭显示器电源。

【图像处理】

数字图像处理工作站软件在 Windows 2000 系统上通过测试,开机后 Windows 正常启动,输入用户名,进入 PowerNet PACS 工作站,出现如下主画面,此画面划分为 6 个区域。下面就每个区域的各功能按钮进行简单介绍,如图 2-40 所示。

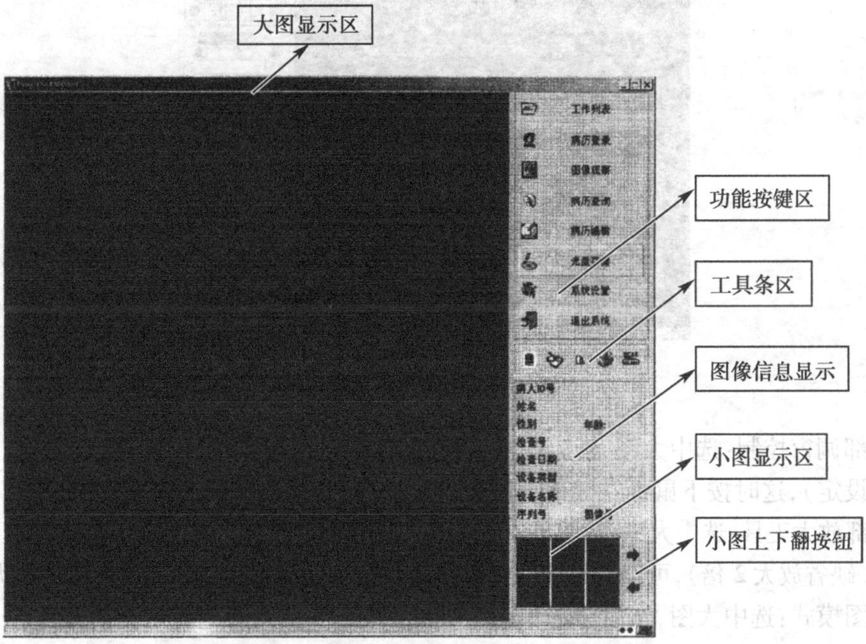

图 2-40 图像工作站主界面

1. 功能按钮区 提供系统的主要控制功能:工作列表、病例登录、图像观察、病例编辑、光盘存储、系统设置、退出系统。

(1)工作列表:在主界面上按下“工作列表”按钮,弹出工作列表对话框,显示当前工作列表,缺省则显示1周内的所有病人/病历列表信息,当用户进行病历查询后,显示查询后的结果。在病人列表中单击鼠标左键,该病人的简单信息会在对话框的右侧显示出来,选中某个病人信息后双击鼠标左键或按下“选中病历”按钮,将返回主界面显示有关图像信息。用户也可以按下“条件查询”按钮查询目标病人,快捷查询可以通过简单条件查询病人信息。只需在病人姓名输入框内输入“张××”并按下“确定”按钮。这时会弹出工作列表对话框显示查询结果。

(2)病例查询:在主界面上按下“病例查询”按钮,弹出病例查询对话框,可以通过输入病人姓名、ID号等条件查询病人/病历及图像信息。查询支持模糊查询。

(3)病历编辑:在主界面中按下病历编辑按钮将切换到病历编辑界面,提供各种病例编辑功能。

(4)光盘存储:在主界面中按下光盘存储功能,将执行光盘刻录功能,系统将自动检查硬盘中归档的图像的容量,并提示是否刻录。

(5)系统管理:在主界面中按下“系统管理”按钮,将弹出系统管理对话框,进行有关系统设置操作。

(6)图像观察:在主界面中按下“图像观察”按钮将切换到图像浏览界面,提供各种图像处理及控制功能。其图像观察画面如图2-41所示,下面主要介绍各按钮的功能。

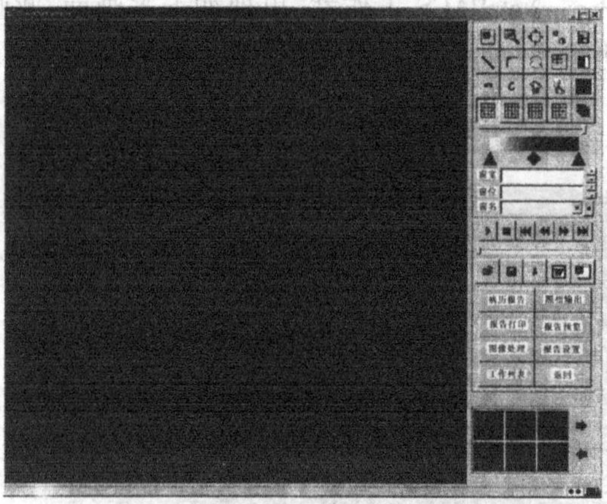

图2-41 图像观察主界面

局部调窗控制:选中大图,然后单击,将在图像上显示感兴趣区域(可以通过范围选择工具来设定),这时按下鼠标左键移动鼠标,可以改变感兴趣区域的窗宽及窗位。

局部放大工具:选中大图,然后单击相应工具的图标,将在图像上显示感兴趣区域的放大效果(缺省放大2倍),可以通过按下鼠标左键并移动鼠标来改变局部放大镜的放大区域。

全图模式:选中大图,然后单击相应工具的图标,将在大图上显示格内显示全图。非全图模式时,按下鼠标左键并拖动鼠标,可以对图像进行漫游观察。

全图调窗:选中大图,然后单击相应工具的图标,在图像上按下鼠标左键并移动,可以改变图像的全图窗宽、窗位。

局部处理:能够提供如边缘检测、灰度增强等处理功能。

距离测量:选中大图并在图像上按下鼠标左键并移动,松开后将测量出两点间的距离。

角度测量:选中大图并在图像上按下鼠标左键并移动,松开后形成角度的第一条边。这时移动鼠标(不需按下鼠标键),到目标点后点击鼠标左键,形成角度的第二条边。同时测出两边的夹角。

面积测量:选中大图并在图像上按下鼠标左键并移动,松开后计算出相应封闭区域的面积。

范围选择:通过拖动鼠标可以设定感兴趣区域。

左右翻转:可以左右翻转图像。

90°旋转:对图像进行90°旋转。

上下翻转:对图像进行上下翻转。

负像变换:对图像进行正负像变换。

多幅模式:可以设定大图显示的模式。最多支持7×7显示模式。

(7)退出系统:在主界面中按下"退出系统"按钮,将提示是否确定要退出系统,确定则退出系统。

2. 工具条区 如图2-41所示,工具条区的按钮(从左至右)依次为:

打印格式按钮,按下该按钮可以设置打印格式。

病例报告按钮,按下该按钮弹出报告窗口。

报告预览按钮,按下该按钮将弹出图文报告的弹出界面。

报告打印按钮,按下该按钮打印图文报告。

图像扫描按钮,按下该按钮将开始扫描图像。

3. 图像信息显示区 显示当前选中的图像有关信息。

4. 小图显示区 通过"工具列表"选中病人/病例后,将显示病人本次检查的所有图像的缩略图。用鼠标单击缩略图,图像激活、并显示在大图区,同时在图像信息区显示该图的图像信息。

5. 小图翻页按钮 对于有多幅图像的情况,可以通过按下小图翻页按钮进行翻页操作。

6. 大图显示区 大图显示区可以通过图像观察界面内的多幅模式设为X×Y型的多幅观察模式,系统缺省设为1×1的观察模式。鼠标单击选中大图和鼠标双击选中大图,可以在单图观察和多图观察模式之间进行切换。

【思考题】

1. 试说明DDR与常规X线设备主要不同点。
2. 如何调整DDR影像的窗宽、窗位?如何测量显示器屏幕上的图像大小?

实验二十四 常见X线机电路故障的检修

【实验目的】

熟练掌握X线机故障检查的常用方法,熟悉程控X线机、中高频X线机显示的错误代码的含义，并能处理X线机常见的故障。

【实验要求】

根据机器型号及功能设置X线机的典型故障，以分组形式或示教形式进行，进行故障分析和检修。

【实验器材】

F78-Ⅲ型300mA X线机，F99-Ⅱ型500mA X线机，FSK302-1A型程控500mA X线机，ZFS302-1型中频X线机，HF-50E型高频X线机。

【方法及步骤】

一、X线机综合故障分析判断的依据

1. 理论依据 X线机正常工作必须具备三个基本条件：①X线管灯丝加热到一定温度，以发射足够数量的电子；②X线管阴阳两极之间需加高压，以使电子加速，高速撞击阳极靶面；③控制X线的发生和停止。

它们均由一些基本电路来完成，X线机常见故障将分布在这些基本电路中。熟悉X线机的电路结构、工作原理、工作程序是分析故障、排除故障的必要条件。

2. 仪表指示状态 一般X线机控制台面板上都设有电源电压表、kV表、mA表。X线机正常工作时，各仪表的指示状况是：电源电压表指示稳定且可调，选择不同的mA时，kV补偿不同，kV表指数应有相应变化，曝光时读数稍微下降；mA表读数在透视时应稳定且可调，摄影时应与预示值相同；对于数字显示的控制台面板，在曝光时应显示实际曝光数值。当X线机发生故障时，上述仪表读数将出现异常，可以根据仪表读数异常情况进行故障判断。

二、X线机综合故障检查的一般程序

当X线机不能正常产生X线时，应按以下程序进行检查：①根据仪表读数状况和故障现象，确定故障可能发生在高压电路还是低压电路；②根据X线机整机电路工作程序和基本电路之间的相互关系，将故障范围缩小；③运用X线机检查故障的常见方法，对可疑电路进行检查和测试。

三、X线机常见综合故障的分析示例

例一：程控FSK302-1A型500mA X线机故障

1. 故障现象 按下手闸，曝光不能正常进行，机器出现故障代码“Err11”。

2. 分析 查设备说明书故障代码表可知，“Err11是”机器在曝光过程中mA过低，产生故障的主要原因应是X线机灯丝加热电路异常。

3. 检查程序

(1)从控制台后面拆下X线机高压变压器初级接线V1、V2，并将两线短接，用绝缘胶片包好，将X线管窗口的附加滤过拆下，按下曝光手闸Ⅰ挡，检查X线管灯丝点燃情况，灯丝亮度是否正常，经检查发现灯丝亮度比正常亮度暗。

（2）用万用表测量X线机控制台灯丝加热变压器初级电压较正常值低，然后采用记忆示波器重点检查灯丝板各测试点的电压波形。灯丝板各测试点的电压波形如图2-42所示（参见灯丝板电路图BOARD4a）。

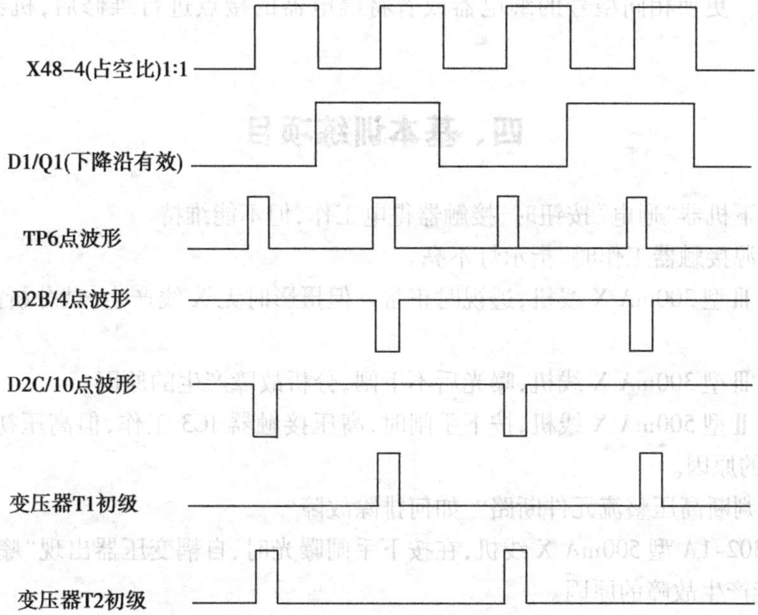

图2-42　灯丝板各测试点的正常电压波形

经检测发现，灯丝板测试点TP7、TP8点波形不正常，因此故障可能出现在变压器T1、T2的次级或者灯丝供电电源部分，测量灯丝供电直流电源应为±80V，其中－80V电源升高，经检查稳压电源LM337损坏，检查灯丝板变压器次级时，发现灯丝板变频场效应管G4击穿，灯丝加热电压不正常，从而使机器在曝光时出现灯丝加热异常。

4. 检修　将相同型号的元器件更换后，机器在曝光时正常。

例二：程控FSK302-1A型500mAX线机故障

1. 故障现象　技术选择为普通摄影时，按下手闸曝光不能正常进行，机器出现故障代码“Err4”。

2. 故障分析　根据机器错误代码的含义可以知道，“Err4”是X线机旋转阳极启动异常。

3. 检查程序

（1）从控制台后面拆下X线机高压初级V1、V2，并将两线短接，用绝缘胶布包好。

（2）为了进一步确定产生故障的具体部位，首先将控制台CPU板的模拟开关SW1-6拨至“ON”位置，按下曝光手闸，观察机器正常曝光后，再将SW1-6拨至“OFF”位置。

（3）根据该机的工作程序逐项进行检查。按下摄影手闸Ⅰ挡，接口板上的继电器JHD1工作（V11亮），KP工作（V5亮），灯丝板上的KORDER继电器工作，V15、V16亮，灯丝增温，旋转阳极启动继电器KST工作，旋转阳极启动运转，经过1.2s的延时，采样板上的JREDAY工作，高压预上闸KE1、KE2工作。此时再按下Ⅱ挡，JHD2工作输出可控硅触发脉冲，开始曝光。经检查在上述工作程序中，按下手闸Ⅰ挡后，X线管不能正常运转，而旋转阳极启动继电器KST工作正常，于是重点检查X线管旋转阳极启动回路，发现KST继电器在正常工作时，其1、2接点闭合不好，致使X线管不能正常运转。

4. 检修 更换相同型号的继电器或者将继电器的接点进行维修后，机器恢复正常工作。

四、基本训练项目

1. 当按下机器“通电”按钮时，接触器得电工作，但不能维持。
2. 当电源接触器工作时，指示灯不亮。
3. F78-Ⅲ型300mA X线机，透视时正常。但摄影时无X线产生，试分析故障产生的原因。
4. F78-Ⅲ型300mA X线机，曝光后不下闸，分析故障产生的原因。
5. F99-Ⅱ型500mA X线机，按下手闸时，高压接触器JC3工作，但高压初级无电，分析故障产生的原因。
6. 怎样判断高压整流元件断路？如何排除故障？
7. FSK302-1A型500mA X线机，在按下手闸曝光时，自耦变压器出现“嗡嗡”的过载声，分析可能产生故障的原因。
8. FSK302-1A型500mA X线机，在按下手闸曝光时，出现错误代码“Err10”，分析产生故障现象的原因。
9. ZFS302-1型500mA中频X线机，按下手闸曝光时，出现错误代码“Err5”，分析产生故障现象的原因。
10. HF-50E型高频X线机，按下手闸曝光时，在操作面板上出现故障代码“E11”，分析产生故障现象的原因。

实验一 CR 设备结构及维护

【实验目的】

1. 掌握 CR 设备的基本结构。
2. 了解 CR 成像设备与普通 X 射线成像设备不同之处。
3. 掌握 CR 日常维护常用技巧。

【工作原理】

1. 影像信息记录 用一种含有微量铕的钡氟溴化合物结晶制成的 IP 代替 X 射线胶片，接收透过人体的 X 线，使 IP 感光，形成潜影。X 线影像信息由 IP 记录，IP 板可以重复使用数千次，一般使用年限是 1 年。IP 板结构示意图如图 3-1 所示；摆放整齐待用的 IP 板组如图 3-2 所示。

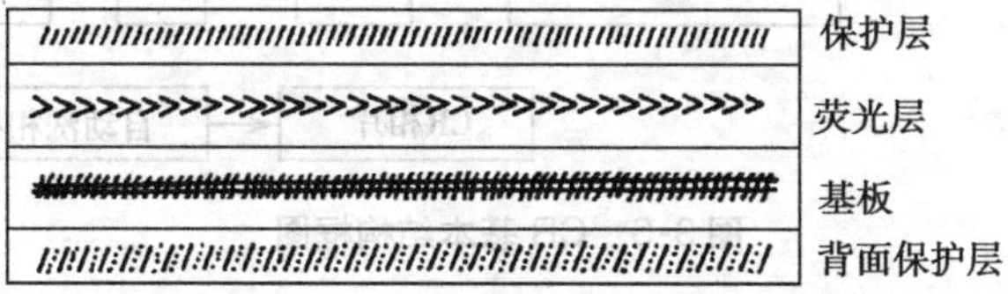

图 3-1 IP 板结构示意图

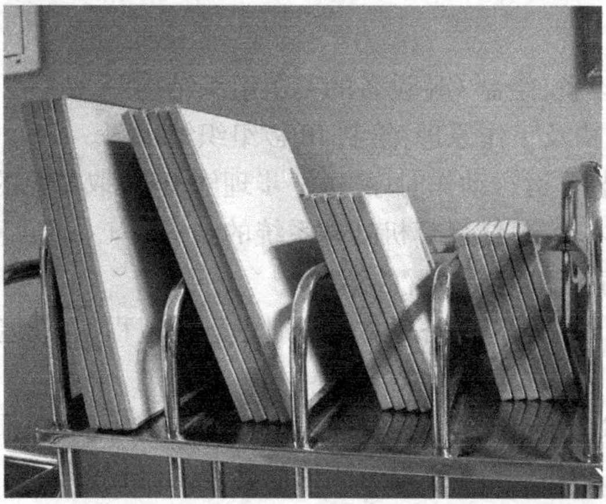

图 3-2 IP 板组

图像信息的读取：IP 上的潜影用激光扫描系统读取，并转换成数字信号，激光束对匀速移动的 IP 整体进行精确而均匀的扫描，在 IP 上由激光激发出的辉尽性荧光，由自动跟踪的集光器收集，复经光电转换器转换成电信号，放大后，由模/数转换器转换成数字化影像。

影像信息处理：影像的数字化信号经图像处理系统处理，可以在一定范围内任意改变图像的特性。

图像处理的主要功能有：灰阶处理、窗位处理。通过图像处理系统的调整可使数字信号转换为黑白影像对比，在人眼能辨别的范围内进行选择，以达到最佳的视觉效果，有利于观察不同的组织结构窗位调整：以某一数字信号为0，即中心，使一定灰阶范围内的组织结构，以其对X射线吸收率的差别，得到最佳显示，同时可对数字信号进行增强处理。窗位处理可提高影像对比，有利于显示组织结构。

2. CR系统基本组成如图3-3所示。

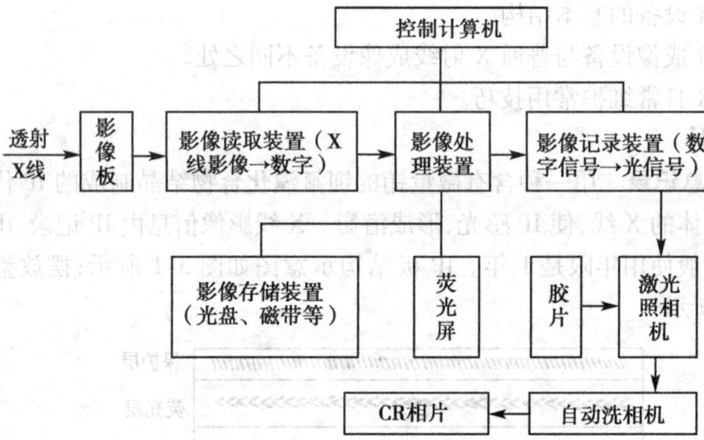

图3-3 CR基本结构框图

【实验器材】

CR 1台。

【方法与步骤】

1. 通过观察具体设备，绘制CR设备的基本组织结构图。
2. 了解IP板的结构及工作原理，绘制IP板组织结构图。
3. 通过观察读取装置运行动作时序，进一步理解IP读取单元的构成及其工作原理。
4. 通过实验观察体验，总结计算机处理系统的结构及工作原理。
5. 观察CR图像存储和记录装置的结构。
6. 根据实验讲解，绘制CR设备正常工作时的工作流程，并在老师指导下完成相应的操作。
7. 听取教师对CR设备前瞻性讲解，发表个人见解，并记录在预习实验报告上。
8. 通过实验操作，初步理解CR设备图像后处理的流程。

【思考题】

1. 通过实验列表比较CR设备与普通X线设备的联系与区别。
2. 根据实验阐述IP板使用注意事项。

实验二 CR设备操作使用及图像处理

【实验目的】

1. 掌握CR设备的操作方法。
2. 掌握CR开关机流程。
3. 通过实验进一步理解CR图像处理功能。

【工作原理】

1. 计算机X线摄影(CR)系统 CR系统(图3-4),能实现常规X线摄影信息数字化,使常规X线摄影的模拟信息直接转换为数字信息;能提高图像的分辨、显示能力,突破常规X线摄影技术的固有局限性;可采用计算机技术,实施各种图像后处理(post-processing)功能,增加显示信息的层次;可降低X线摄影的辐射剂量,减少辐射损伤,而且只需要一次曝光就能捕捉到多层次的影像信息来满足诊断的要求,在曝光量不足或过量时能在一定程度上较好显示图像,避免因X线摄影参数选择不当而导致重拍,从而减少被检者X线接受剂量。此外,还可通过磁盘保存图像,避免了传统照片保存时间长而使影像质量下降,便于照片的打印及网上传输、会诊、资源共享。不仅如此,其影像质量的提高在于计算机的后处理,可通过窗宽、窗位的调整、边缘增强等技术改善影像质量,并在抗击SARS的没有硝烟的战争中发挥了巨大的作用。而"能量减影"是计算机X线摄影影像处理技术的一种,主要用于胸部检查,可同时获得胸部的原始影像、单纯肺组织像、单纯肋骨相等多种影像信息,消除骨骼或软组织影像,从而可为肋骨骨折或肺部肿块及其对肋骨的破坏提供强有力的证据。

最主要优势包括:

(1)它在给患者进行X射线拍摄时剂量比传统X射线摄影的剂量要小。

(2)计算机X线摄影(CR)系统获得的数字化信息可传输给较低存档与传输系统(picture archiving and communicating system,PACS),实现远程医学(tele-medicine)。

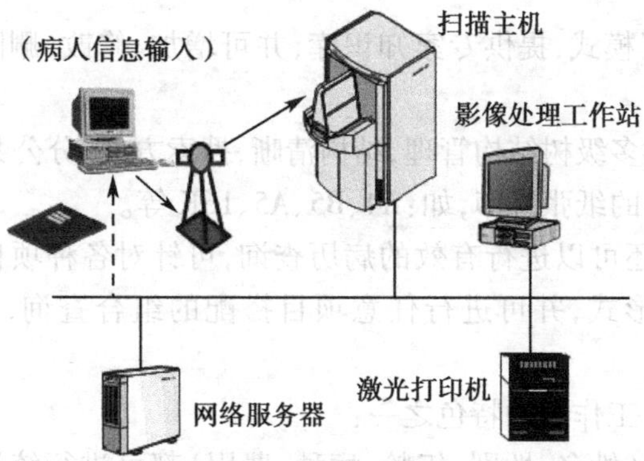

图3-4 CR系统整体结构

2. CR工作站(又称为CR医学影像工作站,CR影像工作站) 以方便快捷、操作简易为首要前提的设计理念,从医生实际工作角度出发,将医生的工作流程以电子化开展,减少医生工作量以及节约科室消耗成本而设计，用于影像存储与胶片打印、图像处理、诊断及报告书写。以多种方式连接各种 CR 设备，完成医学影像数字化获取、处理、存储、调阅、查询、打印、报告整个流程的所有功能。CR 医学影像工作站基于全院 PACS 系统而设计，完全符合 DICOM3.0 以及 HL7 等国际标准，可轻松接入 PACS 系统，为将来系统的升级做好初步准备。

CR 工作站操作方便、界面美观、全中文人性化程序设计、稳定性好、集图像传输、图像处理、图像测量、报告存储及打印等功能于一体，易学易用，在国内同类产品中保持领先地位。医院以较小投资，进入信息化诊断存储以及医务管理的新时代，是医院影像科室的不悔选择。

CR 工作站是图像处理与测量工具，一方面具有强大丰富的图像处理功能：缩放、移动、漫游、伪彩、负像显示、旋转、增强、镜像、电影回放、窗宽窗位调节、ROI 调窗；另一方面提供灰度值、长度、角度、面积、心胸比值等数据的测量；此外，还提供多种标注功能：提供直线、矩形、圆形、椭圆形、箭头、曲线、多边形等多种标注方式，同时提供长度，周长、面积、ROI 最大值、ROI 最小值、ROI 平均值、ROI 标准方差等测量与计算及注释处理；一般都具有图像的导入、导出功能，可以方便地将图像导出保存为 Dicom DIR，Dicom BMP，JPG 格式。

CR 工作站可以有效进行图像管理，这主要得益于：

(1) 遵循国际 DICOM 标准，SATA 硬盘或阵列大容量存储，采用大型数据库 SQL SERVER2005 存储数据，不随时间而降低运行速度和效率。

(2) 针对三甲医院病人就诊量和高级大型设备设计，软件稳定高效。

CR 工作站打印的诊断报告具有如下优点：

(1) 可打印图文并茂报告或纯文字报告。

(2) 可另存为 BMP、JPG、TIFF，PDF 格式，也可转换成 html 文件，还可以转换成可编辑的 Word、Excel 格式。

(3) 系统具有报告样式设计模块，CR 工作站软件可以自由设计各种各样的报告样式。

(4) "所见即所得"模式，提供专家知识库，并可增加、修改、删除，对报告的任何修改皆有日志记录。

(5) 诊断模板通过多级树结构管理，结构清晰，搜索方便，分公共模板、个人模板。

(6) 支持任意大小的纸张打印，如：A4、B5、A5、16K 等。

此外，CR 工作站还可以进行有效的病历查询，可针对各种项目提供高级查询、普通查询和模糊查询三种形式，并可进行任意项目搭配的组合查询，查询结果可以打印成报表。

统计分析也是 CR 工作站的特色之一：

(1) 所有病人项目（姓名、性别、年龄、病种、费用）都可进行统计，统计结果可以打印成报表，完全抛弃烦琐的手工统计工作。

(2) 工作量统计功能：包括医生报告工作量、审核工作量、技师工作量等统计子项。

(3) 统计：包括阳性率、疾病分布等统计子项。

(4) 统计结果输出到打印机打印。

CR 工作站还可以备份与恢复软件:

(1)数据备份与管理:采用在线、在线已缓存、离线等多种状态标示图像状态。

(2)集成 CD-TO-GO 功能,可插入光驱后自动调阅影像,方便教学等应用。

(3)采用国际标准 DICOM DIR 刻录,通过普通 CD 或 DVD 来轻松转存。光盘可在其他 PACS 或影像工作站上浏览。

【实验器材】

CR 1 台。

【方法与步骤】

1. 系统启动

(1)合上系统电源开关打开稳压电源开关。

(2)释放 CR 扫描仪插销并打开前门盖。

(3)按下 UPS 上的 I/TEST(启动检测)键不要松开直到听到"滴——"的一声长音。

(4)关闭并插上前门,CR 扫描仪进行初始化,初始化完成后主菜单在触摸屏上显示出来,经过预热后 CR 扫描仪进入工作状态。

(5)按下 PACS GC workgroup 图像处理工作电源,电脑主机进行自检,通过后进入登录页面,选择"技师"模式并输入密码进入技术员操作界面。

2. 患者信息资料输入

(1)点击 CR 扫描仪"MAin Menu(主菜单)"中的"Study Data(检查数据)"键进入"Patient Query(患者查询)"屏幕。

(2)点击患者查询屏幕下方的"MEN PATIENT"键进入患者资料输入屏幕。

(3)输入患者的信息资料包括姓名,年龄,性别,编号等。

(4)通过条码扫描器输入投照过并已记录病人影像信息的 IP 板条码,同时输入患者的被检部位,照片方向,体位,IP 板摆放方向等信息。

(5)点击患者查询屏下方"Submit(分送)"键进行确认。

(6)以上操作步骤 1 ~5 也可在 ROP(遥控操作台)上进行操作。

3. 扫描及图像的传送

(1)将 IP 板放置在 CR 传输架上,黑面朝右,黄色角朝上,点击主菜单中"Scan Cassette"键进入扫描屏幕。

(2)在扫描屏幕中点击"START"键进行扫描(注:CR800 插入扫描槽中即可进行扫描)。

(3)扫描完成并对图像进行认可后(因为设置时将图像传输设为 QC 方式,所以要认可),将已扫描过的 IP 板取下,同时点击主菜单中的"Image Review(读片)"键在读片屏幕中点击"Accept Image"键进行图像传输,将图像传输至工作站进行图像后处理。

(4)通过 PACS GC 工作站对图像窗宽,窗位等进行处理调整后,选择所需传输的激光打印机和胶片规格,点击"打印"按钮,激光打印机即可自动进行打印。

4. 关闭系统

(1)在 CR 扫描仪主菜单屏幕,点击"Utility Menu"键进入"System shut down"屏幕,选择"shut down/power off"点击"OK"键,系统自动完成关闭。

(2)PACS GC workgroup 图像处理工作站点击"关闭系统"后出现"是"、"否"对话框,选择“是”后工作站自动关闭。

5. 关闭稳压器电源和系统总电源。

【思考题】

1. 根据实验内容绘制 CR 系统操作流程图。
2. 根据实验总结 CR 工作站的主要特色。

实验一　DR 设备结构及维护

【实验目的】

1. 使学生了解 DR 设备的基本工作过程。
2. 熟悉 DR 设备整体结构。
3. 了解 DR 设备与 CR 设备不同之处。

【工作原理】

1. DR 整机结构，如图 4-1 所示。

2. 平板探测器　DR 主要由 X 线机、平板探测器、图像处理器、系统控制台组成。平板探测器安装在立式胸片架上，采用跟踪式 X 线管头支架时，X 线管头支架随探测器上下移动，自动跟踪图像中心。探测器矩阵接受 X 线照射后，计算机控制扫描电路自动读取矩阵像素信息，经 A/D 转换，把 X 线能量直接转换为数字图像数据，送到图像处理器。图像处理器主要对数字图像进行存储和常规处理，如丢失像素校正，放大增益校正，以及通过查找表将量化深度为 14bit 的像素重现，使之能在 8bit 的视频监视器上显示等，曝光后 5 秒钟能显示快速浏览图像。系统控制台主要负责输入病人资料，提供打印、网络管理等功能，是人机对话的平台，可以输入人的指令，并对机器进行执行，根据指令，对参数进行调整。

平板探测器分为两类：

非晶态硒型平板探测器：入射的 X 线光子在硒层中产生电子空穴对，在顶层电极和集电矩阵间，外加高压电场的作用下，电子和空穴向相反方向移动，形成电流导致薄膜晶体管的极间电容存储电荷，电荷量与入射 X 线强度成正比，在读出信号控制下，存储的电荷按顺序逐一传送到外电路，经读出放大器放大后被同步地转换成数字信号，如图 4-2 所示。

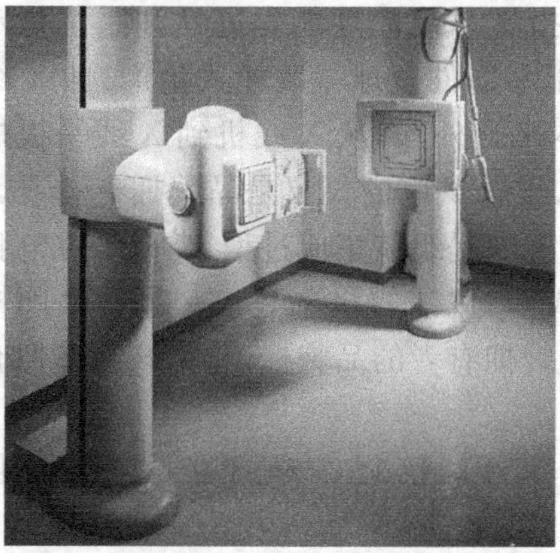

图 4-1　DR 设备外观图

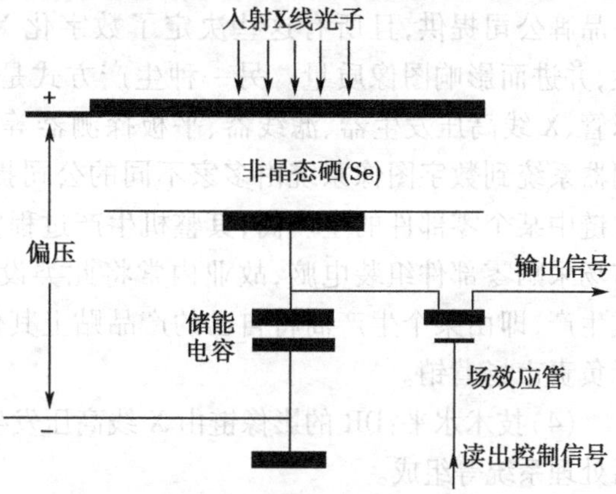

图 4-2　非晶态硒型平板探测器原理图

非晶态硅型平板探测器：把掺铊的碘化铯闪烁发光晶体层覆盖在光电二极管矩阵上，每个光电管就是一个像素，由薄膜非晶态氢化硅制成，当X线入射到闪烁晶体层时，被转换为可见光，再由光电二极管矩阵转换成电信号，在光电二极管自身的电容上形成存储电荷，每个像素的存储电荷量与入射X线强度成正比。

【实验器材】

柯达DR设备。

【方法与步骤】

1. 参观DR科室，了解DR的基本组成整体布局。
2. 参观了解DR设备探测器的结构及工作原理。
3. 参观了解X线管球与探测器的移动方法。
4. 参观了解DR设备计算机处理系统的结构工作原理。
5. 参观了解DR设备图像存储和记录装置的构成。
6. 参观了解DR设备正常工作时的操作流程，学生在医生或技师的指导下完成操作。
7. 听取有关DR设备的一般情况介绍，包括机型比较，性价比、安装时间、工作任务等。
8. 初步了解DR设备怎样完成图像后处理。
9. 对DR综合性能以及各个DR部件的比较

(1)品牌与零部件来源：整机性能稳定性如何取决于品牌和整机零部件来源的一致性。品牌价值是产品质量最简约的保证，品牌知名度和美誉度越高，品牌价值越高。而零部件来源的一致性和品牌的同一性，决定了影像链性能的稳定性和零部件间的相互适配性高低。

(2)品牌及性能参数比较。

(3)设计制造方式：由于各企业经营理念的差异，目前主要有三种生产方式，一种是从DR的设计到生产走的是一条系统整体设计的一体化道路，这种模式是：为获取优质图像，X线球管、X线高压发生器、滤线器、平板探测器等各零部件之间是预先经过统一规划和设计考虑的，对DR图像信号获取的整个成像链各环节都有质量要求，对摄影系列图像的获取有时间轴上的X线稳定性要求，对数字图像处理系统有快速、实时、高分辨率、图像灰阶多的要求，从X线机到X线平板探测器系统到数字图像系统都由同一品牌公司提供，且所有这些决定了数字化X线摄影系统的性能先进性和系统稳定性，并进而影响图像质量。另一种生产方式是采用零部件全球采购模式生产，即X线球管、X线高压发生器、滤线器、平板探测器等基本来自外购，从X线机到X线平板探测器系统到数字图像系统由多家不同的公司提供，设备供应商仅仅是品牌拥有者或影像链中某个零部件的生产商，其整机生产过程实质上就是组装集成过程，类似于在电脑市场采购零部件组装电脑，故业内常将此类设备戏称为“兼容机”；还有一种为贴牌模式生产，即由某个生产商将自己的产品贴上其他品牌拥有者的品牌标识，由该品牌拥有者负责市场营销。

(4)技术水平：DR的影像链由X线高压发生器、X线球管、滤线器、平板探测器、图像后处理系统等组成。

X射线高压发生器：主要有工频高压发生器和高频逆变高压发生器，后者又可分为连续式高频逆变高压发生器和计算机控制的脉冲式高频逆变高压发生器，DR 均采用高频逆变高压发生器。有的公司 DR 采用的是计算机控制的脉冲式连续跌落负载技术高频逆变高压发生器，该型高压发生器制造工艺复杂，技术难度较高，造价也相对昂贵，但能自动根据成像区衰减状态调整 kV、mA 等参数，使 X 线管保持最佳负荷状态，在安全辐射剂量范围内获取最佳图像质量，实现了 X 线常态下曝光，解决了传统发生器 X 线峰值状态下曝光易导致 X 线系统零部件损坏和电子元器件被峰值电压或峰值电流击穿问题。

X 射线球管：目前在高挡 DR，为满足连续曝光，采集高品质影像的要求，多使用小焦点、高热容量、高转速、散热效率高的 X 线管。

滤线器：目前主要有固定式滤线器和振动式滤线器。

平板探测器：作为整个系统最关键的部分，对于系统的分辨率有重要意义。各大公司基本均采用性能稳定的碘化铯非晶硅平板探测器。

【思考题】

1. 根据参观体验总结使用 DR 的有关注意事项。
2. 列表对 DR 综合性能指标进行比较。

实验二　DR 日常质量测试

【实验目的】

掌握 DR 日常质量测试方法。

【工作原理】

为保证 DR 图像质量，减少伪影产生，使用随机附带的模型进行日常质量测试。每周按计划执行，质量保证过程（QAP）出现警告时执行，发现图像质量下降时执行，这些测试用于量化图像质量。测试程序中已有许多后台任务在自动执行，并要求采集按照预定顺序进行。

【实验器材】

医院 Discovery XR656 DR，平场模型，MTF 模型。

【方法与步骤】

1. 模型　QAP 用平场模型和 MTF 模型。系统将在各采集屏幕中提示使用何种模型。对各模型，系统提供若干建议曝光技术参数。曝光由系统自动设置，但是应在进行曝光前验证这些设置。

平场模型用于检查：①亮度非全域一致性；②亮度非局部一致性；③信噪比（SNR）非一致性；④人为造成的错误像素数（图 4-3）。

MTF 模型用于检查 MTF（调制传输功能）（图 4-4）。

按照以下步骤执行 QAP：

①将便携式探测器插入扫描床或墙架上的托盘内。

②将射线管定位在要测试的探测器的中央。

③移走接收器盖子和光束路径中的所有物体。

④关闭或暂停所有打开的检查。

⑤关闭正在进行的任何检查。

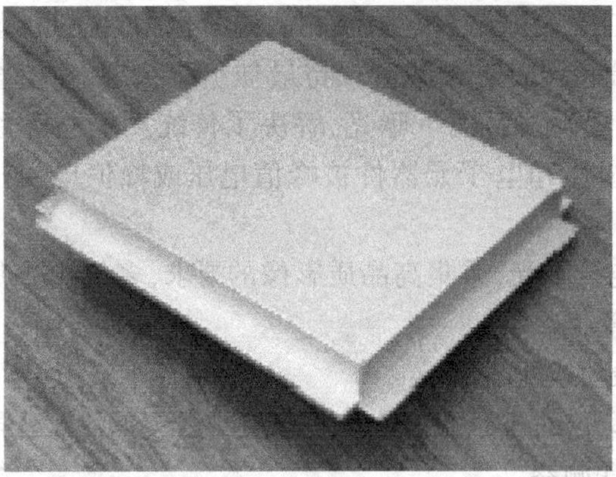

图4-3 平场模型

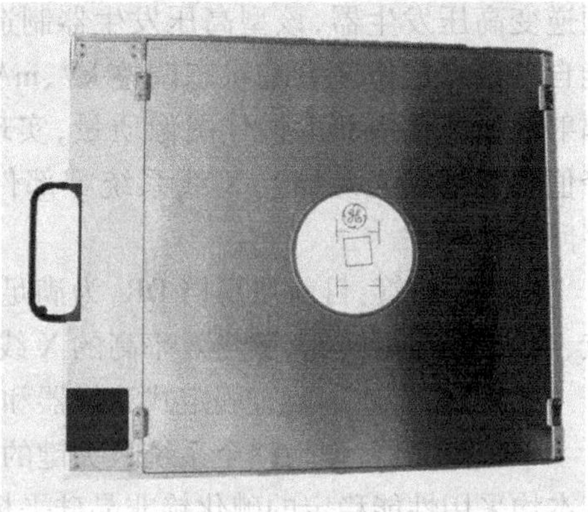

图4-4 MTF 模型

2. 质量测试

(1)单击工作表屏幕上的"QAP"按钮。将显示 Image Quality(图像质量)屏幕(图4-5)。

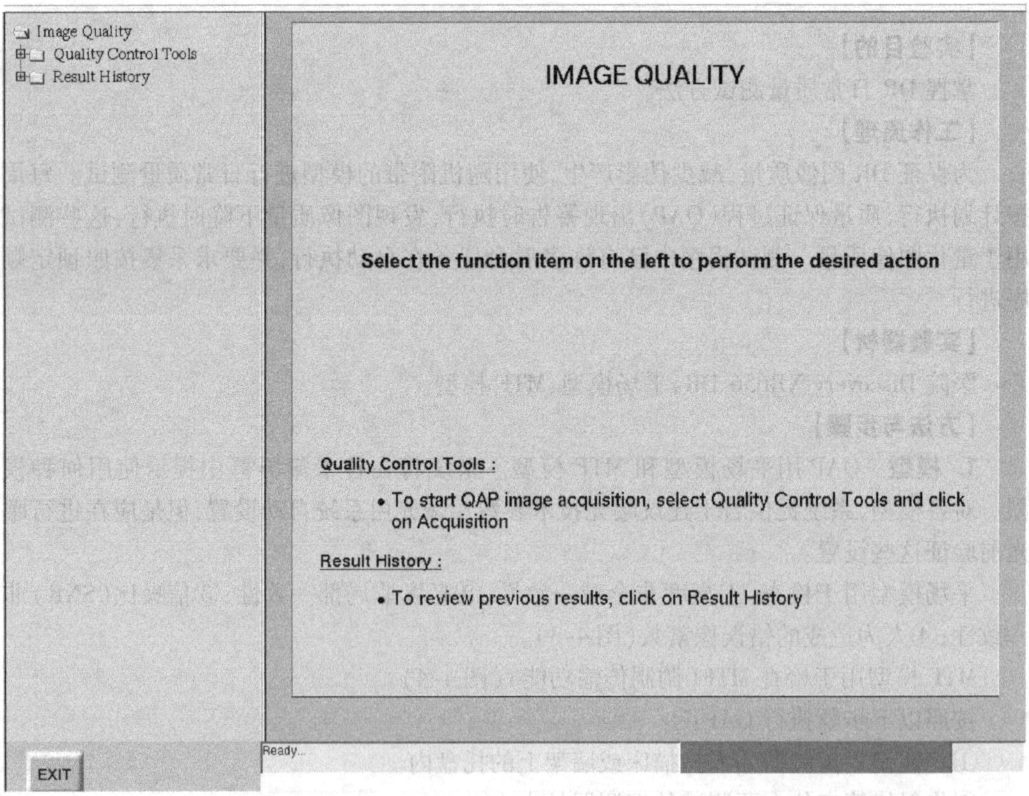

图4-5 图像质量界面

（2）打开 Quality Control Tools（质量控制工具）> Acquisition（采集）（图4-6）。

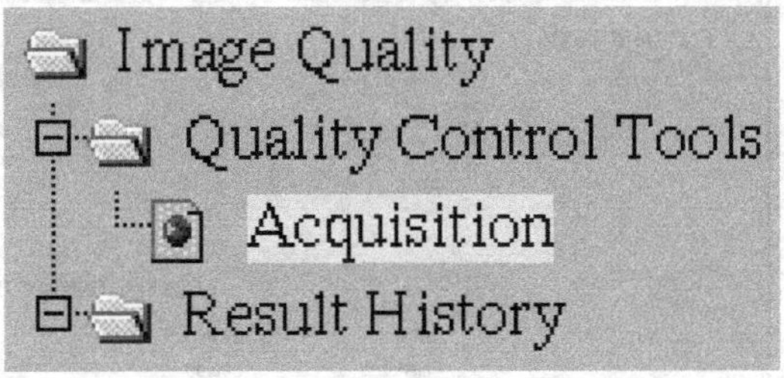

图4-6 质量控制工具界面

Start（开始）屏幕即会出现（图4-7）。

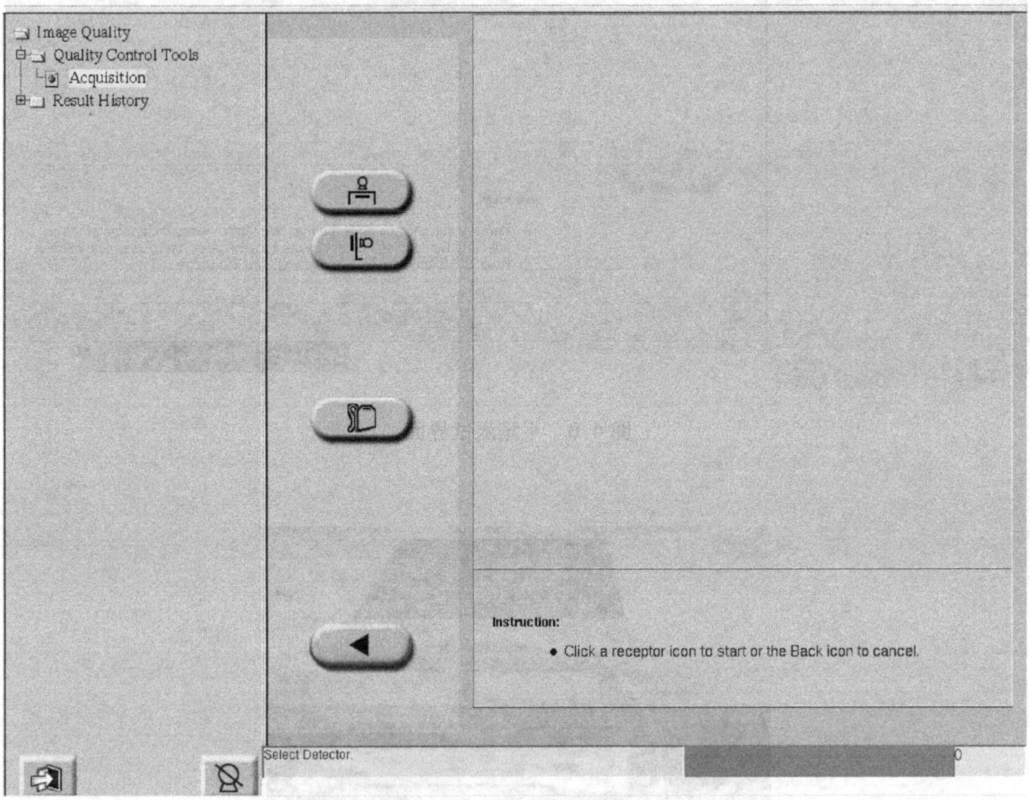

图4-7 质量控制采集界面

（3）选择用于执行 QAP 的探测器接收器。单击 QAP。Detector Check（探测器检查）即会开始。将显示 Flat-field Tests（平场测试）屏幕（图4-8）。

（4）按“平场测试”屏幕底部的说明操作：①取下栅格（如有必要）；②将平场模型插入到准直器轨道中；③移除 X 线路径上的所有物体；④预备和曝光平场模型。

为便携式探测器执行 QAP 的推荐方法是将它插入墙架或扫描床内。否则，将探测器手柄朝前放在扫描床上（图4-9）。

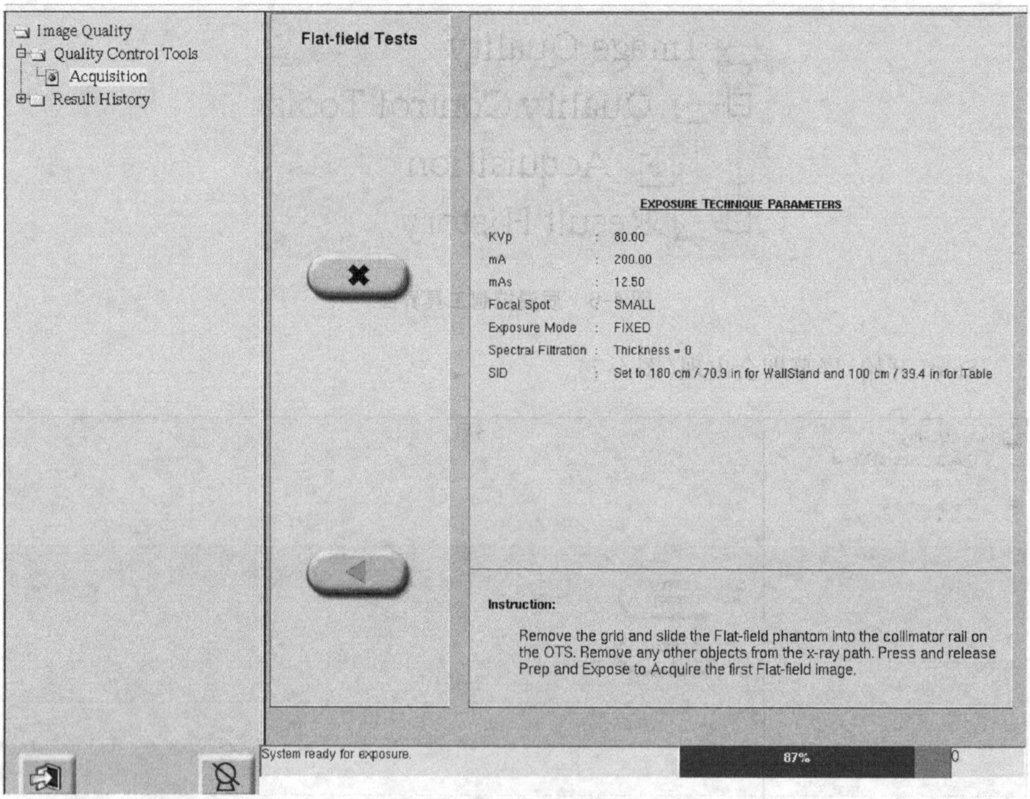

图 4-8 平场测试界面

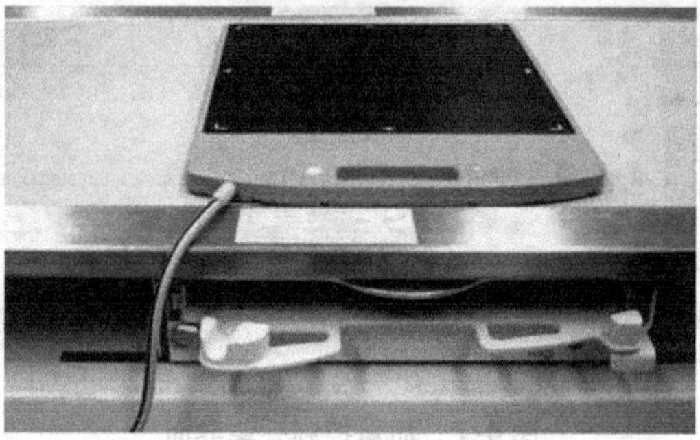

图 4-9 探测器摆放位置

(5)等待曝光序列完成:显示器上将显示模型图像(图 4-10)。

(6)再次预备和曝光平场模型:将显示 Composite Tests(组合测试)屏幕(图 4-11)。

(7)按 MTF Tests(MTF 测试)屏幕底部的说明进行操作:①将平场模型以及所有其他物体从视野中移除;②将 MTF 模型插入栅格架内;③预备和曝光 MTF 模型。显示器上将显示模型图像,图像质量测试结果即会出现(图 4-12)。

图 4-10 平场模型图像

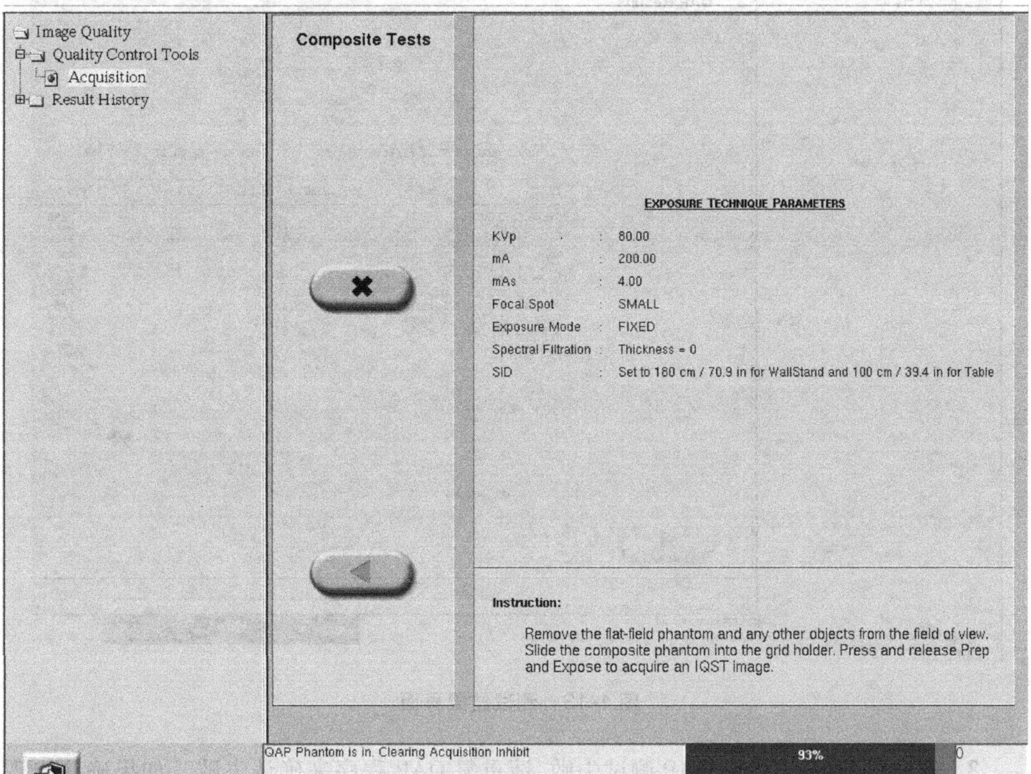

图 4-11 组合测试界面

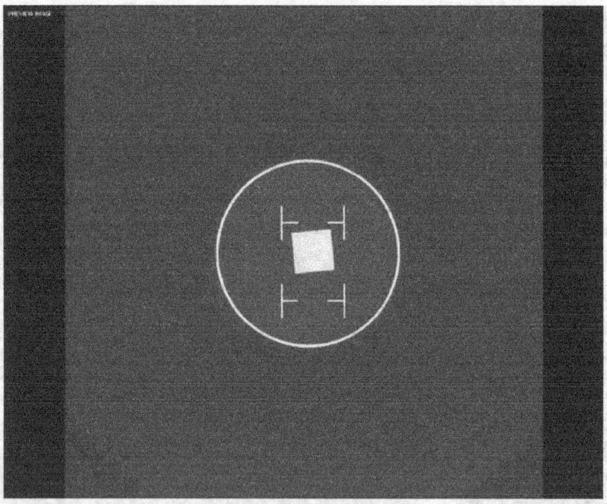

图 4-12 MTF 模型图像

(8)查看总体结果:PASS(通过)或 FAIL(未通过)。如果 PASS(通过):则 QAP 完成。单击“CLOSE”(关闭)以返回至 Worklist(工作表)屏幕(图 4-13)。

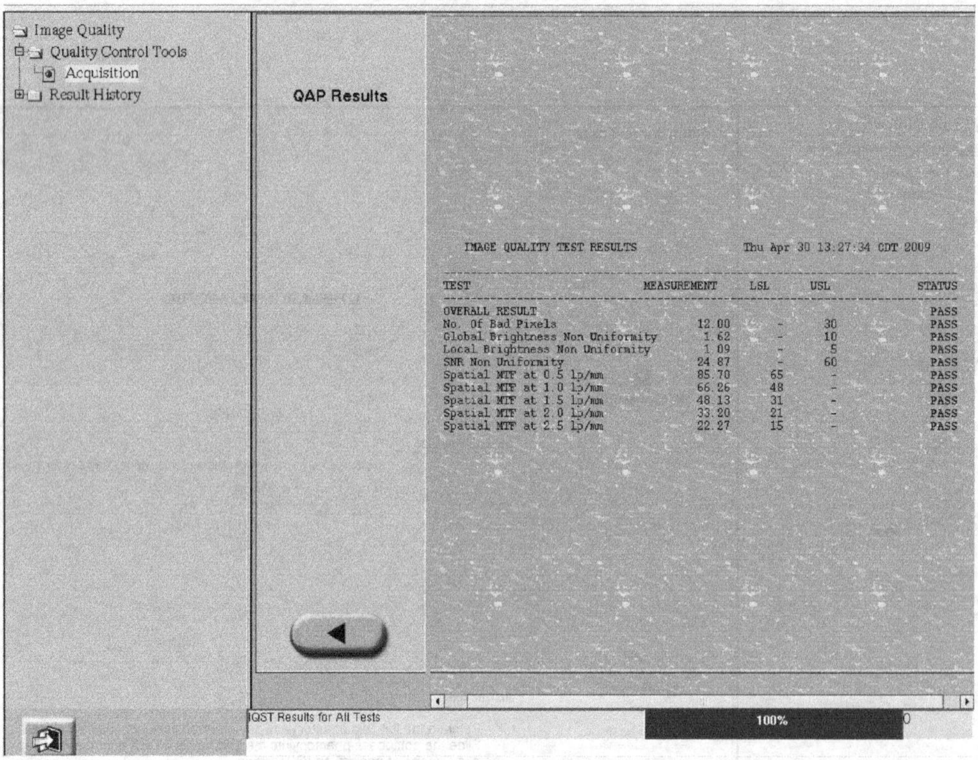

图 4-13 测试结果界面

3. 未通过 QAP 如果 QAP 测试失败,请重复 QAP 程序来确认失败。如果确认出现了一次失败,系统仍可正常运行,但需要检查并可能需要校准。如果确认出现了多次失败,则图像质量可能会受影响;此时应停止使用设备,并立即请求维护(图 4-14)。

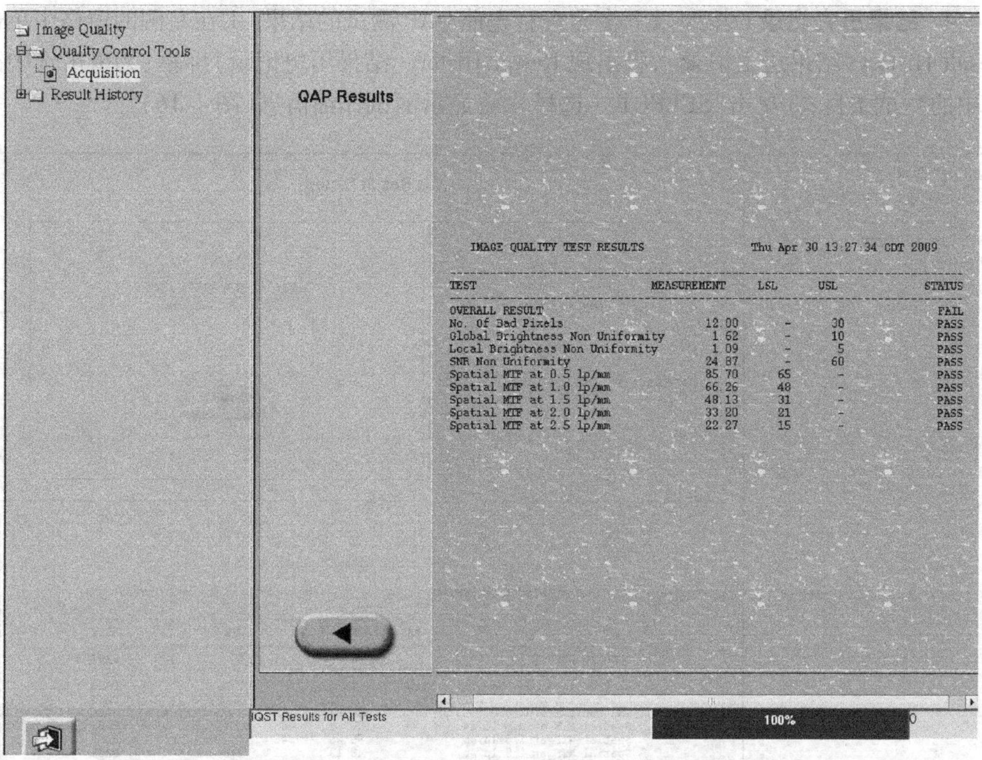

图 4-14 测试结果界面

如果 QAP 测试失败,系统会给出提示并在显示的消息中指出受影响的部分:①如果平场测试失败,请检查准直器叶片位置并确保它们已完全打开,也就是说准直器叶片有可能不在视域范围内;②如果 MTF 模型测试失败,将显示一条消息;③确保平场模型不在准直器轨道中;④确保射线管和探测器在垂直方向上对准;⑤确保 MTF 模型完全插入到栅格架中(图 4-15)。

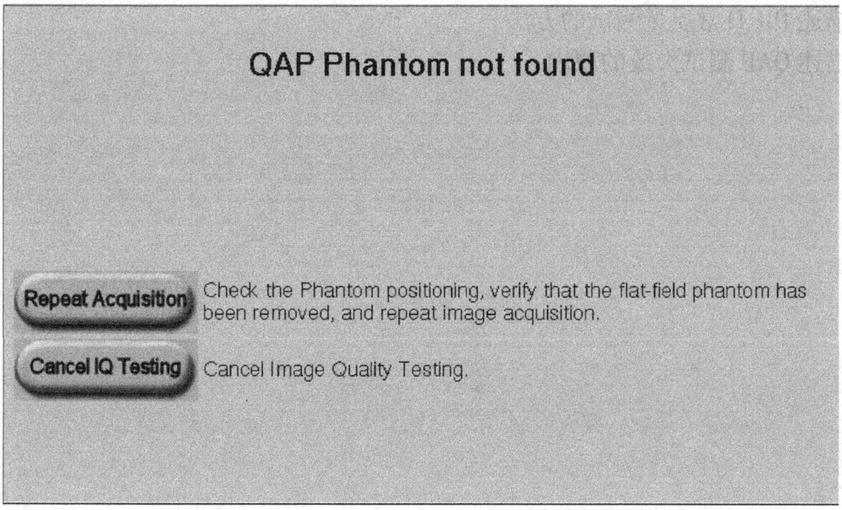

图 4-15 测试失败界面

4. 结果历史记录 按照以下步骤查看先前 QAP 测试的结果：①在左侧的窗格中单击 Result History（结果历史记录），将出现 Result History（结果历史记录）屏幕；②单击选中列表中的测试条目；③单击“SELECT”（选择），将显示测试详细信息（图 4-16）。

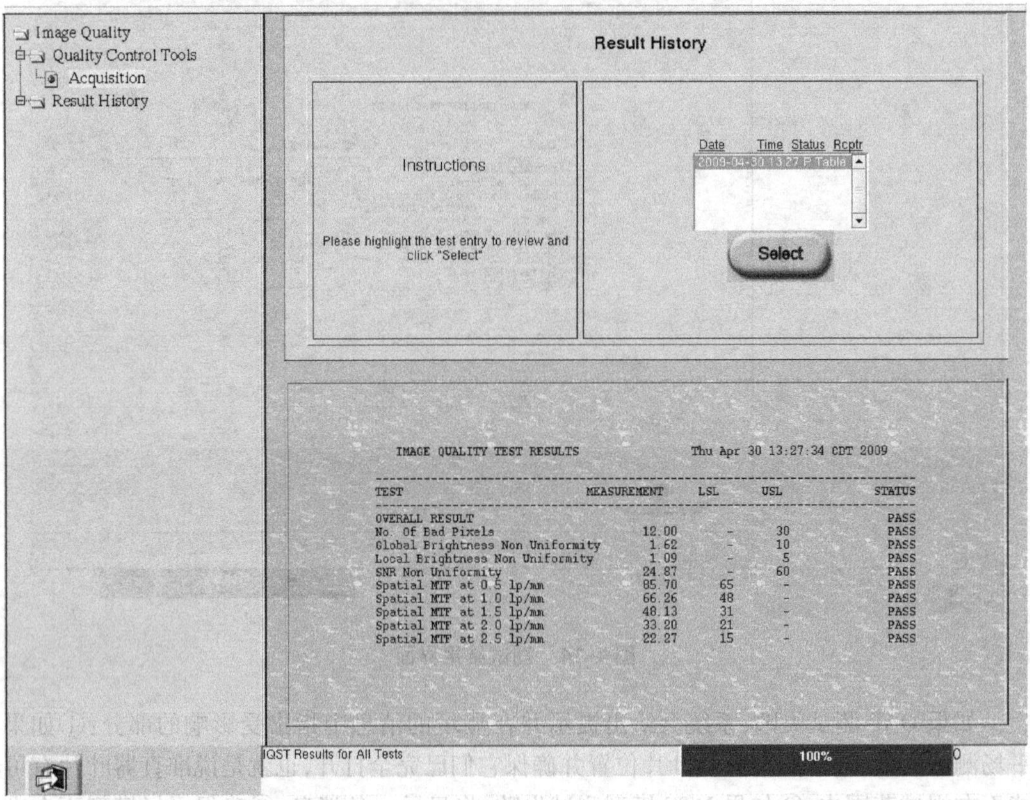

图 4-16 测试结果历史记录界面

【思考题】

1. 描述 DR 日常质量测试的方法。
2. 描述 QAP 测试失败的原因。

实验一 配置影像增强器的DSA设备整机构成及原理示教

【实验目的】

数字减影血管造影设备(digital subtraction angiography,DSA),以下简称DSA设备。实验目的为观察整机构成及工作过程,强化对DSA设备的电路和工作过程的感性认识。

【实验器材】

配置影像增强器的DSA设备(以Angiostar plus型DSA为例)。

【实验原理】

配置影像增强器的DSA设备主要包括X线发生系统、图像采集及处理系统(影像增强器、光学系统、摄像机及显示器组成的成像链)、C臂及导管床控制系统、控制装置等子系统,它们之间通过一套计算机通信系统组成局域网。结合DSA设备电路构成方框图对比设备进行观察(图5-1)。

Angiostar plus型DSA设备主要由高压发生系统POLYDOROS IS、C臂及导管床控制系统MULTISTAR、采集控制单元ACU(acquisition control unit,ACU)、视频采集系统VID S(videomed S)、计算机柜POLYTRON T. O. P内的成像系统(imaging system)和系统控制器(system controller),通过专用通信系统ACS(angio communication system,ACS)组成计算机网络,相互通信,协同工作。

配置影像增强器的DSA设备的成像链基本工作原理为:造影前,利用影像增强器将透过人体的X线信号增强,再用高分辨率的摄像机对增强后的图像作一系列扫描。扫描本身就是把整个图像按一定的矩阵分成许多小方块,即像素。所得到的各种不同的模拟电信号经模/数(A/D)转换成不同值的数字信号存储起来(未造影的图像,即蒙片)。同理获得一组造影图像的数字信号,将它与蒙片的数字信号相减,获得不同数值的差值信号,经数/模(D/A)转换成各种不同的灰度等级,在显示器上构成图像。由此,骨骼和软组织的影像被消除,仅留下含有对比剂的血管影。

【方法及步骤】

1. 观察导管室温度、湿度是否符合要求。
2. 打开各个控制柜的外壳,观察并分清设备分为几部分以及相互连接关系。
3. 观察设备成像链的组成,拆开光学部分外壳,观察影像增强器、光学系统、摄像机之间安装关系以及光学图像的通路。
4. 拆下摄像机及光学系统,观察影像增强器的输出屏。
5. 观察光学系统各部件、光电二极管阵列以及光阑的调节控制等。

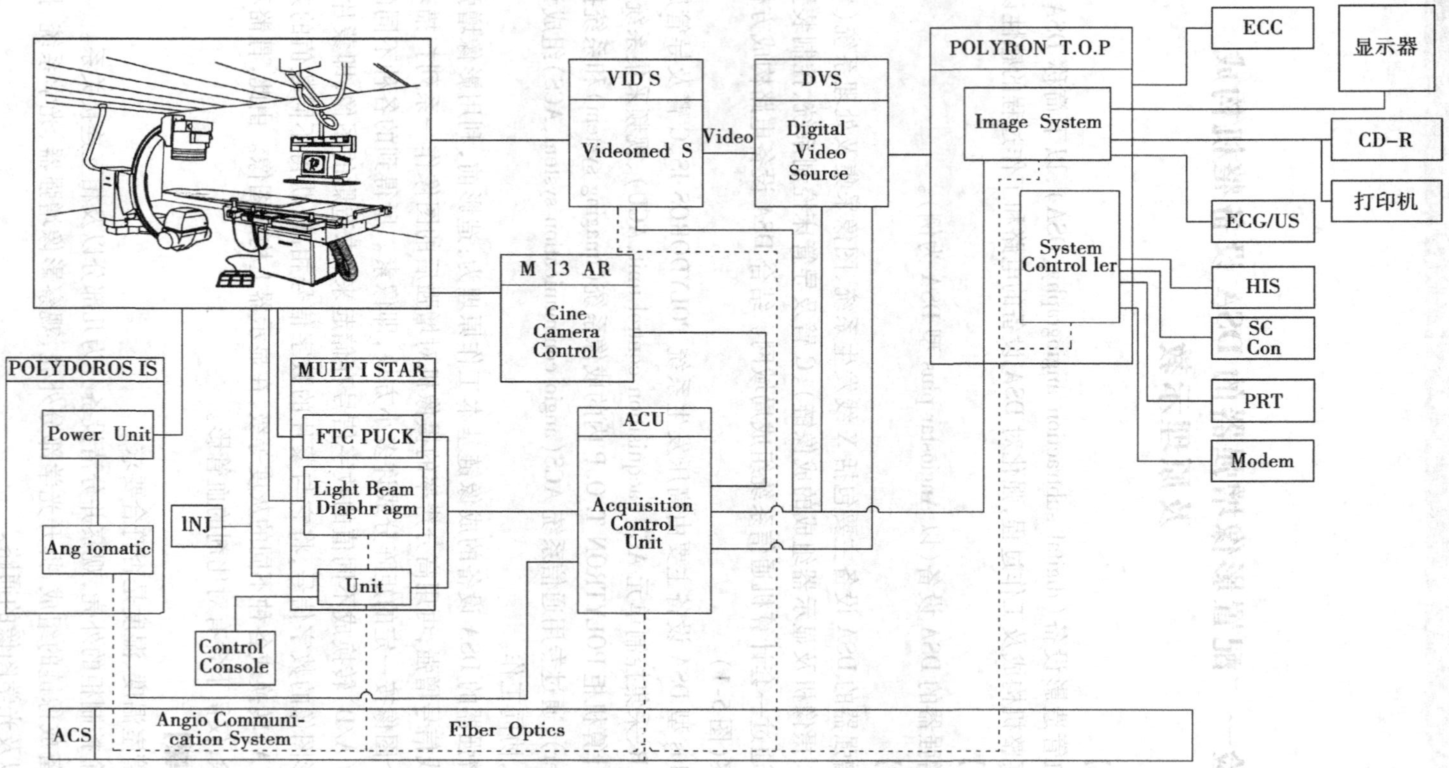

图 5-1 Angiostar plus 型 DSA 设备方框图

6. 对以上所有部件复位后，按下开机按钮，观察开机过程，包括导管床、高压发生器柜、显示器上软件的运行情况等。

7. 设备开启正常后，进行实验，放置体模，踩下脚闸，进行透视，观察自动亮度控制；按下曝光按钮，进行曝光，观察自动曝光控制。

8. 按下关机按钮，观察整个关机过程，设备关闭后，等待15分钟，X线管完全冷却后，关闭电源柜电源。

【思考题】

1. 配置影像增强器的DSA设备由哪几部分组成？各起什么作用？
2. 简述配置影像增强器的DSA设备成像链的工作原理。

实验二　配置平板探测器的DSA设备整机构成及原理示教

【实验目的】

观察配置平板探测器的DSA设备（以下简称"平板DSA"）整机构成及基本工作过程，增强对平板DSA设备的电路和工作过程的感性认识。

【实验器材】

平板DSA设备（以Innova系列平板DSA设备为例）。

【实验原理】

平板DSA设备是以平板探测器（FPD）取代体积庞大的影像增强器、摄像机和电视成像链作为图像采集和处理装置的直接数字化DSA系统。其优势是：C臂结构紧凑、控制灵活；图像的空间分辨力高、成像的动态范围大、余辉小、可作快速采集、需要的射线剂量低；病人面前开阔且无压抑感等。平板探测器按材料分为直接转换（非晶硒）型和间接转换（碘化铯+非晶硅）型两种。按用途分为心血管专用平板和适用于心血管、脑血管及全身各部位血管介入的平板两类。

1. 平板DSA系统的采集系统输入的不再是视频信号，而是数字信号。采集板主要包括采集帧缓存、积分电路、积分帧缓存和PCI接口四部分（图5-2）。

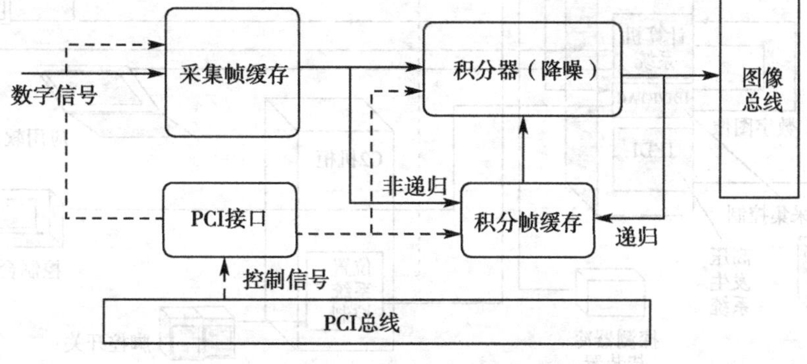

图5-2　采集板结构示意图

(1)采集帧缓存:主要是接受来自 A/D 转换后的数字信号,将图像进行反转后输出至积分电路和积分帧缓存。采集帧缓存内包括几个小的帧缓存,这样可方便数据的进出。

(2)积分帧缓存:主要实现图像的降噪和图像的保存。实时透视和电影的图像噪声可在这通过递归和非递归的算法进行降噪,另外还有一种特殊的运动校正噪声抑制,它主要目的是降低运动物体产生的运动伪影,例如心脏等。

(3)积分电路:通过对输入透视和电影图像数据进行实时积分而完成数据的平均,实现降噪。

(4)PCI 接口:将从 PCI 总线传来的控制信号传递给其他部分。

2. 平板 DSA 设备的自动剂量控制,即透视或摄影采集自动剂量控制是在平板上设定一个或几个区域,用户界面还有模拟的电离室选择区域,通过对该区域的选择,在透视或摄影采集下获得的平板探测器曝光指数(detector exposure index,DEXI)与系统中器官程序存储的 DEXI(在工厂实验室通过模体实际测得的)进行比较,自动计算,优化透视或摄影采集的 kV、mA、ms、铜滤过等相关参数,从而改变剂量,实现自动亮度控制和自动曝光控制。对设备进行保养时,设备的透视或摄影采集平板探测器 DEXI 调整时,器官程序中存储的各透视采集模式的平板探测器的 DEXI 值都随着一起调整。

3. Innova 系列平板 DSA 设备系统框图如图 5-3 所示。

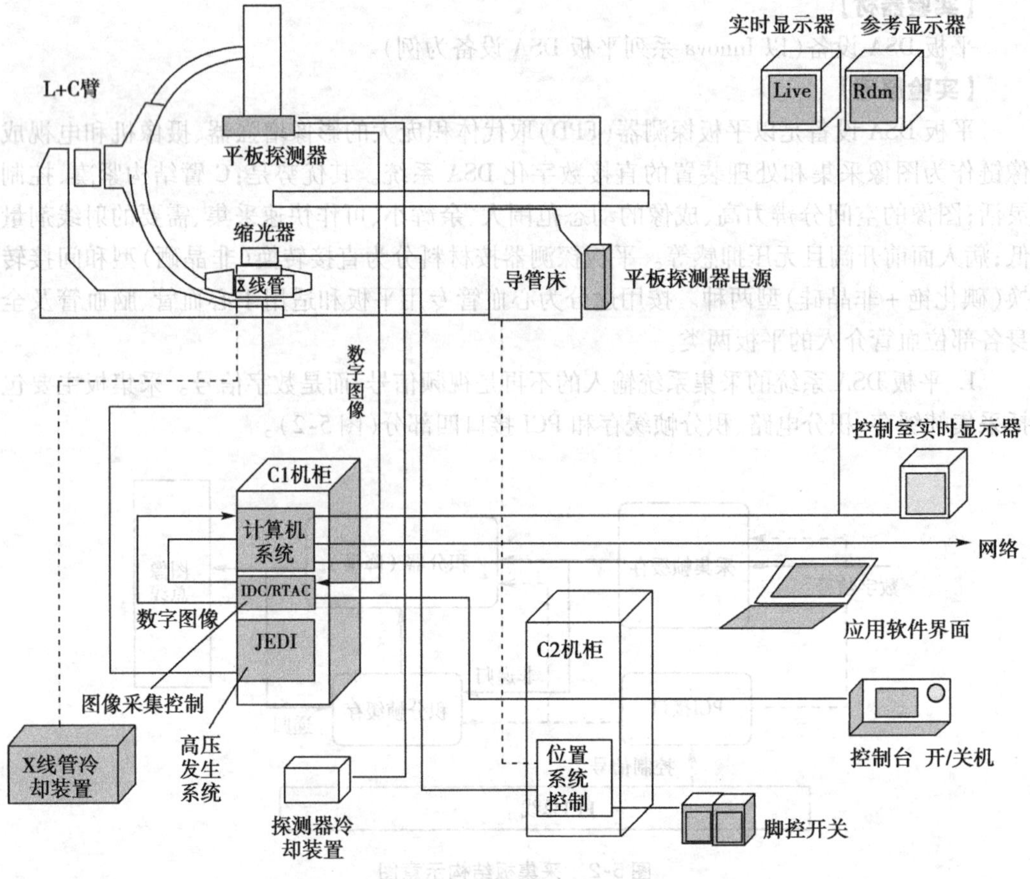

图 5-3 Innova 系列平板 DSA 设备系统框图

【方法及步骤】

1. 观察导管室温度、湿度是否符合要求。

2. 打开各个控制柜的外壳，观察并分清设备分为几部分以及相互连接关系。

3. 观察图像采集平板的大小、尺寸以及成像方法等。

4. 观察平板 DSA 设备的图像采集装置与配置影像增强器的 DSA 设备的区别。

5. 对以上所有部件复位后，按下开机按钮，观察开机过程，包括导管床、高压发生器柜、显示器上软件的运行情况等。

6. 设备开启正常后，进行实验，放置体模，踩下脚闸，进行透视，观察自动亮度控制；按下曝光按钮，进行曝光，观察图像采集电离室的选择与图像之间的关系，观察自动曝光控制。

7. 按下关机按钮，观察整个关机过程。平板 DSA 不关设备总电源，保持平板供电。

【思考题】

1. 平板 DSA 设备由哪几部分组成？各起什么作用？

2. 简述平板 DSA 设备成像原理。

实验三　DSA 设备常规功能实验演示

【实验目的】

对 DSA 设备常规功能进行实验，分清其作用与不同。

【实验器材】

常规 DSA 设备。

【实验原理】

DSA 设备设有普通图像处理功能，并备有心血管分析软件包等各种血管造影检查的特殊功能。可作心血管、脑血管及全身各部位血管检查。具备以下常规功能：

1. 透视、脉冲透视、连续透视　透视是诊断用 X 线设备的基本功能，DSA 设备的透视一般包括脉冲透视和连续透视两种。脉冲透视(pulse fluoroscopy)是指在透视影像数字化的基础上实现的，利用 X 线管栅控技术降低 X 线辐射剂量的一种透视技术。设备的数字脉冲透视技术可有 9 挡(0.5，1，2，3，4，6，7.5，15，30 帧/秒)选择。脉冲率越小，脉宽越窄辐射剂量越小，介入操作者受辐射的剂量越少。但脉冲频率太低时，活动影像透视将出现动画状跳动和拖曳；脉宽太窄时透视影像质量下降。设备能对脉冲透视影像进行增强、平滑、除噪等滤波处理，从而改善影像的清晰度。

脉冲率大于 25 帧/秒以上的脉冲透视通常称为连续透视(continuous fluoroscopy)。脉冲透视较常规透视辐射剂量减少约 40%。

每次透视的最后一帧影像被暂存，并且保留在监视器上显示，称为末帧影像冻结(last image hold，LIH)。充分利用 LIH 技术，可以减少不必要的透视，明显缩短总透视时间，达到减少辐射剂量的目的。在 LIH 状态下还能调整 DSA 滤板和隔板。

自动动态透视图像存储是优于影像冻结单幅图像的一项新技术，可存数百幅图像，用低剂量的透视来替代采集，获得清晰的动态图像，方便反复调取观察和会诊，极大地减少了剂量。

2. DR采集、DSA采集、单帧采集、序列采集 DSA设备中除透视外,还有一个重要功能就是脉冲式数字化摄影,通常称为图像采集。按照采集方式不同分为DR采集和DSA采集。按照图像采集数量分为单帧采集和序列采集。按照采集过程中是否变化采集帧率分为固定帧率采集和变速采集。

DR采集可以采用单帧采集和序列采集两种方式,主要用于采集掩膜像(蒙片)和造影像。以数字式快速短脉冲进行影像采集。根据采集矩阵的大小决定采样时钟的频率,对512×512矩阵,采样频率需大于100MHz;对768×572矩阵和1024×1024矩阵,需要的采样频率分别为15MHz和20MHz。按照对数字影像灰度级的要求选择A/D转换器的量化等级,即位(bit)数,一般为12bits或14bits。目前设备的常规DR采集帧率选择范围为0.5~30帧/秒。

DSA采集一般采用固定帧率的序列采集方式,获得一个序列的血管减影图像。目前设备的常规采集帧率选择范围为0.5~7.5帧/秒。

数字电影减影以快速短脉冲曝光进行数字图像采集。高速采集帧率在1024×1024矩阵选择范围为7.5~30帧/秒,选择减小空间分辨率时可达60帧/秒。这种采集方式多用于心脏、冠状动脉等运动部位。

【方法及步骤】

1. 在导管床上放置体模,分别选择不同帧率的脉冲透视,观察图像的显示状况。
2. 放置体模,选择连续透视,进行实验,观察图像的连续性。
3. 放置体模,分别进行DR模式下的单帧采集、序列采集。
4. 放置体模,进行数字电影减影采集模式实验。

【思考题】

1. DSA设备具备哪些常规功能?各起什么作用?
2. 简述数字电影减影采集的原理。

实验四 DSA设备的旋转DSA及3D-DSA特殊功能实验演示

【实验目的】

旋转DSA及3D-DSA功能演示。

【实验器材】

具备旋转DSA及3D-DSA功能的DSA设备。

【实验原理】

DSA设备除常规功能外,还具备一些特殊功能,如下:

1. 旋转DSA 是在C臂旋转过程中注射对比剂、进行曝光采集,达到动态观察的检查方法。它利用C臂的两次旋转动作,第一次旋转采集一系列蒙片像,第二次旋转时注射对比剂、曝光采集充盈像,在相同角度采集的两幅图像进行减影,以获取序列减影图像。旋转DSA的优点是可获得不同角度的血管造影图像,增加了图像的观察角度,能从最佳的位置观察血管的分布,有利于提高病变血管的显示率。对脑血管造影尤其适用。

2. 3D-DSA 是近几年在旋转DSA技术上发展起来的新技术，是旋转血管造影技术、DSA技术及计算机三维图像处理技术相结合的产物。其作用原理为通过旋转DSA采集图像，在工作站进行容积重建（volume rendering，VR）、表面图像显示等后处理，显示血管的三维立体图像，可以任意角度观察血管及病变的三维关系，在一定程度上克服了血管结构重叠的问题，比常规DSA能提供更丰富有益的影像学信息，在临床应用中发挥了重要作用。

【方法及步骤】

1. 在导管床上放置体模，选择旋转DSA模式，进行透视定位，按下曝光手闸，进行旋转DSA采集，观察旋转DSA采集的图像。

2. 在随机配置的专业工作站上，进行3D-DSA重建。

【思考题】

1. 简述旋转DSA原理。

2. 简述平板3D-DSA功能的原理。

实验五 DSA设备路径图及3D路径图特殊功能实验演示

【实验目的】

路径图及3D路径图功能演示。

【实验器材】

具备路径图及3D路径图功能的DSA设备。

【实验原理】

DSA设备除常规功能外，还具备一些特殊功能，如下：

1. 路径图技术 为复杂部位插管的方便及介入治疗的需求而设计，具体方法是，先注入少许对比剂后摄影采集（“冒烟”），使用峰值保持技术，将对比剂流经部位的最大密度形成图像，将此图像与以后透视的图像进行叠加显示。图像上既有前方血管的固定图像，也有导管的走向和前端位置的动态图像，利于指导导管及导丝更容易地送入病变部位的血管内。另外，也有利用同一部位刚做过的DSA图像，叠加在透视图像上，作为“地图”引导导管插入。

2. 3D路径图技术 三维路径图技术是对该部位行血管重建，形成三维血管图像后，随着对三维图像的旋转，C臂支架自动跟踪，自动调整为该投射方向的角度，这样使三维图像和透视图像重合，可以最大程度的显示血管的立体分布，以利于引导导管和导丝顺利地进入到欲进入的血管内。另外，由于三维血管成像，则更容易选择性进入病变区的C臂工作位，且易显示病变形态，如颅内动脉瘤，可清晰显示瘤颈，易于确定微导管进入瘤腔内的角度和动脉瘤颈与载瘤动脉的关系；可以指导体外对微导管前端进行弯曲塑形，使之更容易进入动脉瘤内，并可在载瘤动脉内有最大的支撑力，这样在送入微弹簧圈时才不易弹出，更能较容易地完全致密填塞动脉瘤。

【方法及步骤】

在导管床上放置体模、导管及导丝，模拟插管过程。分别选择路径图及3D路径图模式，进行透视定位，按下曝光手闸，进行采集，在工作站进行图像后处理，观察3D路径图的图像。

【思考题】

简述平板DSA设备3D路径图成像原理。

实验六 DSA设备的下肢跟踪DSA特殊功能实验演示

【实验目的】

下肢跟踪DSA功能演示。

【实验器材】

具备下肢跟踪DSA功能的DSA设备。

【实验原理】

DSA设备除常规功能外，还具备一些特殊功能，如下：

下肢跟踪DSA采集是采用快速脉冲曝光采集影像，曝光时X线管和影像增强器(或平板探测器)保持静止，导管床携人体自动匀速地向前移动，从而获得下肢血管数字减影图像，在造影过程中，根据造影情况可以实时调节床的运动速度，自动选择采集参数，包括kV、ms、注射参数等。图像显示方式分为分段显示或自动拼接显示，主要用于四肢血管检查和介入治疗。

【方法及步骤】

在导管床上放置体模，选择下肢跟踪DSA模式，进行透视定位，按下曝光手闸，进行采集，观察下肢跟踪DSA的图像。

【思考题】

简述下肢跟踪DSA成像原理。

实验七 DSA设备的C臂锥形束CT特殊功能实验演示

【实验目的】

C臂锥形束CT特殊功能演示。

【实验器材】

具备C臂锥形束CT特殊功能的DSA设备。

【实验原理】

C臂锥形束CT是平板DSA与CT技术结合的产物，是利用C臂快速旋转采集数据重建出该处的CT图像。一次旋转可获得区域信息，重建出多个层面的图像。平板探测器每个像素的面积很小，采集数据的信噪比差。目前的水平是空间分辨力优于CT，而密度分辨力不及CT。图像可与3D血管图像相重叠，更直观。3D与C臂锥形束CT同步处理技术，可同时得到3D和CT重建影像，并且能够同屏显示、同步处理；不仅可观察3D血管，还能多角度、多断面观察血管周围软组织的CT影像进行综合分析和判断，制订最佳手术方案；还解决了介入治疗过程中，需对手术效果评估而进行CT检查的要求。

【方法及步骤】

在导管床上放置体模，选择C臂锥形束CT模式，进行透视定位，按下曝光手闸，进行采集，在工作站进行图像后处理，观察C臂锥形束CT图像。

【思考题】

简述C臂锥形束CT特殊功能的原理。

实验八　DSA设备的心室及血管造影自动分析功能演示

【实验目的】

自动分析功能特殊功能演示。

【实验器材】

具备自动分析功能特殊功能的DSA设备。

【实验原理】

在心室和血管造影后，计算机利用分析软件实时提取与定量诊断有关的功能性信息，添加在形态图像上。其功能主要包括：

1. 左心室体积计算和分析功能　是利用从DSA图像得到的左心室舒张末期像和收缩末期像，计算左心室的体积，根据这个结果再算出射血分数、室壁运动、心排量、心脏重量及心肌血流储备等功能参数。

2. 冠状动脉或血管分析软件　是计算机运用几何、密度法等处理方式，测量血管直径、最大狭窄系数、狭窄或斑块面积、病变范围及血流状况等。

3. 功能性图像　是利用视频密度计对摄取的系列图像绘出时间视频密度曲线，再根据从曲线获得的参数形成的一种图像。这种图像反映功能性信息，与传统的反映形态学范畴信息的图像不同。从曲线可以提取对比剂在血管内流动的时间依赖性参数，局部血管的容量或深(厚)度参数，以及局部器官实质血流灌注参数，这些参数对心血管疾病的确诊和治疗不可缺少，可在早期发现病灶。

【方法及步骤】

在工作站选择心室和血管造影病例，进行图像后处理及自动分析功能演示。

【思考题】

简述心室及血管造影自动分析的方法。

实验一 CT日常质量测试

【实验目的】

掌握CT日常质量测试方法。

【工作原理】

为保证CT图像质量,减少伪影产生,使用随机附带的水模进行日常质量测试,评估图像CT值和噪声标准差。如测试结果超出允许偏差,应及时对CT设备检修。

【实验器材】

Emotion 6 CT,模体支架,模体组。

【方法与步骤】

1. 校正 在开始质量测试之前,必须进行校正(调用设置 > 校正)。

2. 放置模体(图6-1) 用锁定钮将模体支架固定在扫描床下面的插座中。

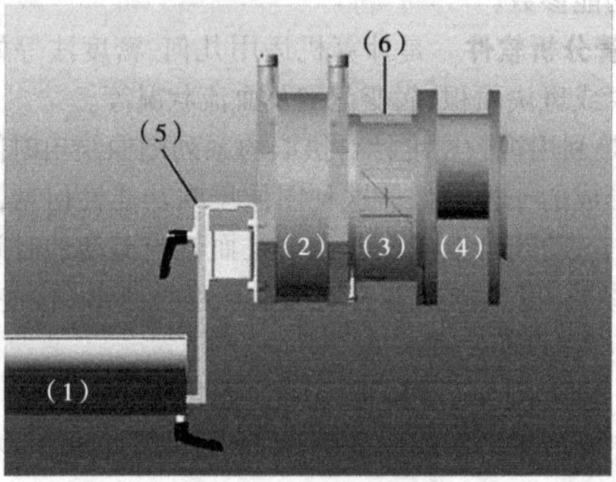

图6-1 模体示意图

(1)检查床面;(2)水模体;(3)断层厚度模体;
(4)金属丝模体;(5)模体支架托;(6)参考标志

3. 模体的定位

(1)将机架设定在垂直位置(0°)。

(2)使用定位灯设置适当的扫描床高度(在检查模体位置后,将会显示正确扫描床高度的数值)。

(3)将检查床移入机架(定位灯射束必须与断层模体的参考标志对准)。

4. 激活日常质量测试 调用“设置 > 质量”,显示质量测试对话框(图6-2)。

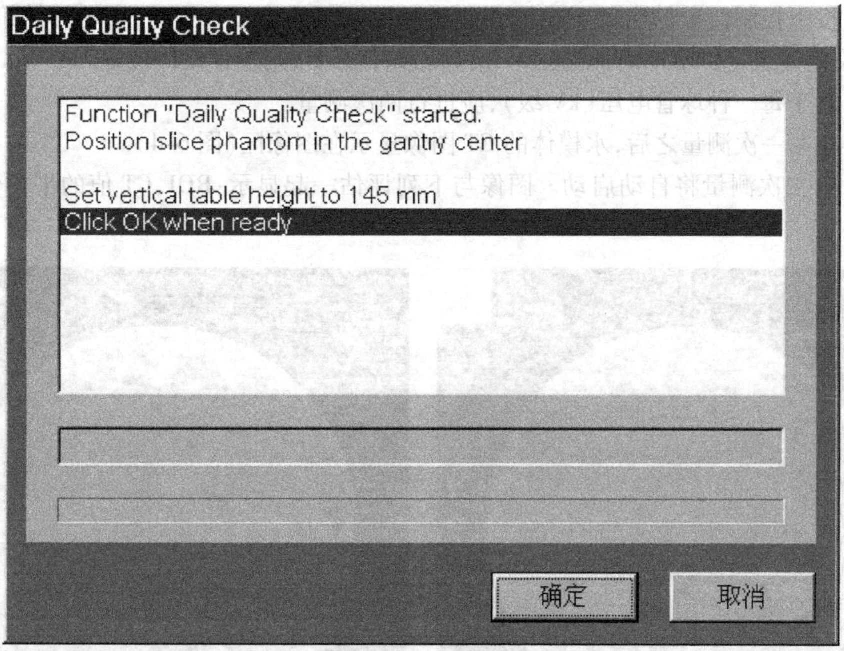
Daily Quality Check
Function "Daily Quality Check" started.
Position slice phantom in the gantry center
Set vertical table height to 145 mm
Click OK when ready
确定
取消

图6-2　质量测试对话框

5. 开始检测

(1)点击确定按钮。如有必要,机架倾斜角将自动设置为0度;自动选择"质量保证病人";扫描床被定位成使水模体处于扫描平面内;在质量日常对话框中提示开始辐射(图6-3)。

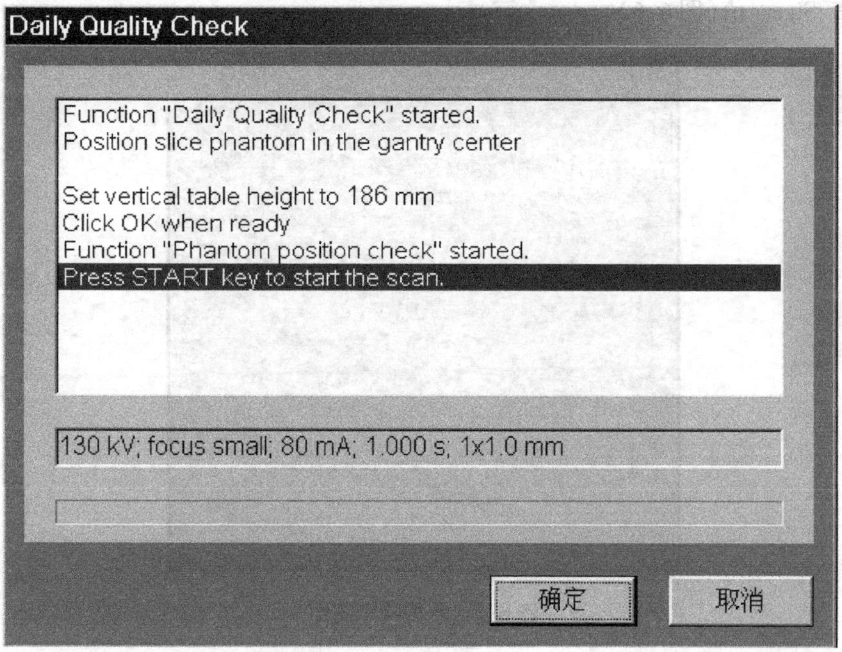
Daily Quality Check
Function "Daily Quality Check" started.
Position slice phantom in the gantry center
Set vertical table height to 186 mm
Click OK when ready
Function "Phantom position check" started.
Press START key to start the scan.
130 kV; focus small; 80 mA; 1.000 s; 1x1.0 mm
确定
取消

图6-3　质量测试启动

(2)按下控制盒上的启动键。检查并显示模体组的位置。然后,自动开始第一次测量。如果模体组定位不正确,则显示一信息。如有必要,则校正模体位置。

(3)对于每一种球管电压(kV 级),应进行两次测量。

(4)在第一次测量之后,水模体的 CT 图像显示在图像区(图 6-4)。

(5)第二次测量将自动启动。图像与下列评估一起显示:ROI、CT 值的平均值、标准差(图 6-5)。

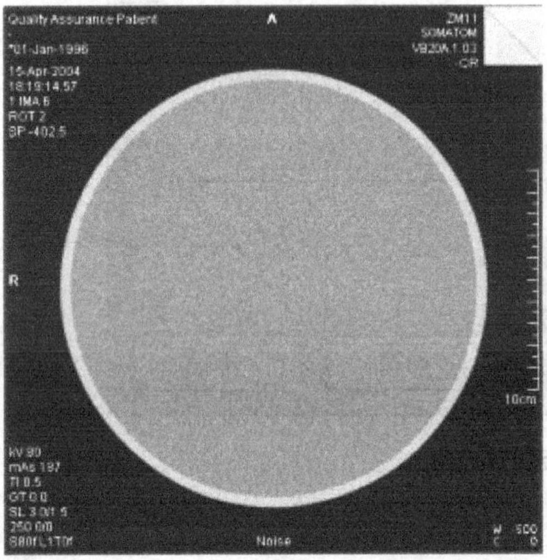

图 6-4　水模 CT 图像

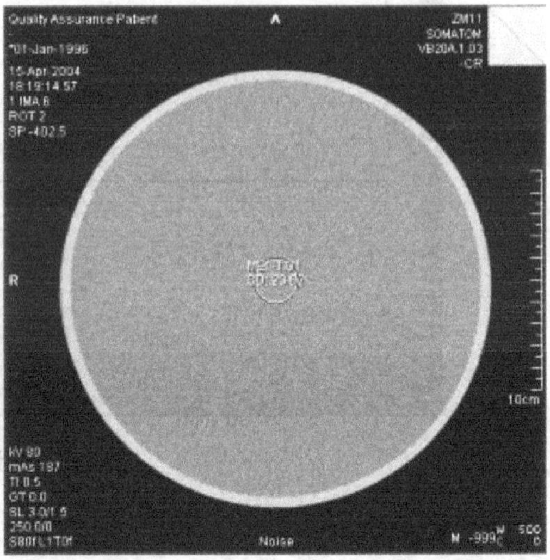

图 6-5　水模测量图像

(6)计算并显示第一次测量和第二次测量之间的差别。显示下列评估值:ROI、CT 值的平均值、Sigma 值(图 6-6)。

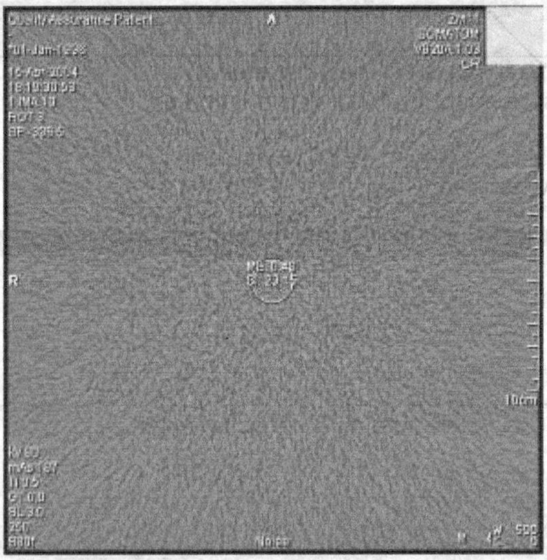

图 6-6　水模噪声图像

(7)对于每一种球管电压均自动重复测量。

6. 终止日常质量检测 已执行完所有检测并已评估;测试结果显示在日常质量对话框中(图6-7)。

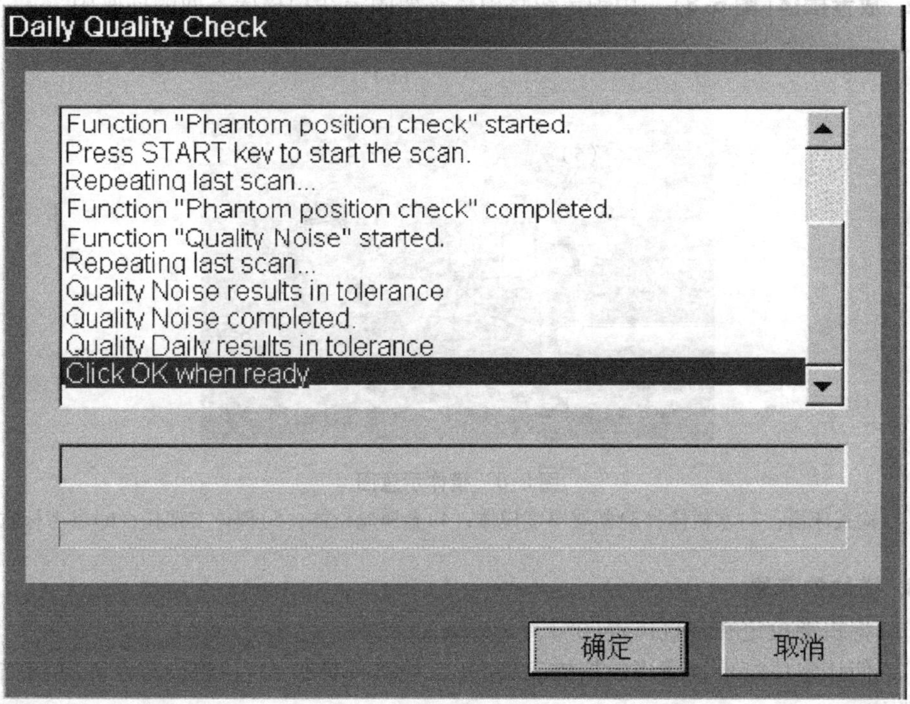
Daily Quality Check
Function "Phantom position check" started.
Press START key to start the scan.
Repeating last scan...
Function "Phantom position check" completed.
Function "Quality Noise" started.
Repeating last scan...
Quality Noise results in tolerance
Quality Noise completed.
Quality Daily results in tolerance
Click OK when ready
确定
取消

图6-7 质量测试结果对话框

点击确定按钮。日常质量测量终止。

【思考题】

1. 为什么日常质量测试前,必须进行校正?
2. 日常质量测试时,为什么必须调整模体中心?

实验二 CT稳定性测试

【实验目的】

掌握CT稳定性测试方法。

【工作原理】

为了长期确保较高的图像质量,减少伪影产生,必须定期进行稳定性测试。稳定性测试要检查日常测试值和其他特征值。

检查项目有:①模体和模体位置检查;②定位灯位置;③实际断层厚度(所有断层厚度);④均匀性(所有kV值);⑤像素噪声(所有kV值下的);⑥调制传递函数(MTF);⑦扫描床的位置。

这些测试是在成套模体上进行的,如测试结果超出允许偏差,应及时对CT设备检修。

【实验器材】

Emotion 6 CT,模体支架,模体组,重70kg物体,长40cm以上的直尺。

【方法与步骤】

1. 校正 在开始稳定性测试之前，必须进行校正（调用“设置 > 校正”）。

2. 放置模体（图6-8） 用锁定钮将模体支架固定在扫描床下面的插座中。

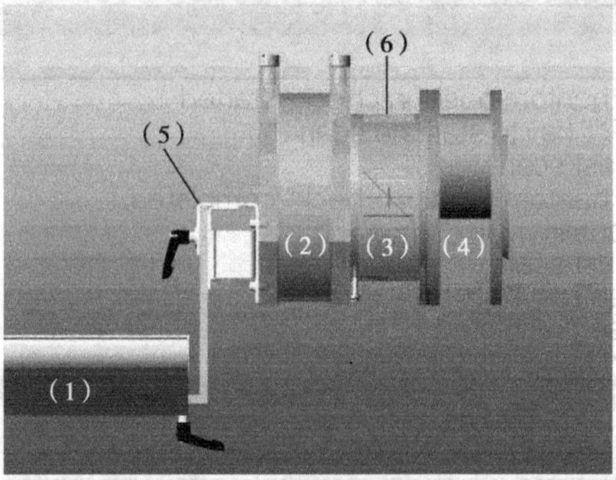

图6-8 模体示意图

(1)检查床面；(2)水模体；(3)断层厚度模体；(4)金属丝模体；(5)模体支架托；(6)参考标志

3. 模体的定位

(1)将机架设定在垂直位置(0°)。

(2)使用定位灯设置适当的扫描床高度(在检查模体位置后，将会显示正确扫描床高度的数值)。

(3)将检查床移入机架(定位灯射束必须与断层模体的参考标志对准)。

4. 执行稳定性测试

(1)稳定性测试是通过本地维修窗口的质量稳定性对话框来进行的。

(2)调用“选项 > 维修 > 本地维修”，删除密码输入项，并点击确定(图6-9)。

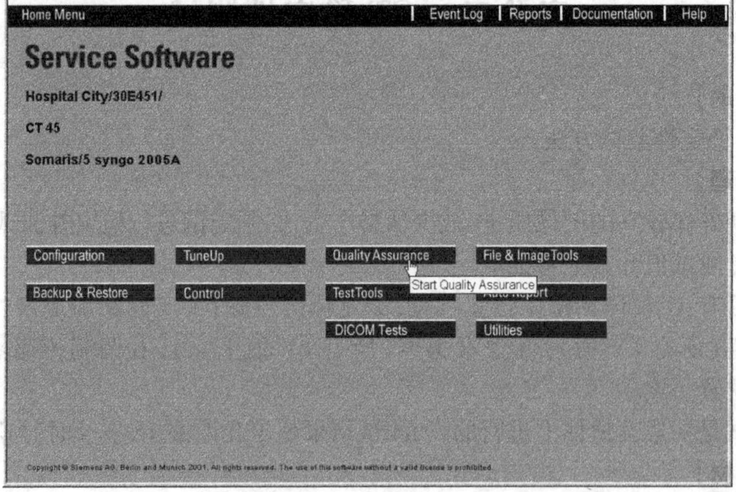

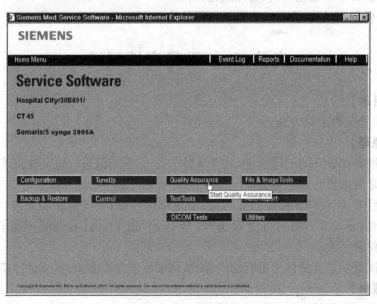

图6-9 本地维修窗口

(3)点击质量保证按钮来显示质量对话窗口(图6-10),选择稳定性程序。

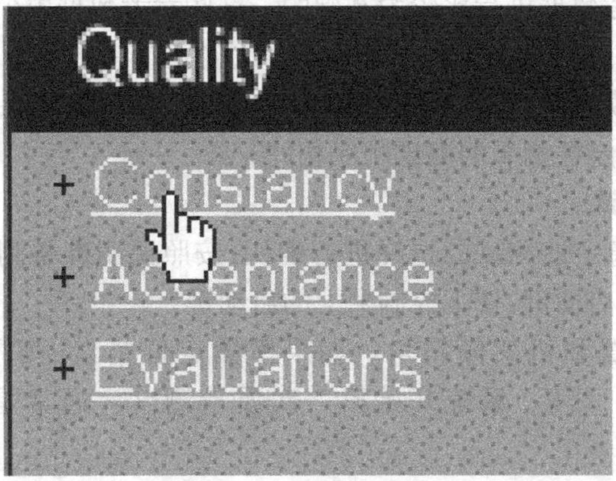

图6-10 质量保证窗口

(4)显示质量稳定性对话框(图6-11)。

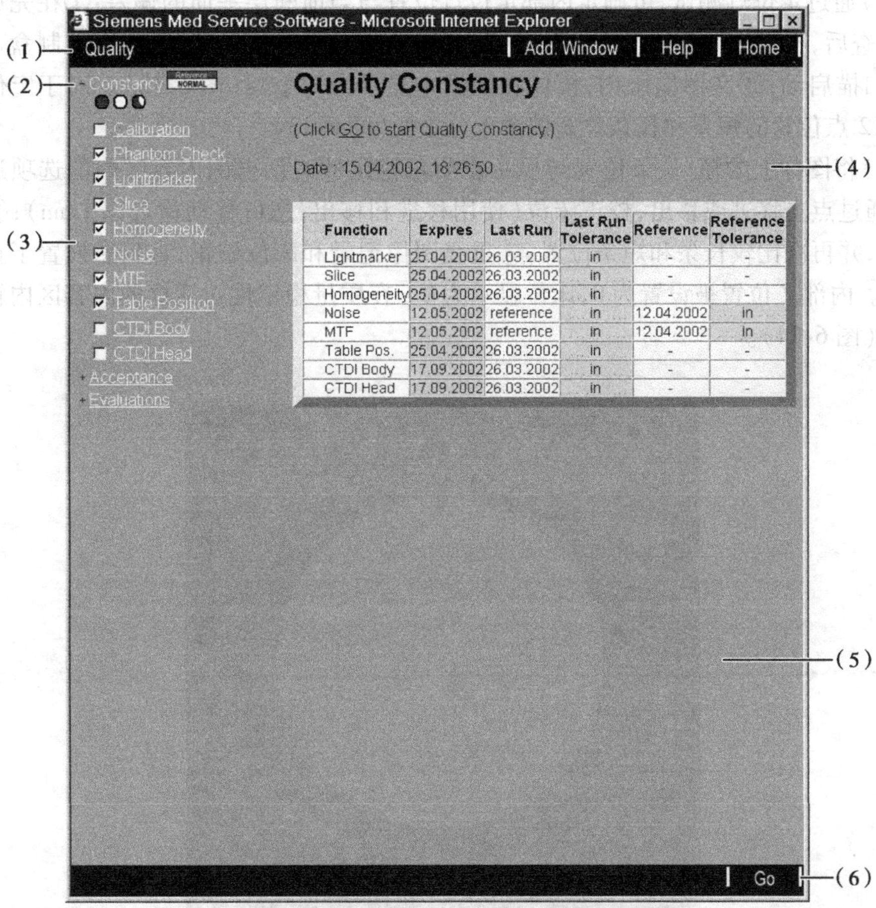

图6-11 显示质量稳定性窗口

(1)标题栏;(2)模式按钮;(3)质量功能;(4)内容区;(5)状态和出错信息区;(6)命令按钮

(5)稳定性测试的单个功能是使用打钩标记来预选的。稳定性测试结果的评估是以与存储在系统中的参考数据进行比较为基础的。这些参考数据由公司维修部门确定。如果更换了任一系统部件(例如,球管),则必须再次确定参考数据。可使用参考测量来确定参考数据。在参考模式下,各个所选测试均标有“R”。测试结果将在今后用作参考数据,参考测量与正常稳定性测试的测试顺序相同。

5. 开始稳定性测试

(1)使用进行对稳定性测试的选择进行确认;按照说明准备测量;当完成准备时,点击运行;系统提示按下启动键,按下控制盒上的启动键。

(2)检查模体位置和机架倾斜角。如果模体定位错误,则系统将提醒。如有必要,则校正模体位置。然后,系统开始第一次质量测试。通常是检查定位灯位置(Z定位)。

6. 中断稳定性测试　在稳定性测量过程中,可中断每个测试。点击取消按钮,当前测量被中止。

7. 执行定位灯测试(Z-位置)

(1)通过定位灯测试,可确定内部定位灯位置与当前断层平面的偏差:①在完成模体位置检查后,不用按动开始(START)按钮,将自动启动定位灯测试;②按下控制盒上的启动键,扫描启动;③在图像区内,模体在图像中显示为一个圆(图6-12)。对于定位灯测试,在12点位置的短条和长条位置偏差十分重要(图6-13)。

(2)将图像上的短/长条位置与显示在质量稳定性对话框的内容区内的选项进行比较:①通过点击移进或移出,校正床位(使用移进和移出,您可移动检查床1mm);②记录新图像,并再次比较长条和短条位置;③重复图像记录和床位校正,直到您设置了正确的Z位置。内部Z位置被设置为0,床位显示为0。在质量稳定性对话框的内容区内输出测试结果(图6-14)。

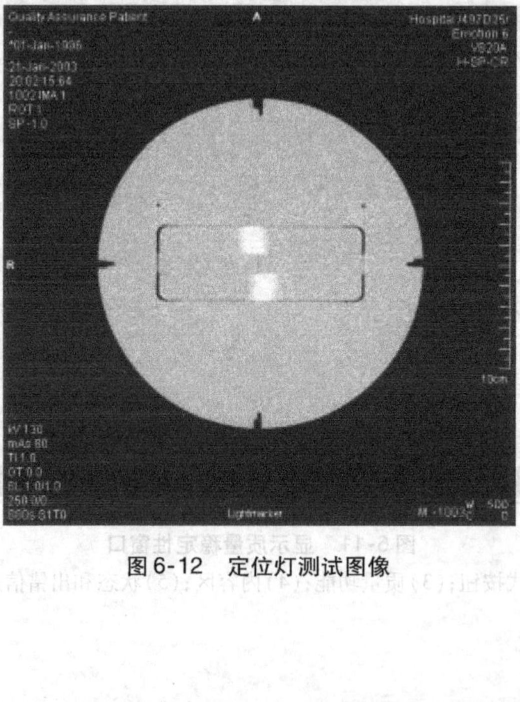

图6-12　定位灯测试图像

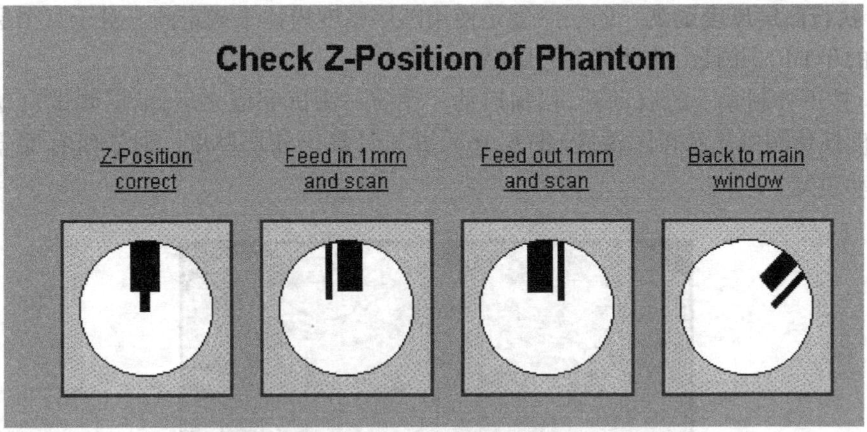
Check Z-Position of Phantom
Z-Position correct
Feed in 1mm and scan
Feed out 1mm and scan
Back to main window

图6-13 定位灯测试调整图

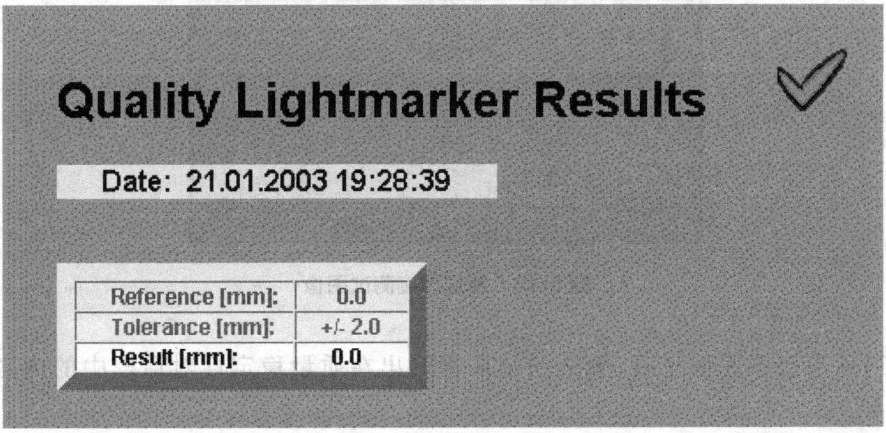
Quality Lightmarker Results
Date: 21.01.2003 19:28:39
Reference [mm]: 0.0
Tolerance [mm]: +/- 2.0
Result [mm]: 0.0

图6-14 定位灯测试结果窗口

(3)在状态和出错信息区内(图6-15),输出该测试结果(在容许偏差之内或之外)。

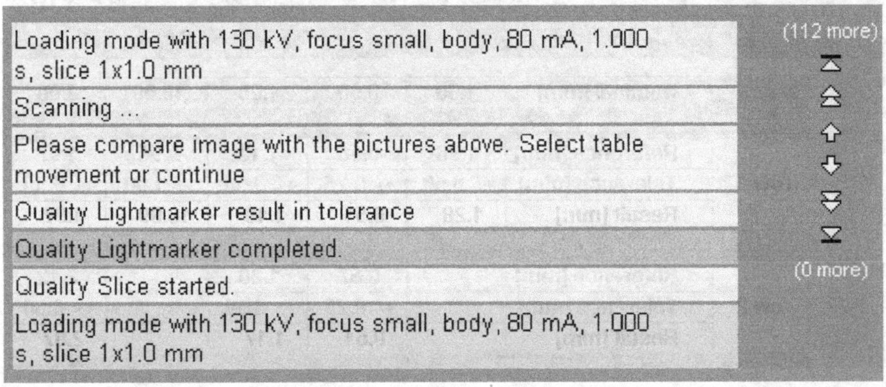
Loading mode with 130 kV, focus small, body, 80 mA, 1.000 s, slice 1x1.0 mm
Scanning ...
Please compare image with the pictures above. Select table movement or continue
Quality Lightmarker result in tolerance
Quality Lightmarker completed.
Quality Slice started.
Loading mode with 130 kV, focus small, body, 80 mA, 1.000 s, slice 1x1.0 mm
(112 more)
(0 more)

图6-15 定位灯测试结果状态

8. 执行断层厚度测试 断层厚度是使用断层厚度模体来确定的。对于每个层厚，记录模体的 TOMO，并且由此计算实际层厚。

（1）按下控制盒上的启动键，扫描启动。在前一测试完成之后，断层测试自动开始。断层厚度模体图像显示在图像区（图 6-16），并且计算出断层厚度。对于所有层厚，该程序会自动重复。

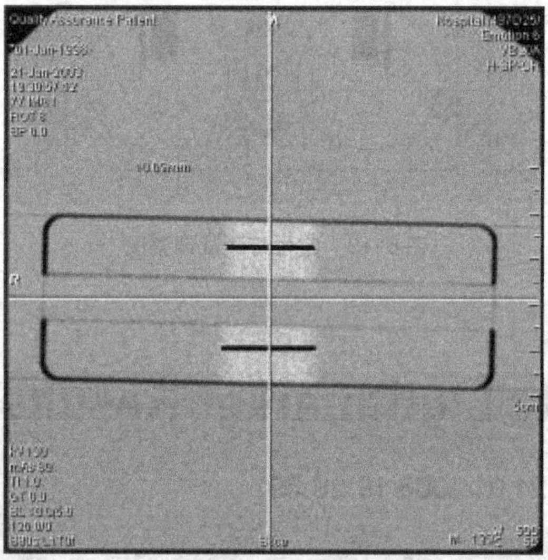

图 6-16 断层厚度测试图像

（2）所有层厚评估完后，测试的结果将输出在质量稳定性对话框中的内容区中（图 6-17）。

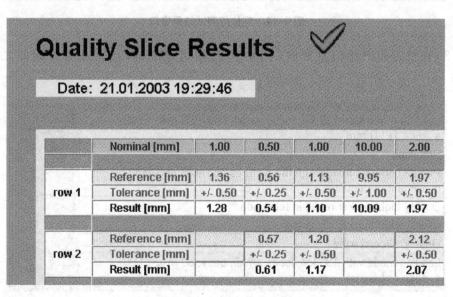

Quality Slice Results ✓

Date: 21.01.2003 19:29:46

	Nominal [mm]	1.00	0.50	1.00	10.00	2.00
row 1	Reference [mm]	1.36	0.56	1.13	9.95	1.97
	Tolerance [mm]	+/- 0.50	+/- 0.25	+/- 0.50	+/- 1.00	+/- 0.50
	Result [mm]	1.28	0.54	1.10	10.09	1.97
row 2	Reference [mm]		0.57	1.20		2.12
	Tolerance [mm]		+/- 0.25	+/- 0.50		+/- 0.50
	Result [mm]		0.61	1.17		2.07

图 6-17 断层厚度测试结果窗口

(3)在状态和出错信息区内(图6-18),输出该测试结果(在容许偏差之内或之外)。

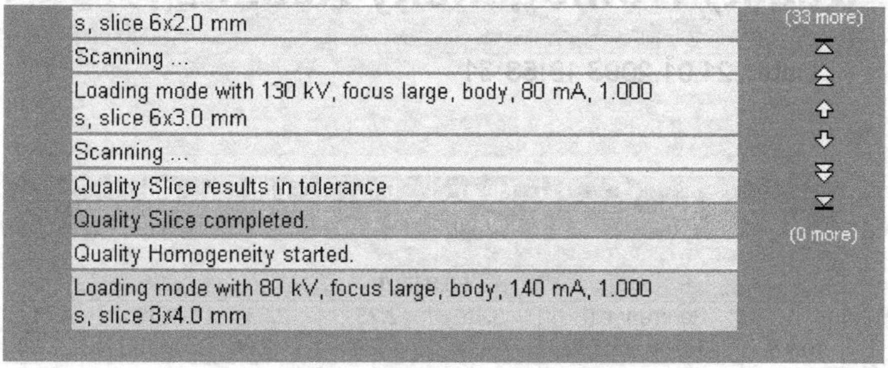
s, slice 6x2.0 mm
Scanning ...
Loading mode with 130 kV, focus large, body, 80 mA, 1.000 s, slice 6x3.0 mm
Scanning ...
Quality Slice results in tolerance
Quality Slice completed.
Quality Homogeneity started.
Loading mode with 80 kV, focus large, body, 140 mA, 1.000 s, slice 3x4.0 mm
(33 more)
(0 more)

图6-18 断层厚度测试结果状态

9. 执行均匀性测试 通过该测试,您可在水模体5个区域内测量CT值的均匀性。

(1)按下控制盒上的启动键,扫描启动。在前一测试完成之后,均匀性测试自动开始。记录水模体图像。在图像中标有5个ROI,一个是中心ROI,四个是周边ROI。除ROI外,还将显示CT值的平均值和标准差。中心ROI和周边ROI的平均值之差也显示出来(图6-19)。

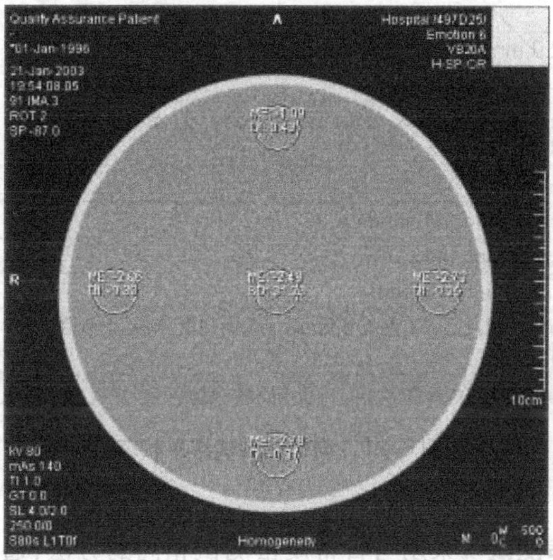
Quality Assurance Patient
A
Emotion 6
VB20A
21-Jan-2003
ROT 2
R
10cm
KV 80
mAs 140
Homogeneity

图6-19 均匀性测试图像

(2)对于其他球管电压,都将自动重复此项测量。质量稳定性对话框的内容区内输出测试结果(图6-20)。

(3)在状态和出错信息区内(图6-21),输出该测试结果(在容许偏差之内或之外)。

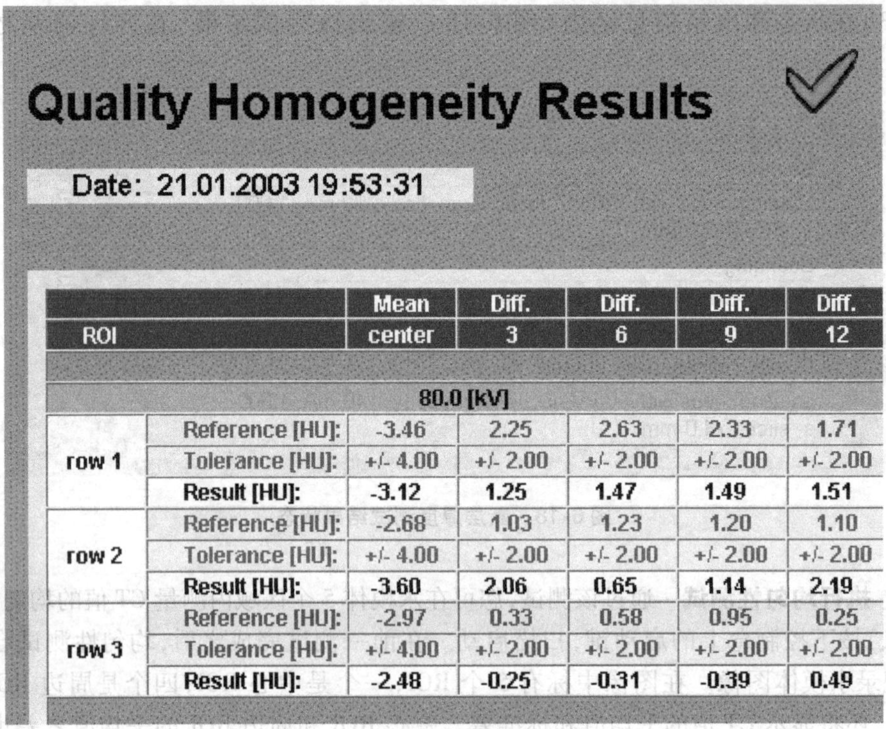

Quality Homogeneity Results
Date: 21.01.2003 19:53:31

	ROI	Mean center	Diff. 3	Diff. 6	Diff. 9	Diff. 12
80.0 [kV]						
row 1	Reference [HU]:	-3.46	2.25	2.63	2.33	1.71
	Tolerance [HU]:	+/- 4.00	+/- 2.00	+/- 2.00	+/- 2.00	+/- 2.00
	Result [HU]:	**-3.12**	**1.25**	**1.47**	**1.49**	**1.51**
row 2	Reference [HU]:	-2.68	1.03	1.23	1.20	1.10
	Tolerance [HU]:	+/- 4.00	+/- 2.00	+/- 2.00	+/- 2.00	+/- 2.00
	Result [HU]:	**-3.60**	**2.06**	**0.65**	**1.14**	**2.19**
row 3	Reference [HU]:	-2.97	0.33	0.58	0.95	0.25
	Tolerance [HU]:	+/- 4.00	+/- 2.00	+/- 2.00	+/- 2.00	+/- 2.00
	Result [HU]:	**-2.48**	**-0.25**	**-0.31**	**-0.39**	**0.49**

图6-20 均匀性测试结果窗口

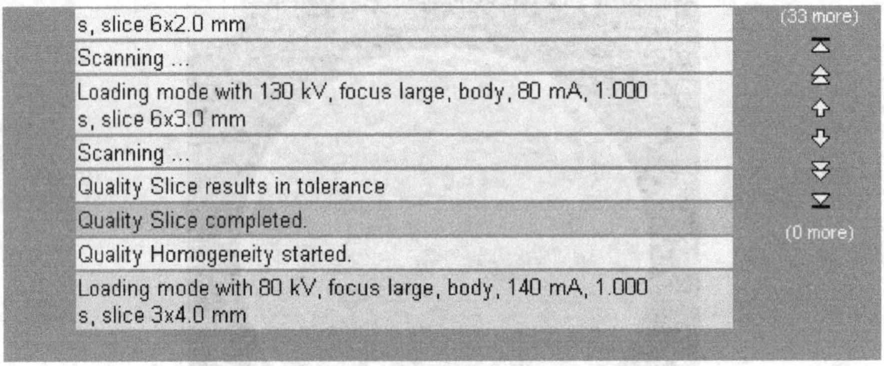

s, slice 6x2.0 mm
Scanning ...
Loading mode with 130 kV, focus large, body, 80 mA, 1.000 s, slice 6x3.0 mm
Scanning ...
Quality Slice results in tolerance
Quality Slice completed.
Quality Homogeneity started.
Loading mode with 80 kV, focus large, body, 140 mA, 1.000 s, slice 3x4.0 mm
(33 more)
(0 more)

图6-21 均匀性测试结果状态

10. 执行像素噪声测试 采用与日常质量测试相同的方法，通过水模体的两个断层图像确定像素噪声。

(1)按下控制盒上的启动键，扫描启动。在前一测试完成之后，噪声测试自动开始。水模体的两个图像采用相同参数进行记录。显示第一次测量和第二次测量之间的差别。同时显示下列评估值：ROI、CT值的平均值、像素噪声Sigma值(图6-22)。

(2)对于每个球管电压，都将自动重复此项测量。质量稳定性对话框的内容区内输出测试结果(图6-23)。

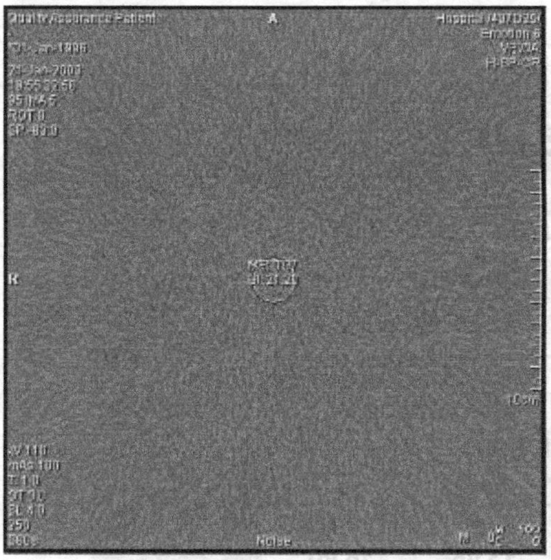

图 6-22　像素噪声测试图像

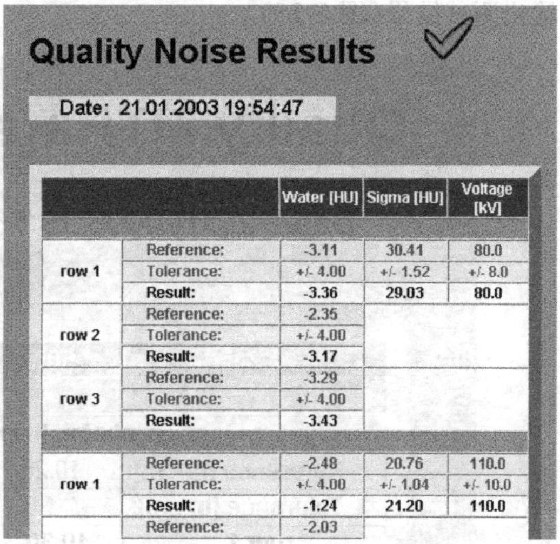

Quality Noise Results

Date: 21.01.2003 19:54:47

		Water [HU]	Sigma [HU]	Voltage [kV]
row 1	Reference:	-3.11	30.41	80.0
	Tolerance:	+/- 4.00	+/- 1.52	+/- 8.0
	Result:	-3.36	29.03	80.0
row 2	Reference:	-2.35		
	Tolerance:	+/- 4.00		
	Result:	-3.17		
row 3	Reference:	-3.29		
	Tolerance:	+/- 4.00		
	Result:	-3.43		
row 1	Reference:	-2.48	20.76	110.0
	Tolerance:	+/- 4.00	+/- 1.04	+/- 10.0
	Result:	-1.24	21.20	110.0
	Reference:	-2.03		

图 6-23　像素噪声测试结果窗口

(3)在状态和出错信息区内，输出该测试结果(在容许偏差之内或之外)。

11. 执行 MTF 测试　空间分辨率是通过调制传递函数(MTF)来表征的。它描述了针对理想传递情况下图像中所示的具有不同局部频率的条状图形的对比度幅度。MTF 的 2% 值是指在这一线对频率下周期性线对图案的对比度降低到 2%。在实践中，MTF 值是使用单根金属丝测定的。

(1)按下控制盒上的启动键，扫描启动。在前一测试完成之后，MTF 测试自动开始。MTF 以图形方式被表示为局部频率(LP/cm)的函数。此外，显示有三个特征值：50% MTF、10% MTF 和 2% MTF。扫描显示在图像区(图 6-24)。结果图像被计算并存储在数据库。

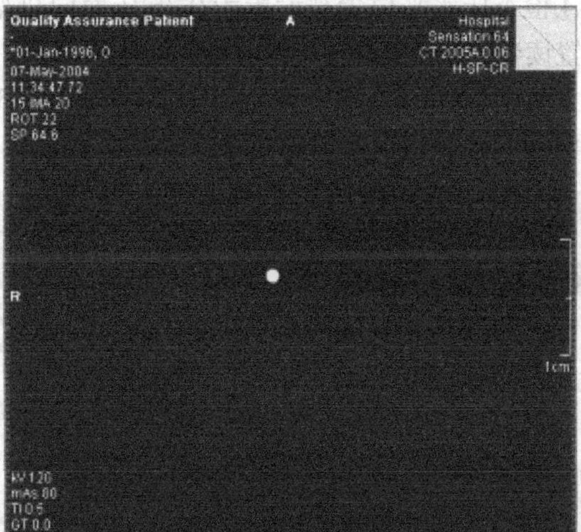

图 6-24　MTF 测试图像

(2)对于所有检测器，使用不同的卷积核进行评估。质量稳定性对话框的内容区内输出测试结果(图6-25)。

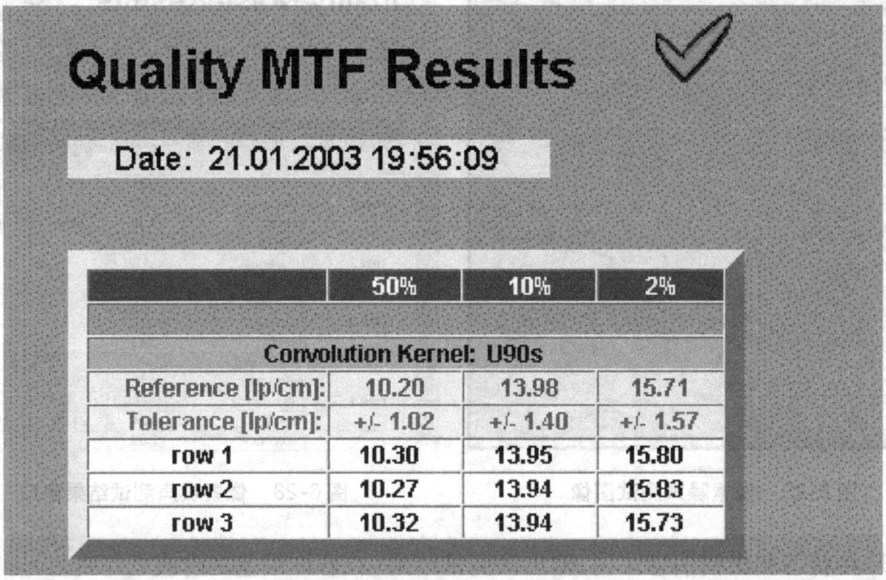

Quality MTF Results

Date: 21.01.2003 19:56:09

	50%	10%	2%
Convolution Kernel: U90s			
Reference [lp/cm]:	10.20	13.98	15.71
Tolerance [lp/cm]:	+/- 1.02	+/- 1.40	+/- 1.57
row 1	10.30	13.95	15.80
row 2	10.27	13.94	15.83
row 3	10.32	13.94	15.73

图6-25　MTF测试结果窗口

(3)在状态和出错信息区内,输出该测试结果(在容许偏差之内或之外)。

12. 执行扫描床位置测试　通过该测试,可测试实际床位是否与显示床位相匹配。床位测试是在没有曝光的情况下测试的。通过运行(在质量稳定性对话框中)来启动测试。

(1)在前一测试完成之后,床位测试自动开始:①将一标尺安装在检查床的移动部分,并使该标尺的0mm标记与检查床的固定部分对准;②将70kg重量放在检查床上;③点击运行开始测量;④检查床水平位置被设置为0;⑤床面向机架方向移动300mm,读取标尺上的300mm位置读数,将该读数输入到内容区的输入字段中(图6-26);⑥点击继续,床面现一步一步移入机架(300mm)并移回;⑦在输入字段中的300mm和0mm位置再次输入实际值;⑧计算实际位置和显示位置的偏差。

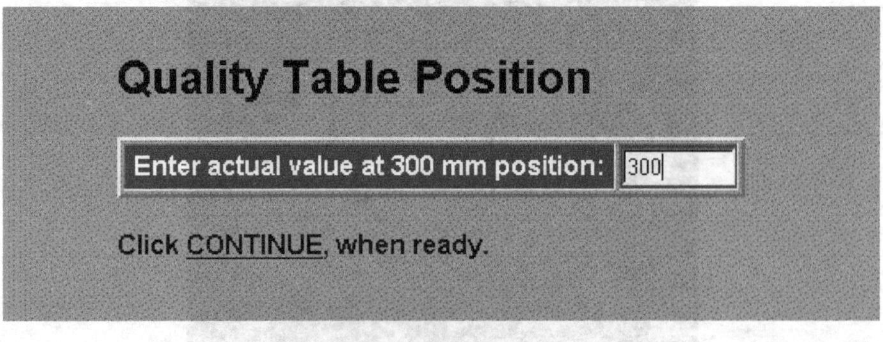

图6-26　扫描床位置测试窗口

(2)质量稳定性对话框的内容区内输出测试结果(图6-27)。

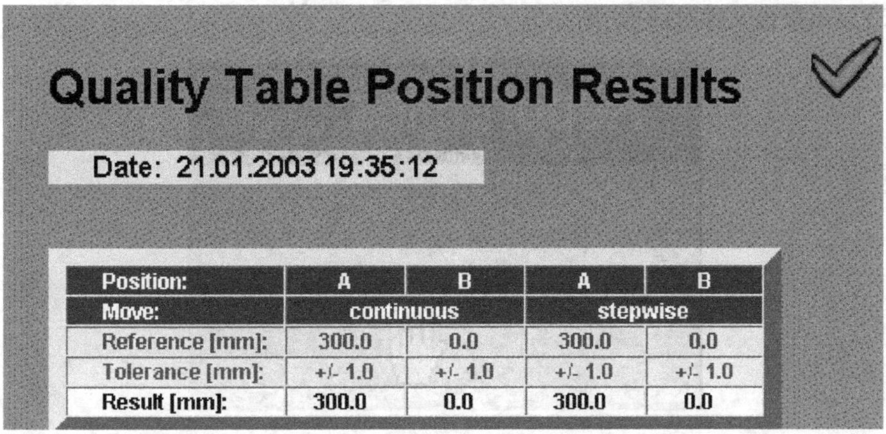

Position:	A	B	A	B
Move:	continuous		stepwise	
Reference [mm]:	300.0	0.0	300.0	0.0
Tolerance [mm]:	+/- 1.0	+/- 1.0	+/- 1.0	+/- 1.0
Result [mm]:	300.0	0.0	300.0	0.0

图 6-27　扫描床位置测试结果窗口

(3)在状态和出错信息区内,输出该测试结果(在容许偏差之内或之外)。

13. 退出稳定性测试　在最终测试完成之后,结束稳定性测试并返回到主页菜单对话窗口。

(1)在状态和出错信息区中,系统提示您按下完成(图 6-28)。

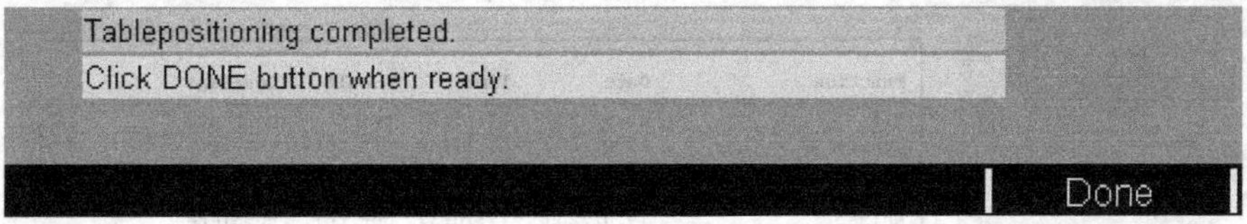

图 6-28　稳定性测试结束

(2)点击完成,稳定性测试结束。

14. 输出测试结果　在测量时记录的图像作为"质量保证病人"的图像存储。显示测试报告:使用本地维修的报告功能,您可以显示每日和每月质量测试的结果。

(1)调用"选项 > 维修 > 本地维修",删除密码输入项,并点击确定。

(2)在主页菜单对话窗口中,点击报告(图 6-29)。

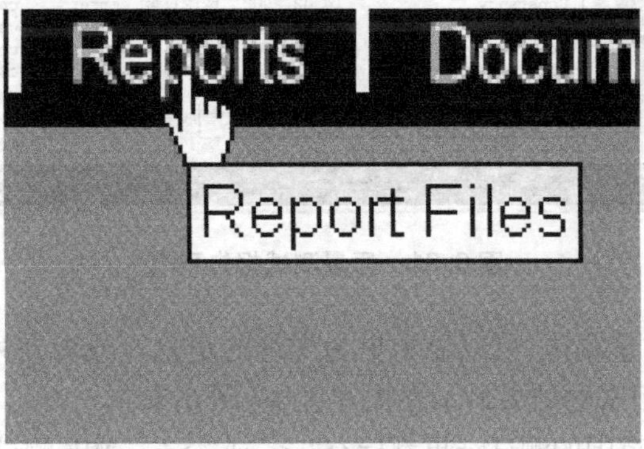

图 6-29　测试报告窗口

(3)显示报告文件对话框(图6-30)。

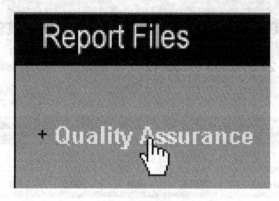

图6-30 质量保证测试报告窗口

(4)选择质量保证:一份有关执行的质量测试(每日质量测试和稳定性测试)的列表按日期排序显示(图6-31)。

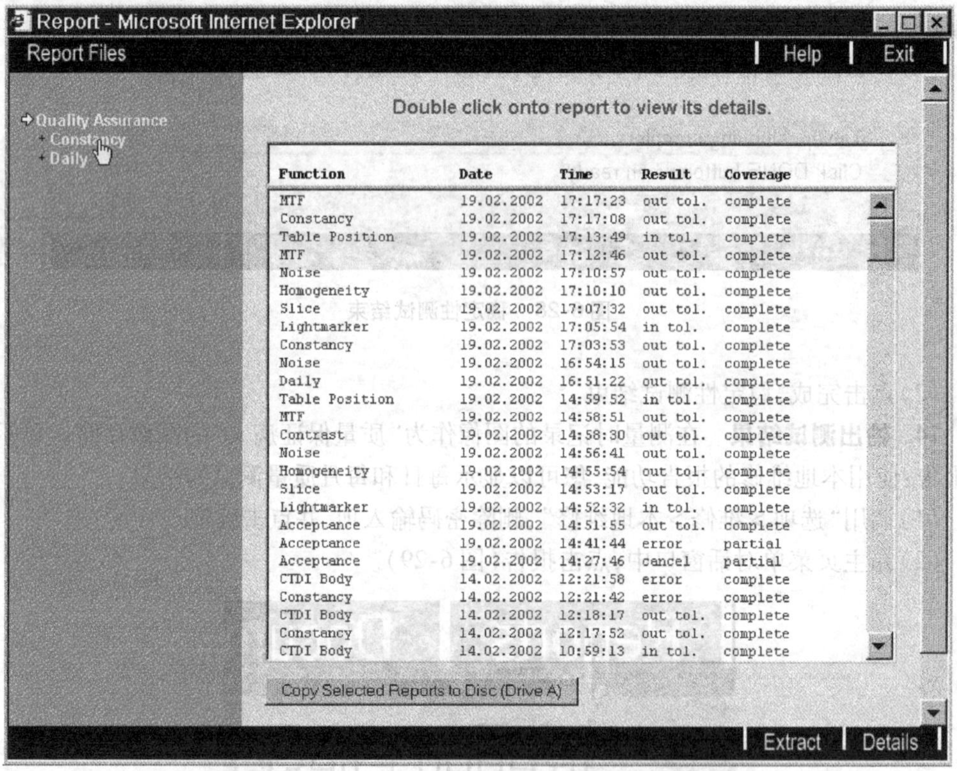

Function	Date	Time	Result	Coverage
MTF	19.02.2002	17:17:23	out tol.	complete
Constancy	19.02.2002	17:17:08	out tol.	complete
Table Position	19.02.2002	17:13:49	in tol.	complete
MTF	19.02.2002	17:12:46	out tol.	complete
Noise	19.02.2002	17:10:57	out tol.	complete
Homogeneity	19.02.2002	17:10:10	out tol.	complete
Slice	19.02.2002	17:07:32	out tol.	complete
Lightmarker	19.02.2002	17:05:54	in tol.	complete
Constancy	19.02.2002	17:03:53	out tol.	complete
Noise	19.02.2002	16:54:15	out tol.	complete
Daily	19.02.2002	16:51:22	out tol.	complete
Table Position	19.02.2002	14:59:52	in tol.	complete
MTF	19.02.2002	14:58:51	out tol.	complete
Contrast	19.02.2002	14:58:30	out tol.	complete
Noise	19.02.2002	14:56:41	out tol.	complete
Homogeneity	19.02.2002	14:55:54	out tol.	complete
Slice	19.02.2002	14:53:17	out tol.	complete
Lightmarker	19.02.2002	14:52:32	in tol.	complete
Acceptance	19.02.2002	14:51:55	out tol.	complete
Acceptance	19.02.2002	14:41:44	error	partial
Acceptance	19.02.2002	14:27:46	cancel	partial
CTDI Body	14.02.2002	12:21:58	error	complete
Constancy	14.02.2002	12:21:42	error	complete
CTDI Body	14.02.2002	12:18:17	out tol.	complete
Constancy	14.02.2002	12:17:52	out tol.	complete
CTDI Body	14.02.2002	10:59:13	in tol.	complete

图6-31 质量测试报告列表

(5)双击表中的质量测试,可以显示更为详细的信息。或者在列表中选择选项,并点击细节。所选的质量测试的结果显示在内容区中(图6-32)。

(6)任何超出偏差范围的测试结果都标有"<"或">"。MIF测试的结果图像如图6-33所示。

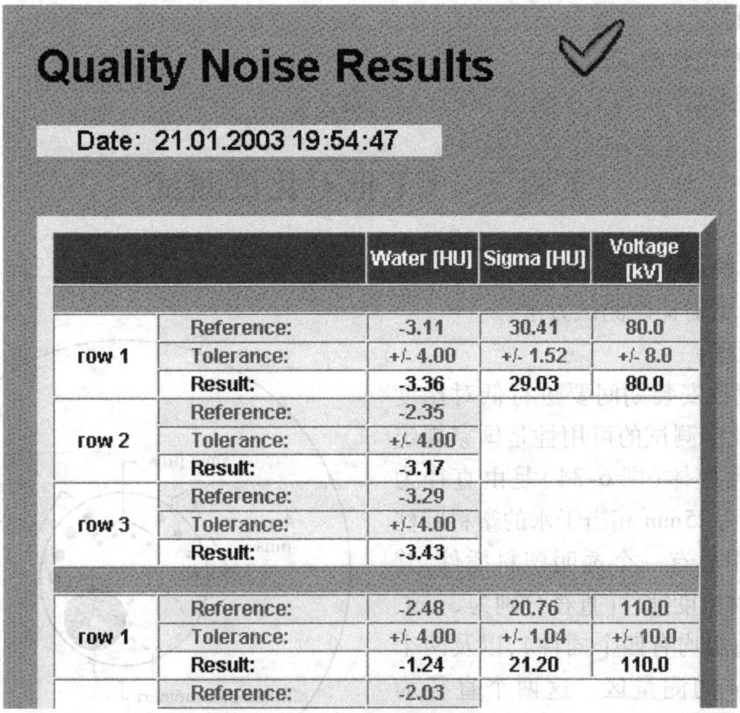

Quality Noise Results

Date: 21.01.2003 19:54:47

		Water [HU]	Sigma [HU]	Voltage [kV]
row 1	Reference:	-3.11	30.41	80.0
	Tolerance:	+/- 4.00	+/- 1.52	+/- 8.0
	Result:	-3.36	29.03	80.0
row 2	Reference:	-2.35		
	Tolerance:	+/- 4.00		
	Result:	-3.17		
row 3	Reference:	-3.29		
	Tolerance:	+/- 4.00		
	Result:	-3.43		
row 1	Reference:	-2.48	20.76	110.0
	Tolerance:	+/- 4.00	+/- 1.04	+/- 10.0
	Result:	-1.24	21.20	110.0
	Reference:	-2.03		

图 6-32 质量测试结果窗口

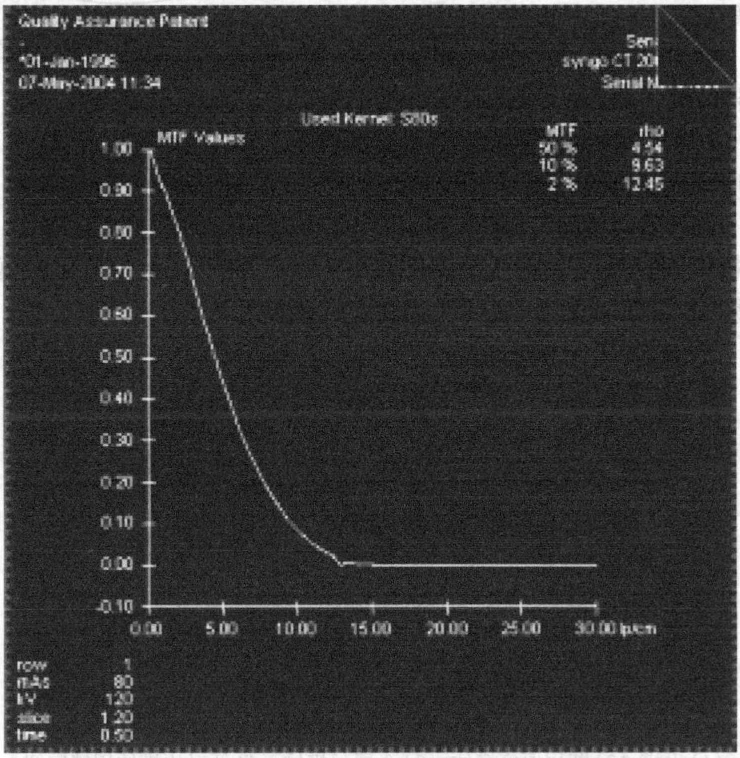

图 6-33 MTF 测试结果图像

【思考题】

1. 描述稳定性测试的方法。
2. 各项测试结果与上次测试结果比较的意义。

实验三 CT 低对比度测试

【实验目的】

掌握 CT 低对比度测试方法。

【工作原理】

在 CT 设备安装期间要进行低对比度测试。低对比度测试的可用性是国家规定的。低对比度模体(图 6-34)是由直径为 165mm、厚度为 25mm 相当于水的塑料圆柱体组成。在中心有一个透明塑料插件,其包括三组低对比度插件(直径分别为 3mm、4mm、5mm,每组均有四个插件),以及两个直径为 20mm 的测量区。这两个直径为 20mm 的测量区用于确定插件和周围材料之间的低对比度差。插件和周围材料之间的额定对比度为(6 ±1)HU(0.6% ±0.1%对比度)。

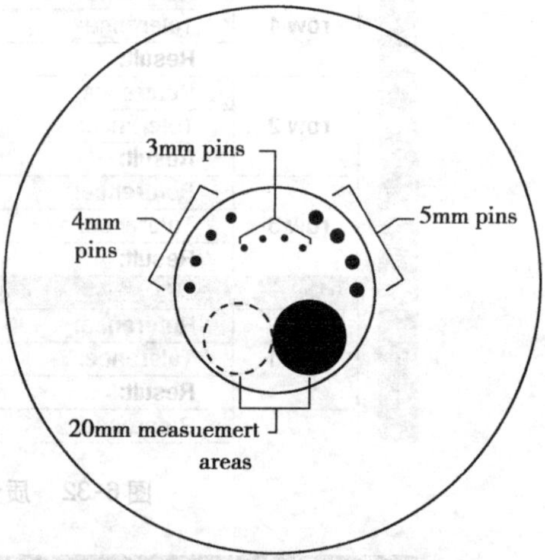

图 6-34 低对比度模体示意图

【实验器材】

Emotion 6 CT,模体支架,模体组,低对比度模体。

【方法与步骤】

1. 校正 在开始质量测试之前,必须进行校正(调用“设置 > 校正”)。

2. 放置模体(图 6-35) 使用安装托架和 4 个安装螺钉,将低对比度模体安装到模体组上。将模体组件按照正常体部检查高度安装在病床上。

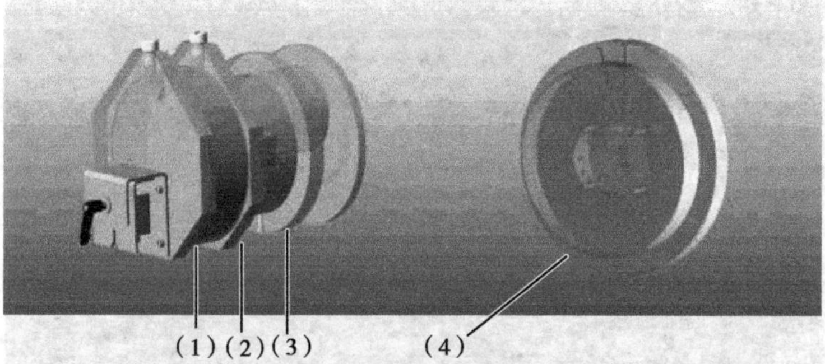

图 6-35 低对比度模体

(1)水模;(2)断层厚度模体;(3)金属丝模体;(4)低对比模体用锁定钮

3. 模体的定位

（1）将机架设定在垂直位置（0°）。

（2）使用定位灯设置适当的扫描床高度（在检查模体位置后，将会显示正确扫描床高度的数值）。

（3）将检查床移入机架（定位灯射束必须与断层模体的参考标志对准）。

4. 启动测试

（1）低对比度测试是在本地维修窗口的质量稳定性对话框来进行的。

（2）调用质量稳定性对话框。选择模体检查和低对比度测试（图6-36）。使用运行对稳定性测试的选择进行确认。

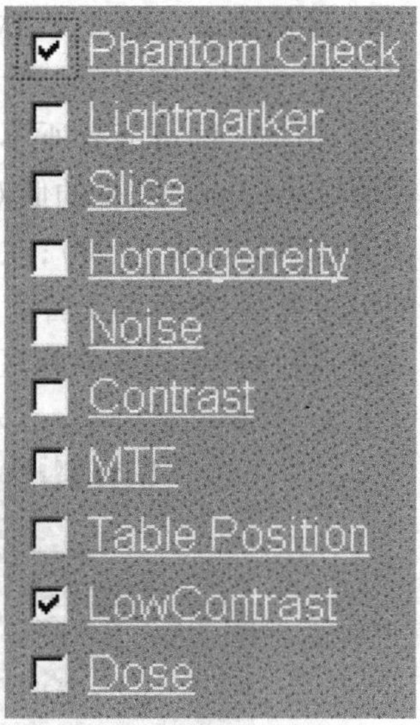
Phantom Check
Lightmarker
Slice
Homogeneity
Noise
Contrast
MTF
Table Position
LowContrast
Dose

图6-36　质量稳定性测试窗口

5. 开始检测

（1）点击运行，开始低对比度测试。选择“质量保证病人”。系统提示您按下开始键（图6-37）。

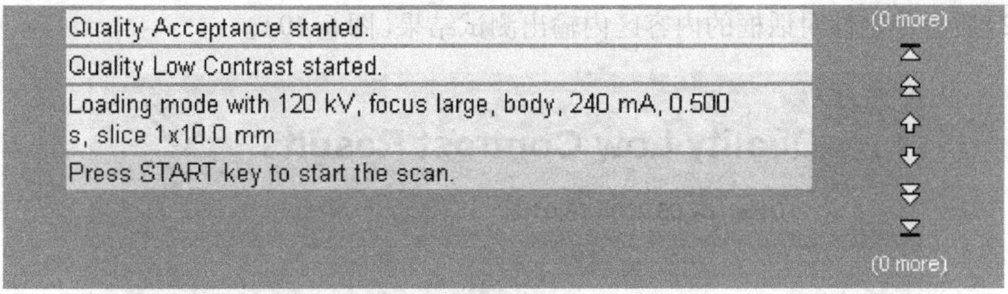

Quality Acceptance started.
Quality Low Contrast started.
Loading mode with 120 kV, focus large, body, 240 mA, 0.500 s, slice 1x10.0 mm

图6-37　低对比度测试启动

（2）按下控制盒上的启动键。检查并显示模体组的位置。

（3）低对比度模体的图像被显示在图像区中（图6-38）。

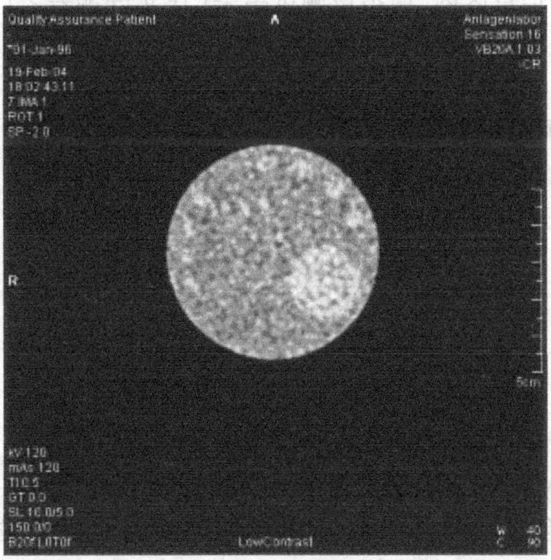

图6-38　低对比度测试模体图像

6. 评估测试 通常，一次扫描就足以辨别出直径最小(3mm)的一排细插件。然而，如果需要，可重复该程序。低对比度测量将直接受到CT设备中噪声的影响，在某一特定范围内，扫描之间可能有所不同。低对比度评估采用多少有点主观性的目测检验方法。在评估最小(3mm)插件的低对比度时，需要调整窗宽和窗位来改善图像的显示(足够的开始值：窗宽40/窗位90)；注意观察正好位于两个20mm测量区之上的细销所在区；在稍暗的房间观察，将有助于看清图像。

(1)将分辨率输入内容区的相应输入字段内(图6-39)。

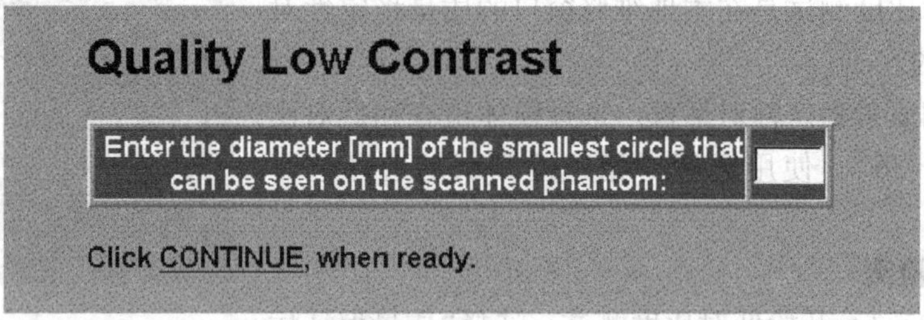

图6-39 低对比度测试窗口

(2)质量稳定性对话框的内容区内输出测试结果(图6-40)。

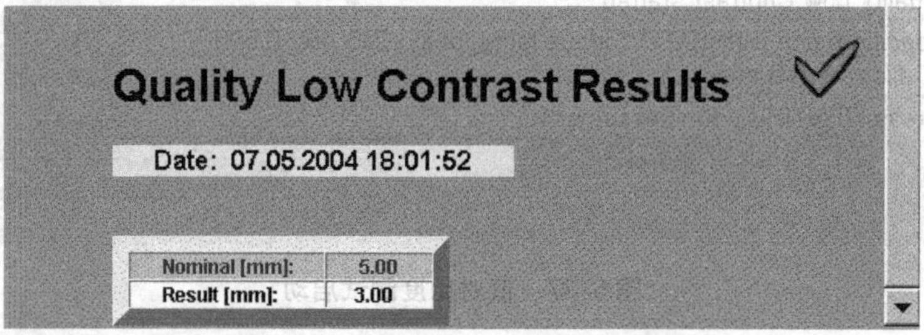

图6-40 低对比度测试结果窗口

(3)在状态和出错信息区内，输出该测试结果(在允许偏差之内或之外)。如果测试结果超出容许范围，应及时检修CT设备。

【思考题】

1. 描述低对比度测试的方法。
2. 描述低对比度评估有点主观性。

实验四 CTDI测试

【实验目的】

掌握CTDI测试方法。

【工作原理】

每6个月进行一次CTDI(CT剂量指数)测量，通常与每月一次的稳定性测试一起进行。在任何一次可能会改变测试结果的保养工作之后，也必须检测CTDI。使用16cm CTDI头部模体和32cm CTDI体部模体进行测量。模体由PMMA(有机玻璃)制成。每个模体也都具有一个测量插孔、四个填充插孔和四个填充插条。测量是采用剂量计、带有必要附件的剂量测量室以及温度计进行的。

【实验器材】

Emotion 6 CT，头部 16cm CTDI 模体和体部 32cm CTDI 模体，剂量计、剂量测量室等。

【方法与步骤】

1. 校正　在开始质量测试之前，必须进行校正（调用“设置 > 校正”）。

2. 放置模体（图 6-41、图 6-42）　使用头拖定位 16cm 的 CTDI 头部模体，必要时还要用提供的薄垫来将其固定。32cm CTDI 体部模体必须放在检查床上，并且如有必要，用垫子固定。

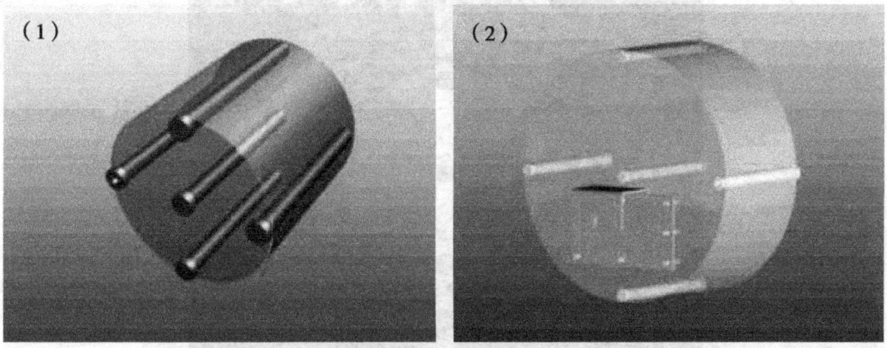

图 6-41　CTDI 模体

（1）16cm CTDI 头部模体；（2）32cm CTDI 体部模体

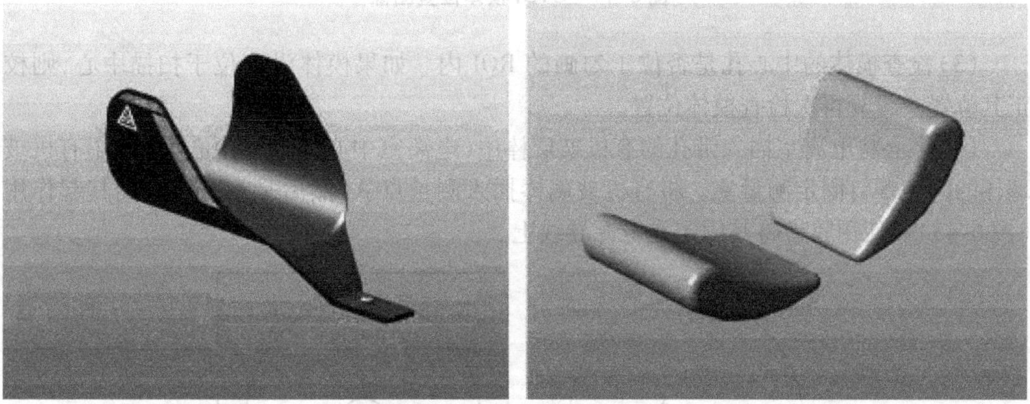

图 6-42　CTDI 模体固定垫

3. 模体的定位　在 CTDI 测量中，使用剂量计测量位于 16cm 和 32cm CTDI 模体中心和表面以下 1cm 的 CTDI 值。首先使用 32cm CTDI 体部模体进行测量。采用同样方式使用 16cm CTDI 头部模体进行测量。

将 32cm CTDI 体部模体安装在检查床的头端。使用激光定位灯将模体放在断层平面的中心。机架的断层平面必须在 Z 方向上通过模体中心（容许偏差为 2mm）。使用定位灯对此进行检查。

4. 启动测试

(1)在质量稳定性对话框中，选择各个测试：CTDI 体部和 CTDI 头部测试（图 6-43）。点击运行，对稳定性测试的选择进行确认。

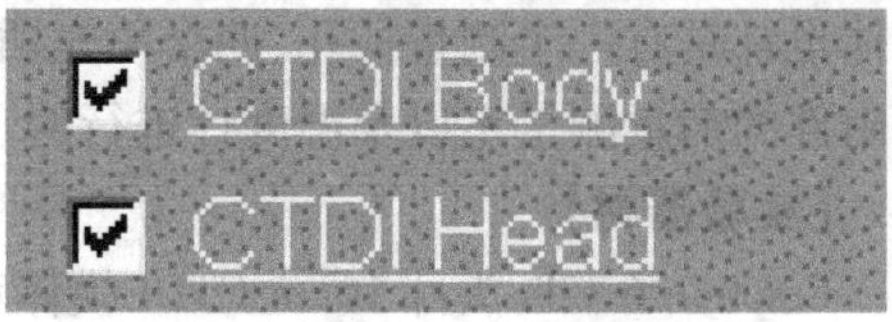

图 6-43　CTDI 测试窗口

(2)进行确认正确的模体位置。系统提示您按下开始键。按下控制盒上的启动键。检查模体位置。模体的 TOMO 图像显示在 TOPO 图像区内（图 6-44）。

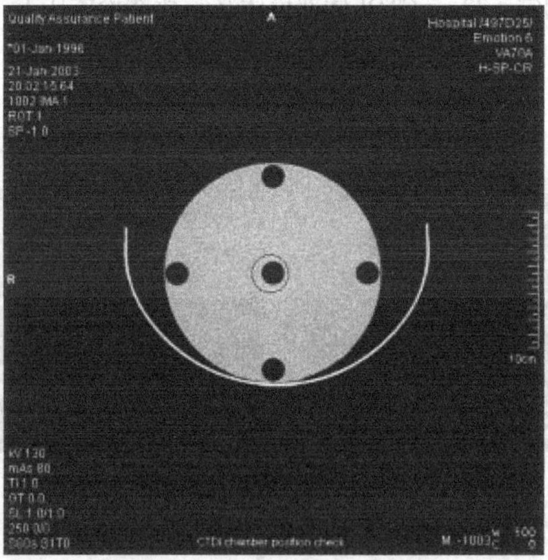

图 6-44　CTDI 模体位置图像

(3)检查模体的中心孔是否位于勾画的 ROI 内。如果模体没有位于扫描中心，则校正其位置。重复再次检查模体位置。

(4)小心将电离室插入带孔的有机玻璃棒中（电离室中心 = 模体中心）。使用有机玻璃棒的固定螺钉固定测量室。将有机玻璃棒插入测量点 A（然后是点 B），直到其起作用（图 6-45）。使用胶带将其固定在电源导线上。

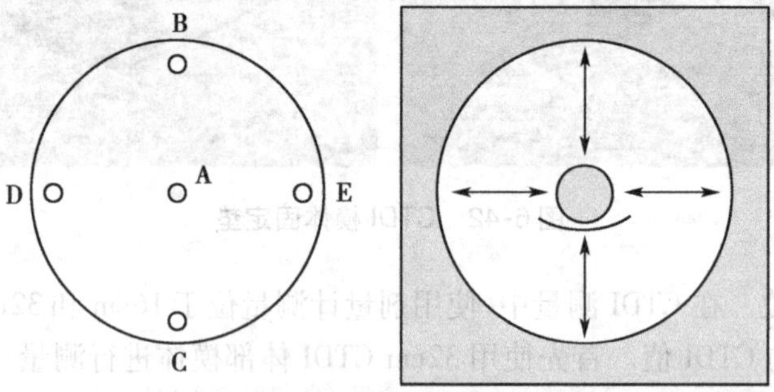

图 6-45　电离室位置示意图

(5)将不带孔的有机玻璃棒插入所有其他开口内。检查模体是否仍位于机架开口的中心。准备剂量计（图 6-46），并开始进行测量值采集。如有必要，在每次扫描之前，将剂量计上的测量值复原到零,以避免多次曝光(图6-47)。

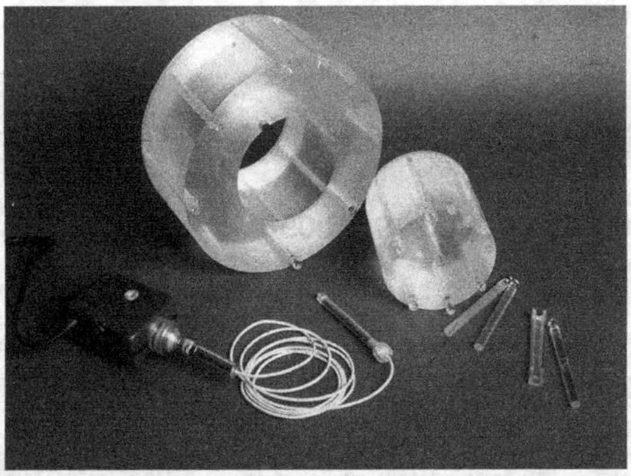

图6-46　CTDI 模体和剂量计

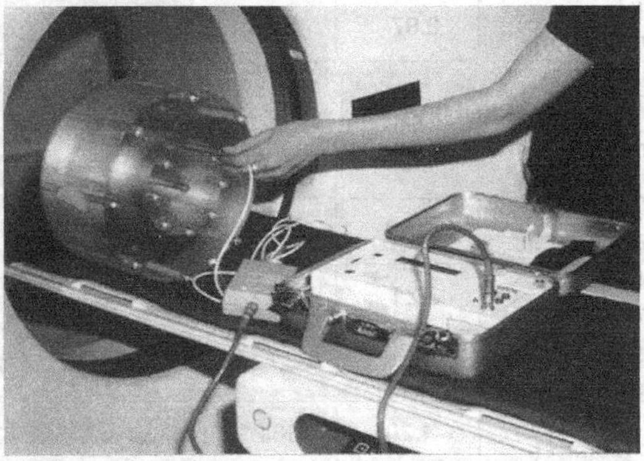

图6-47　CTDI 测试

5. 进行检测

(1)点击继续,系统提示按下开始键。按下控制盒上的启动键。

(2)读取剂量计上的数值,并将其输入协议内(图6-48)。

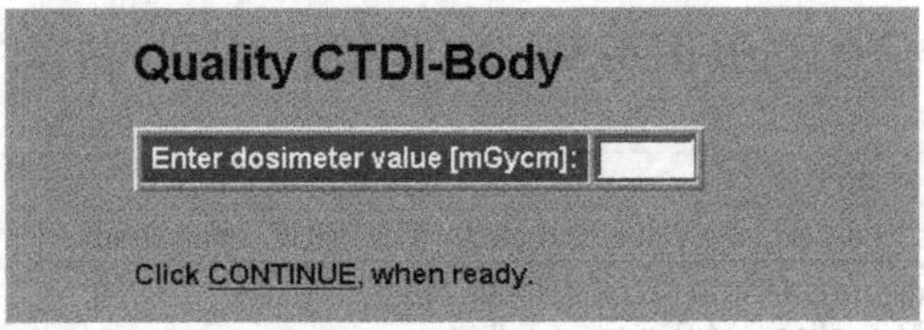
Quality CTDI-Body
Enter dosimeter value [mGycm]:
Click CONTINUE, when ready.

图6-48　CTDI 测试窗口

(3)使用随后的 kV 值继续测量。

(4)然后,将带有测量室的有机玻璃棒插入模体的位置 B。

(5)点击继续,以便开始第二次测量。

(6)当完成了 CTDI 体部模体上的 CTDI 测量时,以同样方式继续 CTDI 头部模体的 CTDI 测量。

(7)当完成所有的CTDI测量时，设置点、容许偏差和实际值输出到质量稳定性对话框的内容区(图6-49)。

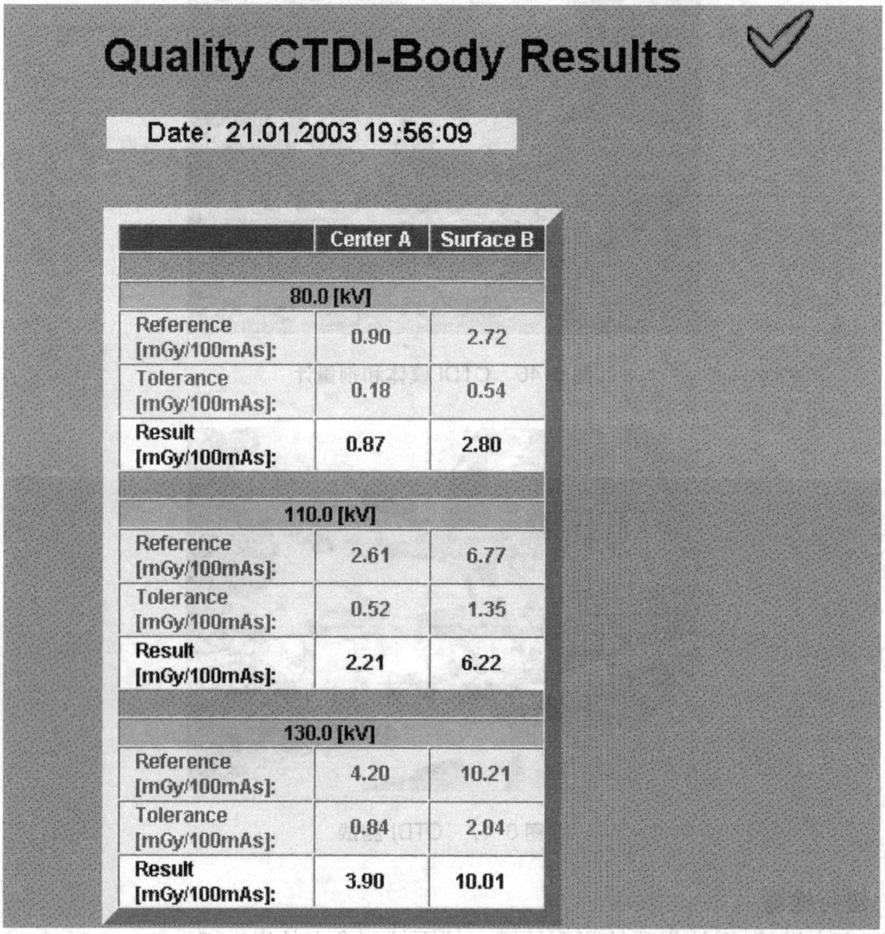

Quality CTDI-Body Results

Date: 21.01.2003 19:56:09

	Center A	Surface B
80.0 [kV]		
Reference [mGy/100mAs]:	0.90	2.72
Tolerance [mGy/100mAs]:	0.18	0.54
Result [mGy/100mAs]:	**0.87**	**2.80**
110.0 [kV]		
Reference [mGy/100mAs]:	2.61	6.77
Tolerance [mGy/100mAs]:	0.52	1.35
Result [mGy/100mAs]:	**2.21**	**6.22**
130.0 [kV]		
Reference [mGy/100mAs]:	4.20	10.21
Tolerance [mGy/100mAs]:	0.84	2.04
Result [mGy/100mAs]:	**3.90**	**10.01**

图6-49　CTDI测试结果窗口

(8)在状态和出错信息区内(图6-50)，输出该测试结果(在容许偏差之内或之外)。

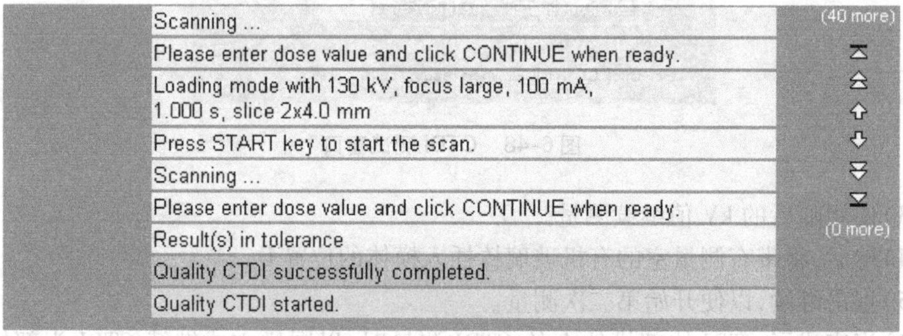
Scanning ...
(40 more)
Please enter dose value and click CONTINUE when ready.
Loading mode with 130 kV, focus large, 100 mA, 1.000 s, slice 2x4.0 mm
Press START key to start the scan.
Scanning ...
Please enter dose value and click CONTINUE when ready.
Result(s) in tolerance
(0 more)
Quality CTDI successfully completed.
Quality CTDI started.

图6-50　CTDI测试结果状态

【思考题】

1. 描述 CTDI 测试的方法。

2. 为什么 CTDI 测试需要测试不同 KV 条件的 CTDI?

实验五 CT 机房准备

【实验目的】

1. 了解 CT 机房准备工作流程。

2. 熟悉 CT 机房基本结构。

3. 掌握 CT 机房防护、基座、电源、地线、环境等技术要求。

【工作原理】

CT 设备安装前的准备是一项至关重要的工作。根据医院所选购的 CT 设备,设备厂商向医院提供设备安装准备相关的工作流程、设备安装前机房准备的技术要求、远程宽带接入服务说明、场地检查等内容。

安装前场地准备的技术要求主要包括:①机房要求:机房布局、机房尺寸、辐射防护、电磁干扰、扫描架及扫描床基础、线槽、天花板、照明、观察窗、连锁要求;②电源供应要求:系统动力电源、电源电缆、保护接地、空调电源、房间普通电源插座;③环境要求:温湿度要求、设备产热量、机房专用空调、空气质量、防尘要求;④网络要求:网络远程维修诊断、其他网络。医院根据设备厂商提供的场地准备的技术要求进行施工,在设备到达医院时,安装前的各项准备工作已完成。

【实验器材】

医院 Emotion 6 CT 机房,扫描架及扫描床基座模板,水平仪,盒尺等。

【方法与步骤】

1. 根据 CT 安装场地准备资料,测量机房门、窗尺寸,画出机房布局图。

(1) CT 扫描室、设备室、操作控制室尺寸及要求。

(2) 观察窗、患者出入门、操作室门尺寸及要求。

(3) 扫描架和扫描床承重及 T 型基座的要求。

2. 观察机房设备供电、地线、空调、网络、放射防护后,列出技术要求。

(1) 主电源柜、辅助电源柜的要求:最大功率、线径、备用电源自动切换。

(2) 地线要求:接地电阻、地线连接方法。

(3) 放射防护要求:门、窗、电缆沟等。

(4) 空调要求:恒温恒湿、设备散热功率、空调功率。

(5) 网络要求:布线、交换机、设备网络连接。

3. 使用扫描架及扫描床基座模板(图 6-51)做标记的方法(图 6-52)。

4. 实际测量扫描架及扫描床水平。

【思考题】

1. 说明机房布局原则和理由。

2. 简述扫描架及扫描床基座模板的作用。

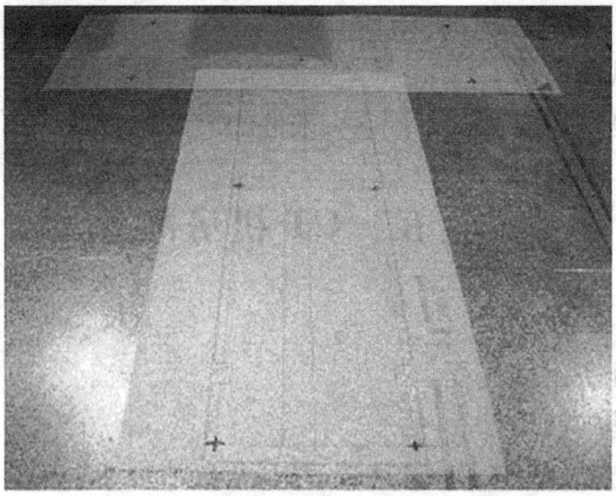

图 6-51 扫描架及扫描床基座模板

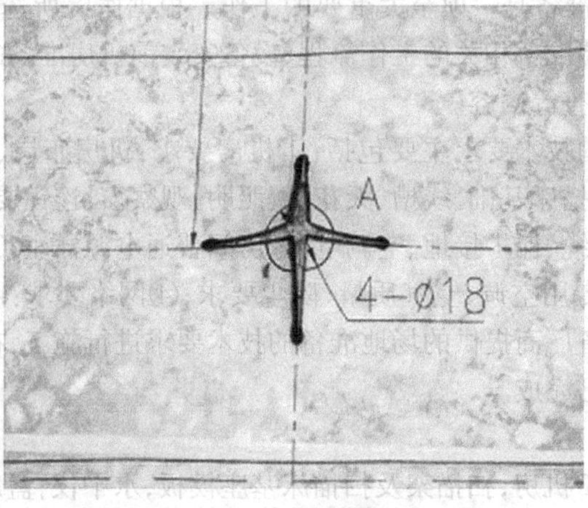

图 6-52 基座模板做标记

实验六 CT 质量自动分析

【实验目的】

掌握 CT 质量自动分析软件使用方法。

【工作原理】

采用 AutoQA Lite CT 质量自动分析软件，对国家质检部门每年 CT 状态检测的图像或用户检测的图像进行自动分析。AutoQA Lite 软件设计基于 Catphan 系列的模体，但可以适应各种模体，包括东芝、瓦里安、通用电气、西门子和飞利浦 CT 模体。软件基于 Windows 程序，用户界面简单，处理 DICOM 3.0 CT 图像格式。图像可以选择不同的文件夹（本地驱动器文件夹共享、网络驱动器和 DICOM 格式的光盘）。自动分析项目包括：CT 值线性，MTF，噪声/均匀性和低对比度。

【实验器材】

PACS 实验室，AutoQA Lite CT 质量自动分析软件，CT 状态检测（Catphan 模体）的图像。

【方法与步骤】

1. 开始 双击桌面“QA Lite”程序图标（图 6-53、图 6-54）。

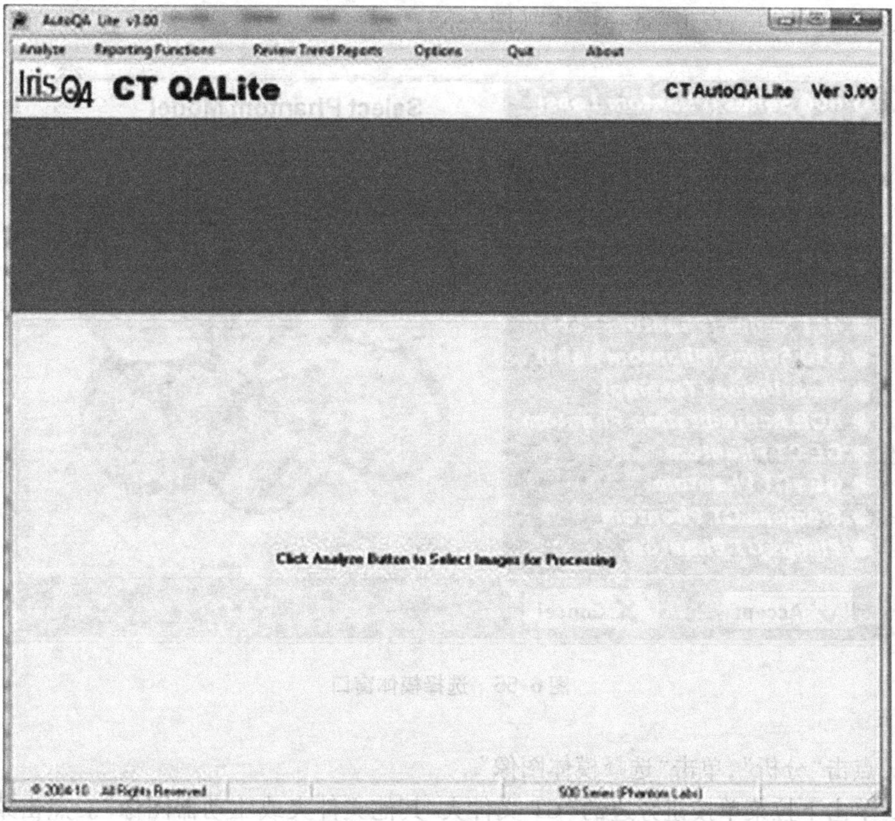

图 6-53 AutoQA Lite 窗口

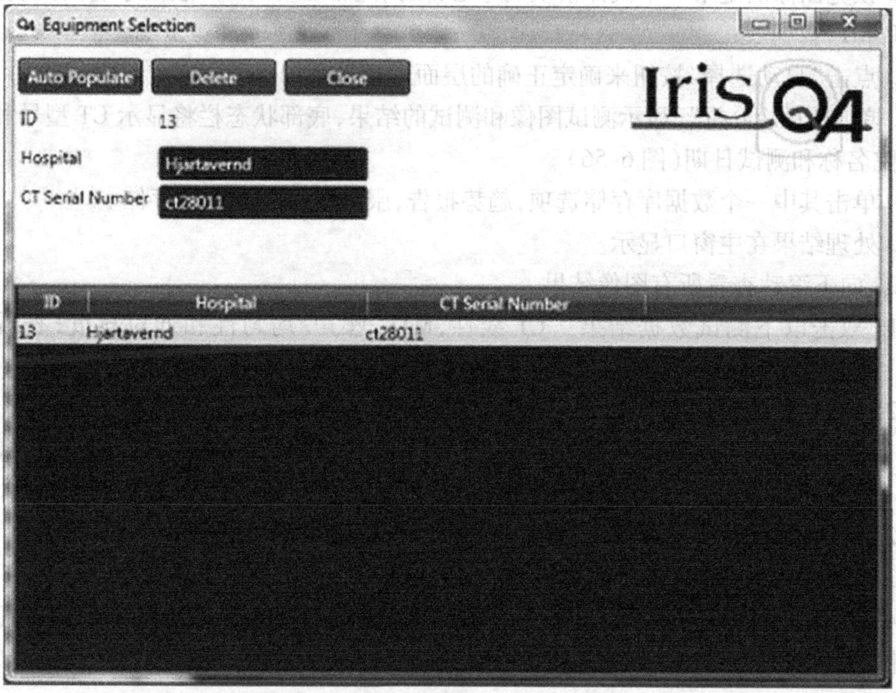

图 6-54 输入医院和 CT 设备窗口

2. 点击“选项”,点击“选择模体”(图6-55)。

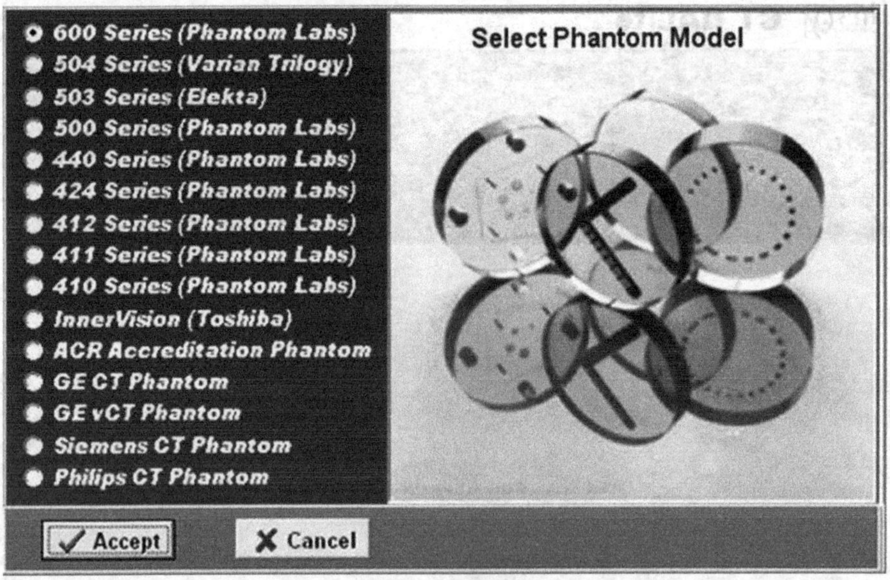

图6-55 选择模体窗口

3. 点击“分析”,单击“选择模体图像”。

4. 单击下拉菜单按钮旁边的“CT 文件夹/其他文件夹或驱动器图像”。点击菜单项的“选择”打开一个 DICOM 3.0 文件。

5. 预览图像确定第一个模体模块的中心部分,通常在 Catphan 层面厚度测试模型(模块 CTP 401)。

6. 点击“自动选择”按钮来确定正确的层面进行处理。

7. 单击“开始分析”,显示测试图像和测试的结果,底部状态栏将显示 CT 型号和序列号,医院名称和测试日期(图6-56)。

8. 单击其中一个数据库存储选项,趋势报告,服务或任何数据库存储。

9. 处理结果在主窗口显示。

10. 向下滚动查看所有图像结果。

11. 双击以下测试数据结果 CT 线性,MTF,噪声/均匀性和低对比度,查看图形数据。

12. 点击“报告功能”打印,保存或检索报告。

(1)显示报告:该选项为报告格式,所有图像处理以及测试结果显示在结果窗口中。

(2)打印测试结果:该选项将发送报告直接默认 windows 打印机。

(3)报告保存为 PDF 文件:该选项将自动创建一个 PDF 文件的测试结果。

(4)打印选定的报告:每次执行一个分析原始数据保存在另一个数据库内的压缩格式文件(图6-57)。

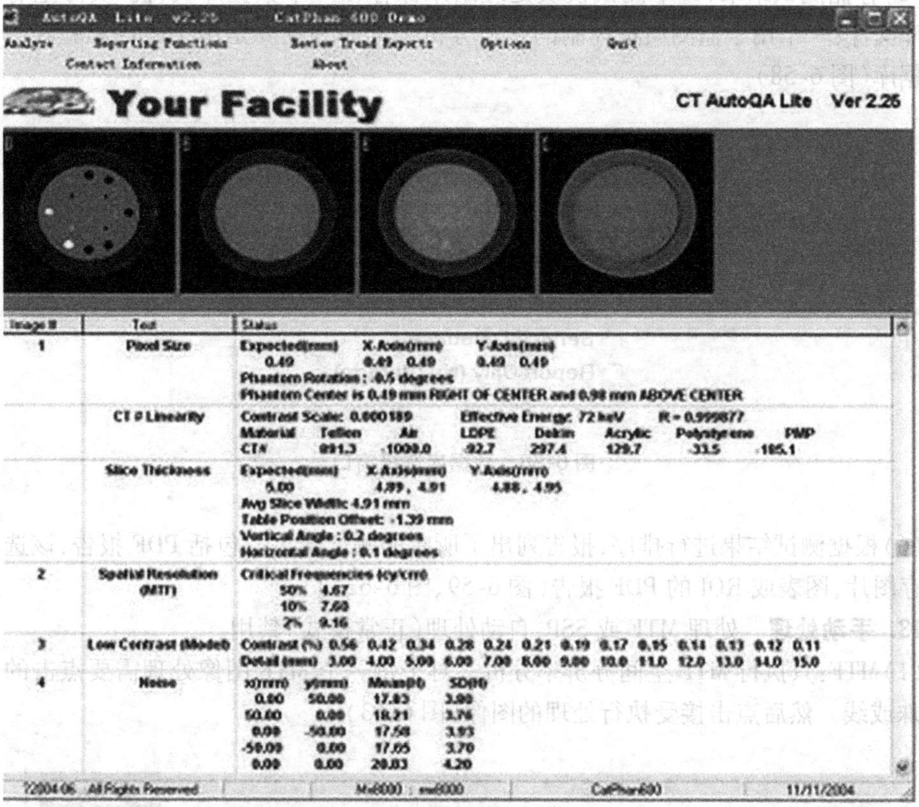

图 6-56 显示测试图像和测试结果窗口

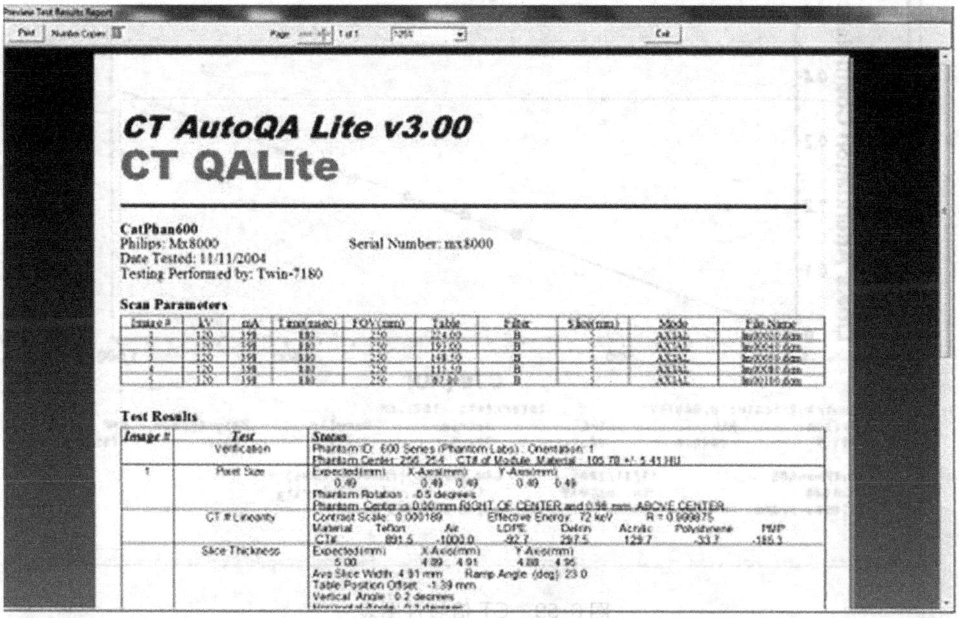

图 6-57 测试结果报告

(5)存储测试结果:每个测试模块处理结果保存在一个数据库文件。实际上有两套数据库文件:一个用于监测质量控制的趋势分析数据库和主要是用于服务和验收测试服务数据库(图6-58)。

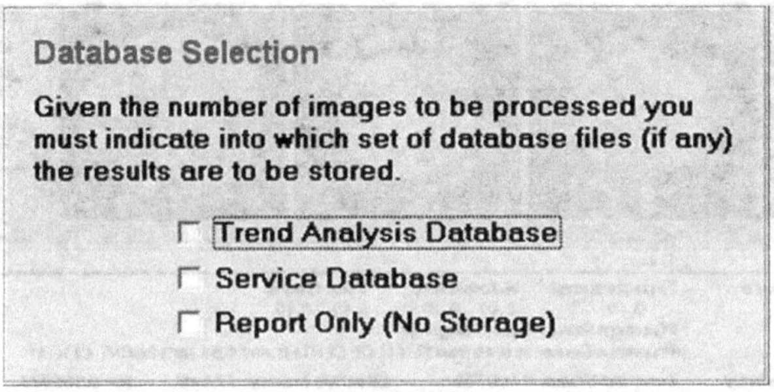

图6-58 数据库选择窗口

(6)根据测试结果进行排序,报告列出了所有的测试结果。包括PDF报告,该选项启用保存图片,图表或ROI的PDF报告(图6-59、图6-62)。

13. 手动处理 处理MTF或SSP,自动处理(正常模式)禁用。

(1)MTF:只执行MTF空间分辨率分析。对于每一个MTF图像处理需要点击的位置MTF珠或线。然后点击接受执行处理的图像(图6-63)。

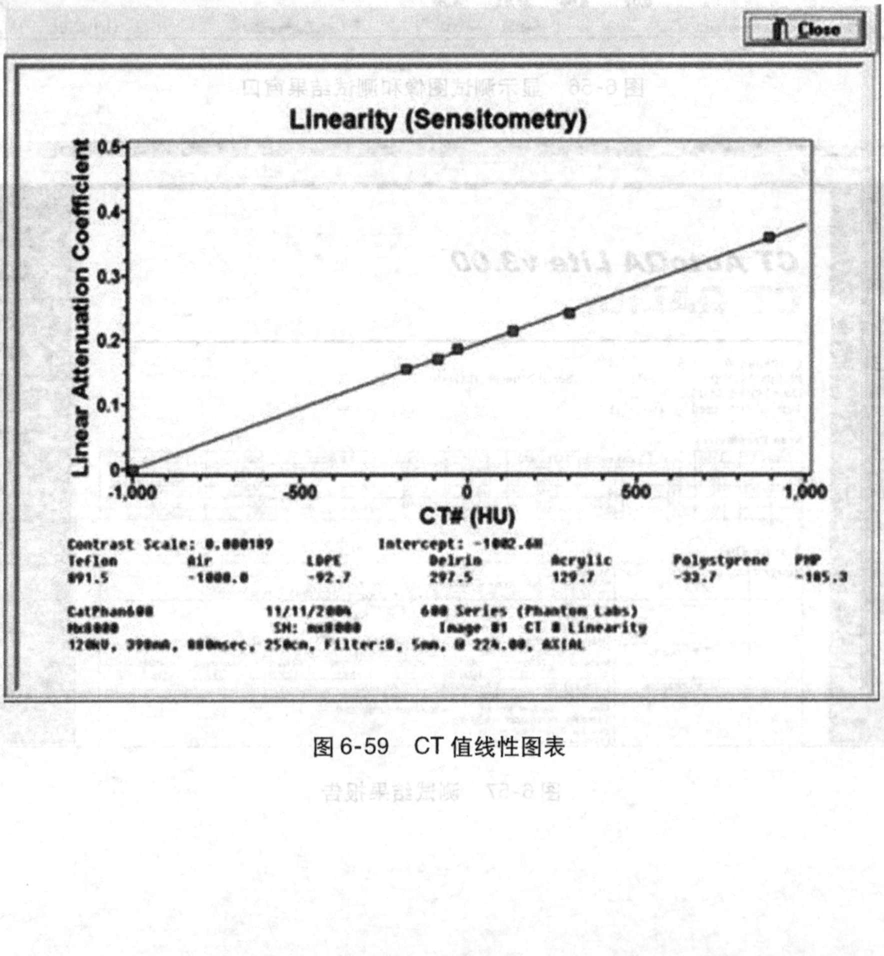

图6-59 CT值线性图表

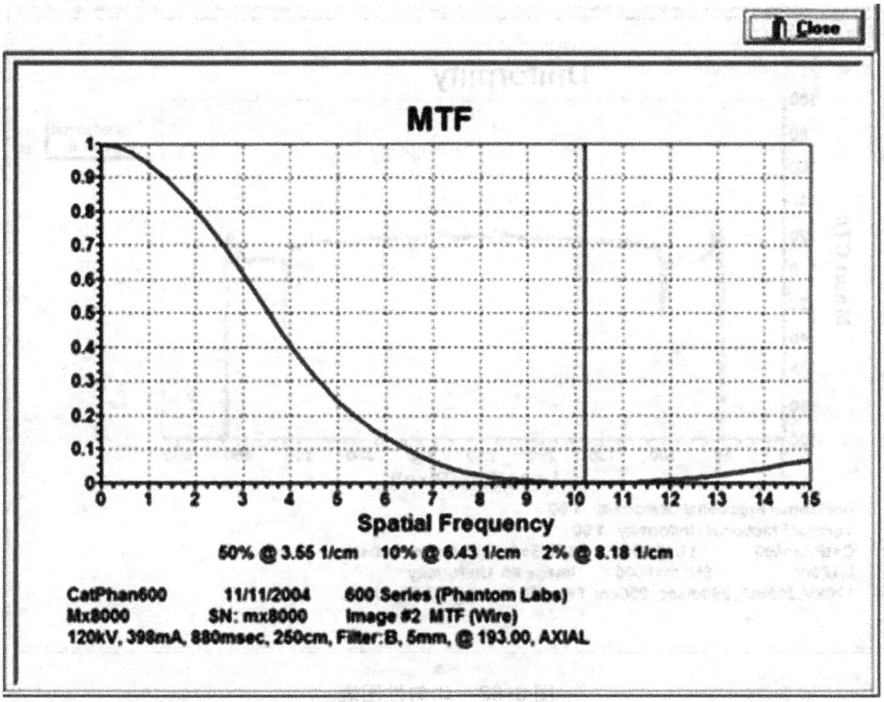

图 6-60 MTF 图表

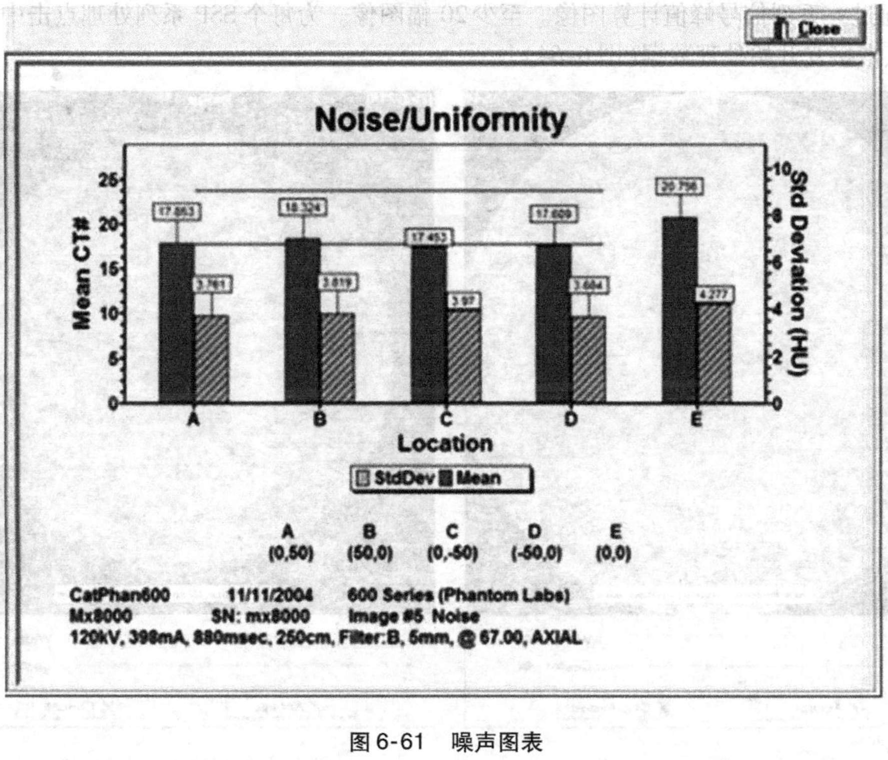

图 6-61 噪声图表

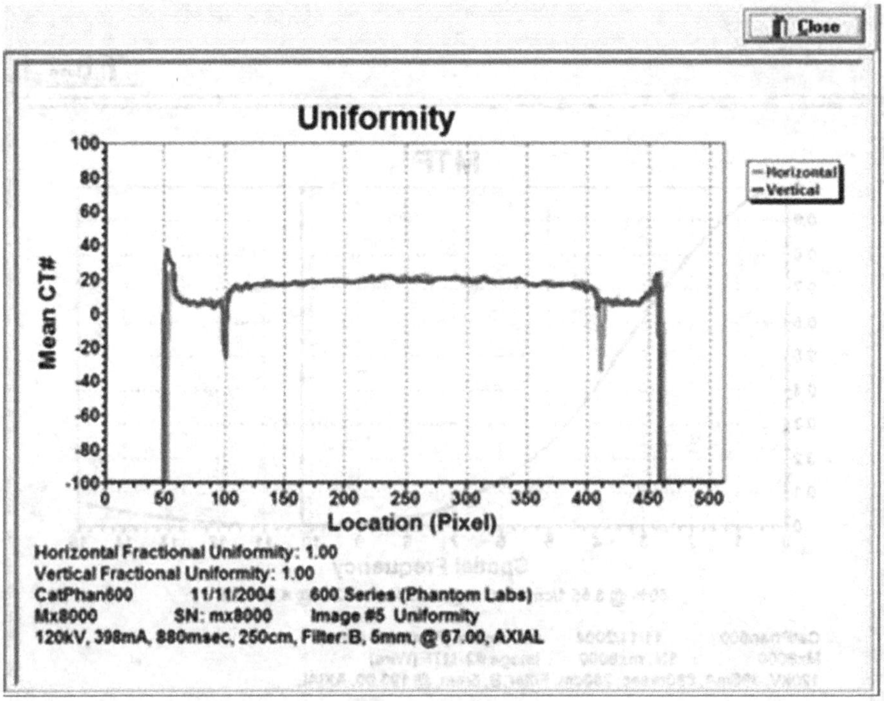

图 6-62 均匀性图表

(2)SSP:只执行层面灵敏度的分析。测量高密度"珠"的目标,应用 FWTM 背景修正"珠"通过一系列信号峰值计算图像。至少 20 幅图像。为每个 SSP 系列处理点击中心珠,然后点击接受开始处理数据(图 6-64)。

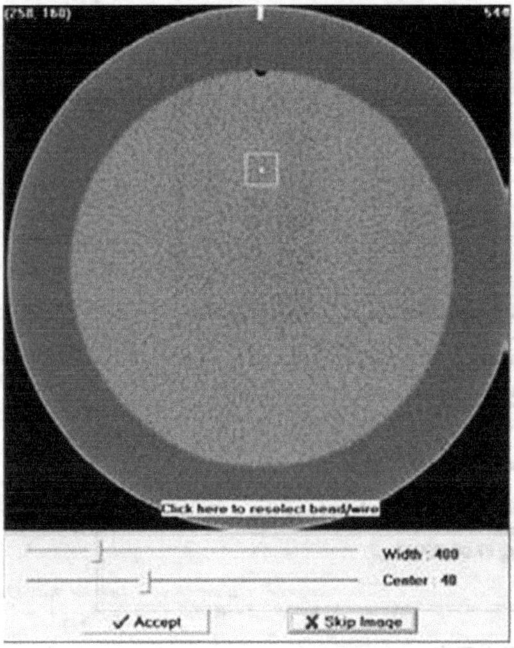

图 6-63 MTF 测试图像

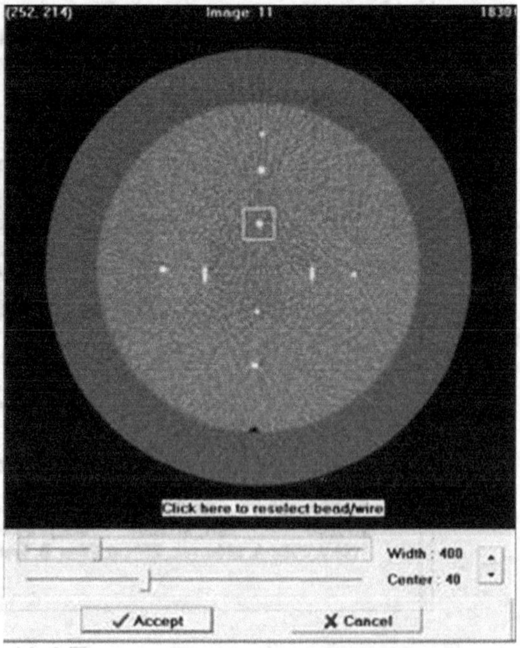

图 6-64 SSP 测试图像

14. 趋势分析 QA 报告提供用户可查看结果:CT 线性,噪声和平均 CT 值,空间分辨率(MTF)和层面厚度。提供趋势分析中使用用户定义的基线和验收范围的图形格式。

(1)第一次启动 QA 报告,输入数据库设置(图 6-65)。

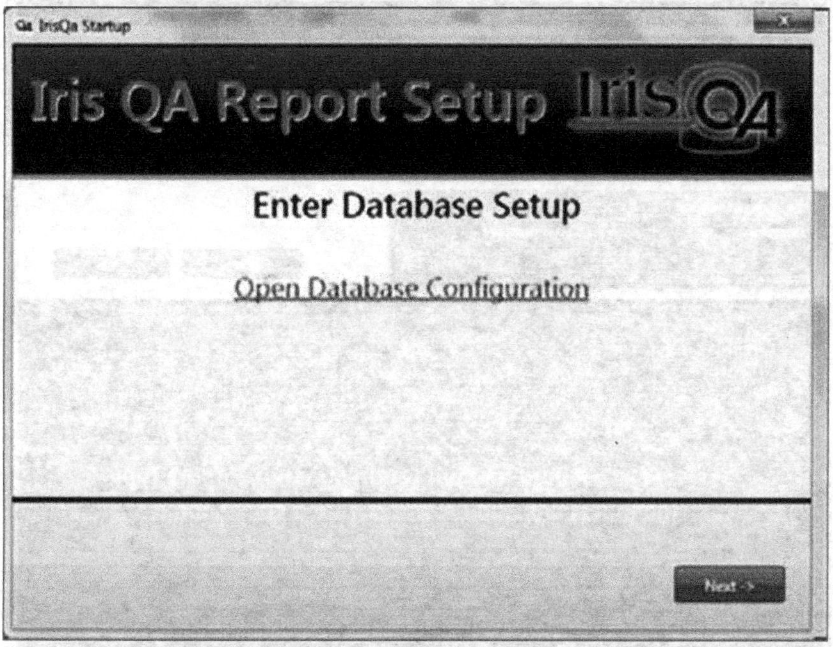

图 6-65 QA 报告窗口

用户选择的路径数据库文件位置(通常是 ProgramData/AutoQA)。当所有四个选择已经完成点击保存并关闭继续(图 6-66)。

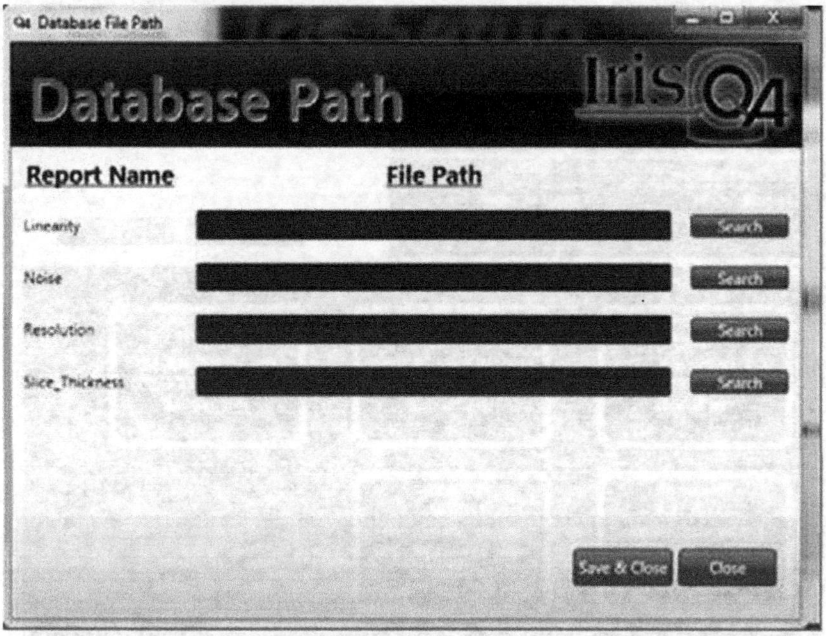

图 6-66 数据库路径选择窗口

（2）主报告屏幕打开（显示），窗口包含三个部分：日期范围、报告（线性、噪声、分辨率和层面厚度）和设备选择（医院和序列号）（图6-67、图6-68）。

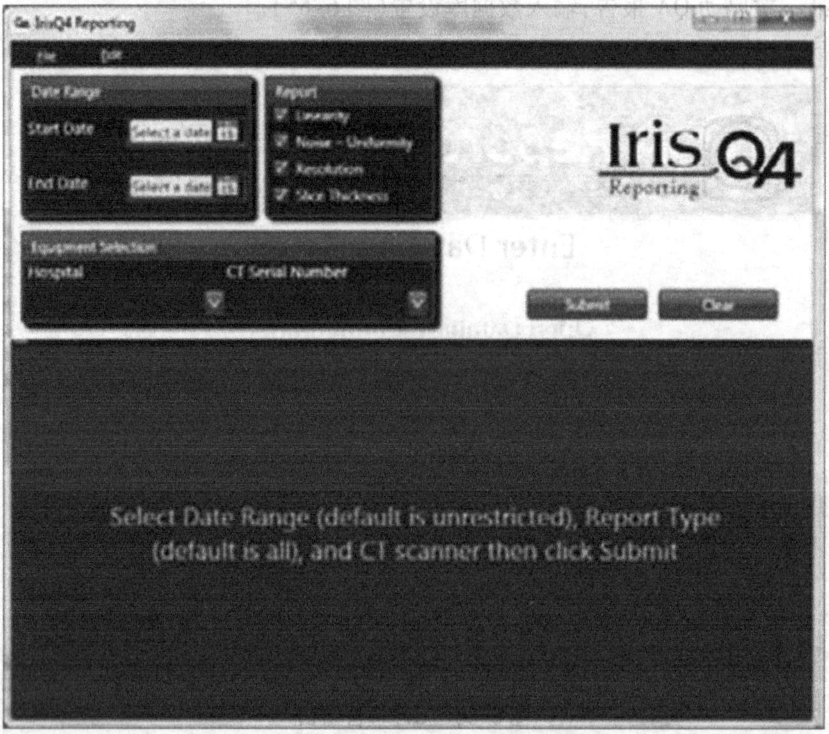

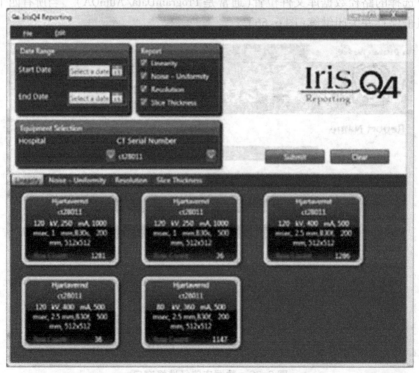

图6-67　日期、报告、设备选择窗口

图6-68　线性、噪声、分辨率和层面厚度选择

(3)点击提交缩略图选择一个报告。设置基线:允许用户选择参数基线验收标准。

(4)趋势参数:CT 值线性、噪声、分辨率(50% MTF,10% MTF 和截止 MTF)、层面厚度(毫米)(图 6-69)。

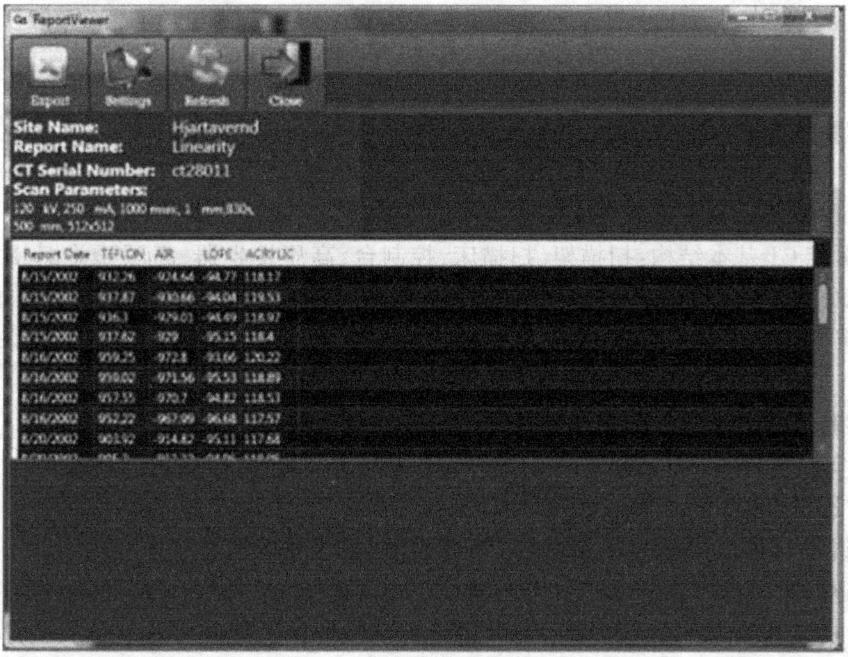

图 6-69 CT 值线性参数

(5)测试参数趋势图:点击特征曲线。可在顶部工具栏的窗口修改日期范围的趋势图(图 6-70)。

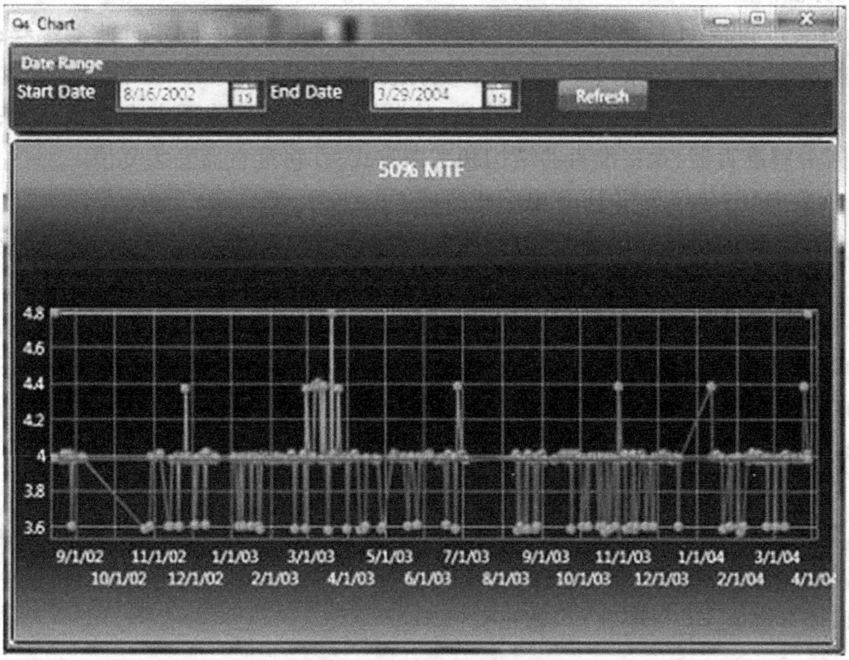

图 6-70 测试趋势图

【思考题】

1. 描述CT质量自动分析的方法。

2. 描述各项参数基线的意义。

实验七 CT基本结构

【实验目的】

掌握非螺旋CT各部件基本结构,与螺旋CT的区别。

【工作原理】

非螺旋CT基本结构:扫描架、扫描床、控制台、高压发生器、高压开关柜、X线控制柜、电源分配柜等。采用往复式扫描方式,X线曝光为脉冲方式。与螺旋CT的主要区别是没有采用滑环技术,高压发生器在扫描架外部,采集的数据是不连续的,采用气体探测器。

【实验器材】

CT实验室,W800非螺旋CT,常用拆装工具等。

【方法与步骤】

1. 讲解W800非螺旋CT基本结构和螺旋CT的主要区别。

2. 逐一拆装各部件,掌握其工作原理和工作方式。

(1)拆装X线球管和散热器:①拆除球管基座两侧及散热器连接线,并做好标记;②拆除固定球管螺丝和固定散热器螺丝;③拆除球管高压电缆插头,盖好球管插口护盖,高压插头放入护套;④将球管和散热器同时取下;⑤拆装球管出线口,观察球管铜、铝过滤片;⑥拆装散热器,了解球管有冷却工作方式;⑦将球管和散热器安装复位;⑧讲解调整球管位置的方法。

(2)拆装过滤器:①拆除过滤器连接线,并做好标记;②拆除固定过滤器螺丝;③取下过滤器;④分解过滤器,观察过滤器结构;⑤将过滤器安装复位。

(3)拆装准直器:①拆除准直器连接线,并做好标记;②拆除固定准直器螺丝;③取下准直器;④分解准直器,观察准直器结构和工作方式;⑤将准直器安装复位。

(4)拆装DAS:分解观察DAS电路板组成。

(5)拆装X线控制柜:观察各部件(自耦变压器、CPU、接口、控制板、阳极驱动、灯丝加热等)。

(6)拆装控制台:分解观察各部件(CPU、接口、通讯、IP、BP、硬盘等)。

(7)拆装扫描床:观察各部件(升降电机、油压系统、水平电机、链条、CPU、接口、通讯等)。

(8)拆装扫描架控制:分解观察各部件(旋转电机、皮带、倾斜油压系统、CPU、接口等)。

【思考题】

1. 说明非螺旋CT基本结构。

2. 描述非螺旋CT与螺旋CT的主要区别。

实验八　滑环维护保养

【实验目的】

掌握滑环及碳刷的维护保养方法。

【工作原理】

在螺旋 CT 中有静止与旋转两大部分。它们的连接靠的是滑环与碳刷接触。这其中包括:电源供电、控制信号传送和数据的传输。接触不良导致接触电阻增大,导电性能降低因而引起故障。碳刷与滑环的接触将直接影响到整个系统的工作稳定性与可靠性。因此应当充分重视滑环与碳刷保养与维护:①要经常检查碳刷的长度,当碳刷磨损到一定程度,剩余的长度到达极限时,就要及时更换,以保证系统工作的正常;②要定期清理碳粉:设备运行当中为了减少滑环和碳刷的无效磨损,应当尽量减少不扫描患者时扫描架的旋转。

【实验器材】

医院 Emotion6 CT,擦拭滑环的专用橡皮,毛刷,吸尘器,常用工具等。

【方法与步骤】

1. 系统关机,等待 5 分钟后开始工作,打开扫描架前后盖板,将安全插销插入(图 6-71),防止逆时针旋转。

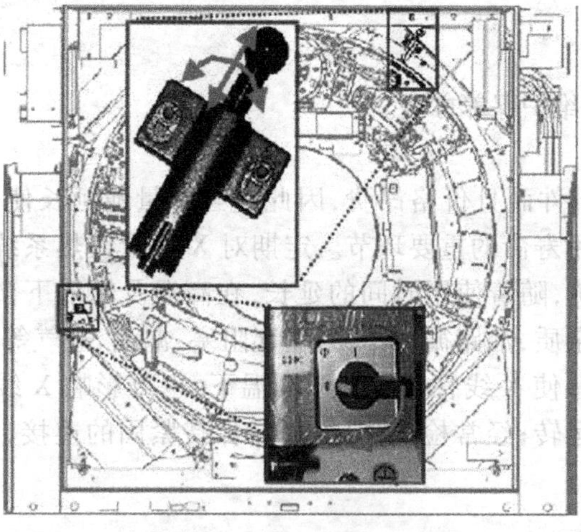

图 6-71　扫描架安全插销和开关

2. 取下各碳刷模块,用毛刷好吸尘器清洁各碳刷模块,然后再清除每支碳刷上的异物(图 6-72、图 6-73)。

3. 用专用橡皮逐道擦拭滑环,手动顺时针旋转,然后用毛刷和吸尘器清洁。注意不要用手直接接触滑环,以免触电或污染滑环表面。

4. 检查每组碳刷的长度是否一致,电源碳刷不得短于 17mm,信号碳刷不得短于 12mm。若有相对低的,可调整碳刷后部弹簧。

5. 将碳刷模块固定后需进行扫描架反复旋转,以使滑环和碳刷充分磨合。

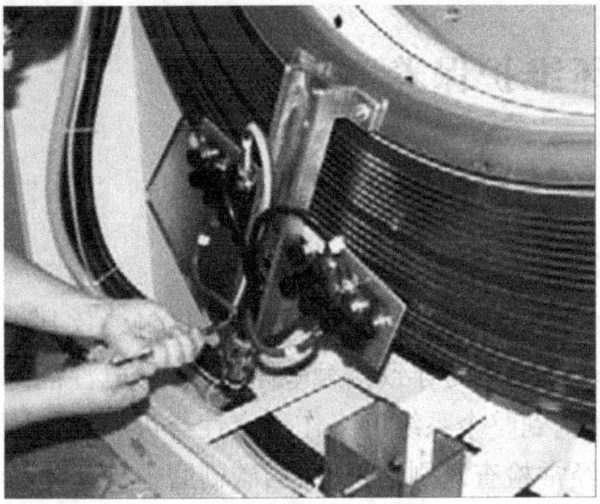
图6-72　滑环碳刷组

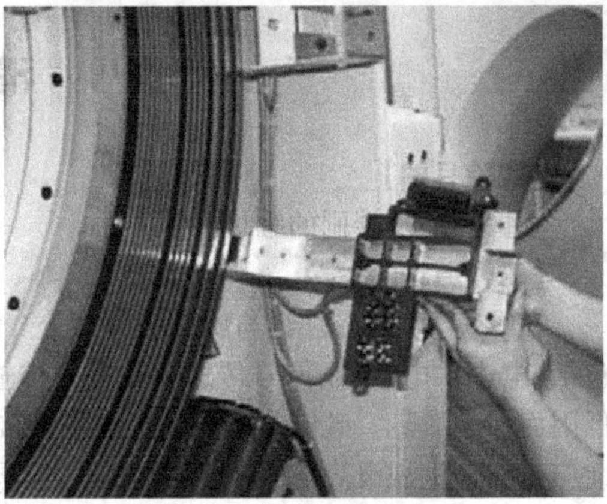
图6-73　拆除滑环碳刷组

6. 扫描架前后盖板复位，将安全插销拔出，系统开机，进行测试。

【思考题】

1. 描述滑环及碳刷的结构。

2. 描述滑环及碳刷维护保养的重要性。

实验九　CT X线管维护保养

【实验目的】

掌握CT X线管的维护保养方法。

【工作原理】

X线管属于易损部件而且价格昂贵，因此应当尽量地延长使用寿命。X线管的维护保养是保证延长使用寿命的重要环节。定期对X线管散热系统清理灰尘，经常检查X线管的油路冷却系统，随着使用时间的延长，在高温及辐射下会被碳化，造成油路过滤器内沉积大量微细杂质，油路循环不畅，引起阻塞、漏油、进气等。当冷却风扇不正常时，油温不能及时冷却，使X线管长期处于高温下，也可影响X线管的使用寿命，应经常观察风扇是否正常运转；经常检查高压插头，保持紧固的连接，以避免打火伤害到X线管。

【实验器材】

医院Emotion6 CT，毛刷，吸尘器，常用工具等。

【方法与步骤】

1. 查看错误信息　通过本地维修窗口的对话框来进行。查看TUBE曝光总数，打火错误记录等。

2. 系统关机，打开扫描架前后盖板。

3. 用毛刷好吸尘器清洁球X线管散热器散热片和散热风扇（图6-74）。

4. 检查球管高压插头和高压发生器高压插头是否松动或漏油。

5. 扫描架前后盖板复位，系统开机，进行测试。

6. 测试噪声　对扫描图像进行噪声测量、记录和比较，判断球管老化程度。使用CT

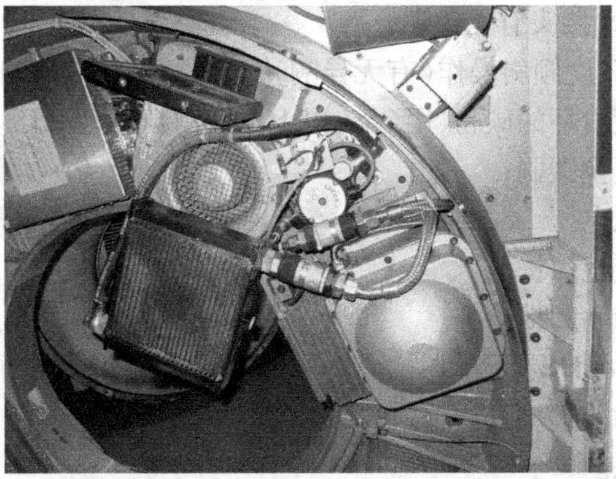

图6-74 X线管散热系统

日常质量测试方法,评估图像CT值和噪声标准差。

【思考题】

1. 描述X线管的结构。
2. 描述X线管维护保养的重要性。

实验十 CT定期维护保养

【实验目的】

掌握CT定期维护保养的项目和方法。

【工作原理】

CT的维护保养工作是保证设备处于良好工作状态,减少故障的重要手段。CT经过一段时间的运转,机械部件需要润滑和再调整,电气性能漂移需要检查及再调整,损耗件需要及时更换。CT属于精密设备,正确的维护方法和保养措施,对于充分发挥它的性能,减少故障的发生,最大限度地保证使用,是不可或缺的。

【实验器材】

医院Discovery CT750 HD,毛刷,吸尘器,常用工具等。

【方法与步骤】

1. 操作台部分

(1)查看设备运行日志,有无报错(发现报错,及时处理)。

(2)清理软件冗余内容,保证系统的流畅运行(清除重建管理、病人列表、Network、打印队列等)。

(3)操作台除尘(更换滤尘网,清理主板,内存,显卡,硬盘,接口板,散热风扇等)。

(4)检查电源工作状态(测量直流电源、UPS电源输出电压)。

(5)检查外围设备是否松动(键盘、鼠标、加密狗、光纤、通讯线缆)。

2. 扫描架部分(Gantry)

(1)扫描架整体除尘(滤尘网、散热风扇、电路板、热交换器等)。

(2)旋转扫描架有无异响,各部件有无松动(包括主轴承润滑)。

(3)检查线路故障(接头有无松动)。

(4)扫描架前后30度倾斜操作(有无异响),液压杆添加润滑油。

(5)用吸尘器清楚滑环的碳粉,用75%以上浓度酒精清理滑环。

(6)清洁、检查、更换碳刷。

(7)测量滑环输入电压。

(8)检查扫描架接地保护。

(9)机架皮带张力和磨损检查。

3. 扫描床(Table/PHS)

(1)检查水平运动前进、后退。

(2)润滑床板导轨。

(3)润滑升降电机丝杠。

(4)清理床驱动板,测量驱动电压。

4. 电源分配单元(PDU)

(1)测量输入电压(三相交流输入400V左右)。

(2)查看继电器工作状态。

(3)查看保险,有无打火,是否需要更换。

(4)查看浪涌保护器状态。

5. 图像质量检查 扫描水模,检查图像质量(有无伪影,CT值为0,误差为±3,如有偏差,可做模校正,CT值校正)。

【思考题】

描述CT定期维护保养的重要性。

实验十一 CT冠脉扫描

【实验目的】

1. 了解CT门控装置的工作程序和特点。
2. 了解CT冠脉成像数据采集的基本操作程序和注意事项。
3. 掌握CT冠脉成像中时相的选择及工作站后处理技术。

【实验器材】

1. 64排以上的CT设备一台(带有心电门控装置)。
2. 双筒高压注射器一台,配有针筒、吸液管、连接管、套管针。
3. 心电电机片若干。

【方法与步骤】

1. 按该型号CT设备的操作程序,通电开机。
2. 进行扫描登记。

(1)输入扫描登记信息。

(2)设计扫描程序:选择好门控技术。

(3)调整扫描参数。

3. 给患者安装电极片、连接心电门控装置、进行扫描前的心理干预和呼吸训练。

4. 进行冠脉成像数据采集。

5. 结束扫描，在舒张期和收缩期建立多时相数据，传至工作站进行后处理。

6. 工作站后处理技术，了解3D成像及血管分析后处理技术。

【思考题】

1. 简述CT冠脉成像数据采集的基本操作程序以及心率和呼吸对图像质量的影响。

2. 如何重组多时相数据？常规重组哪几个时相？

3. 工作站应用哪些技术显示冠状动脉？

实验十二　CT性能检测模体对中

【实验目的】

1. 了解X线CT性能模体CATPHAN 500。

2. 熟悉性能模体放置的步骤和注意事项。

3. 掌握使用性能模体CTP401组件进行对中的操作方法。

【工作原理】

CATPHAN 500型X线CT性能检测模体如图6-75所示，由4组不同的检测模块组成，各模块如表6-1所示。

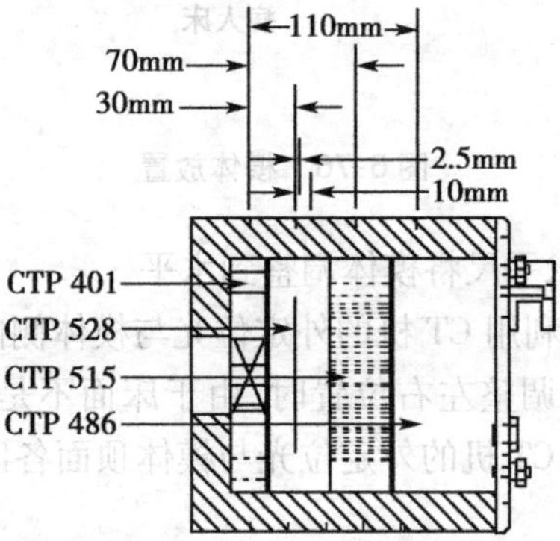

图6-75　CATPHAN 500型X线CT性能检测模体结构图

表6-1　CATPHAN 500型模体检测组件定位表

CATPHAN® 500 组件名称		距首个检测组件中心的距离(mm)
CTP401	层面几何学组件	0mm
CTP528	21个线对高分辨力组件	30mm
	点源	40mm
CTP515	亚层面和超层面低对比度组件	70mm
CTP486	固体等效水影像均匀性组件	110mm

【实验器材】

CATPHAN 500 型模体 1 套(包括其箱体、模体以及内附的水平尺),X 线 CT 1 台。

【方法与步骤】

1. 模体放置及水平调整

(1)将箱盖打开到 180 度位置。

(2)取出模体,并按下图将模体悬挂在箱子一侧。

(3)需要时,可在箱盖内加入适当配重物以保持平衡,也可用患者绑带将带有模体和配重的箱子固定(图 6-76)。

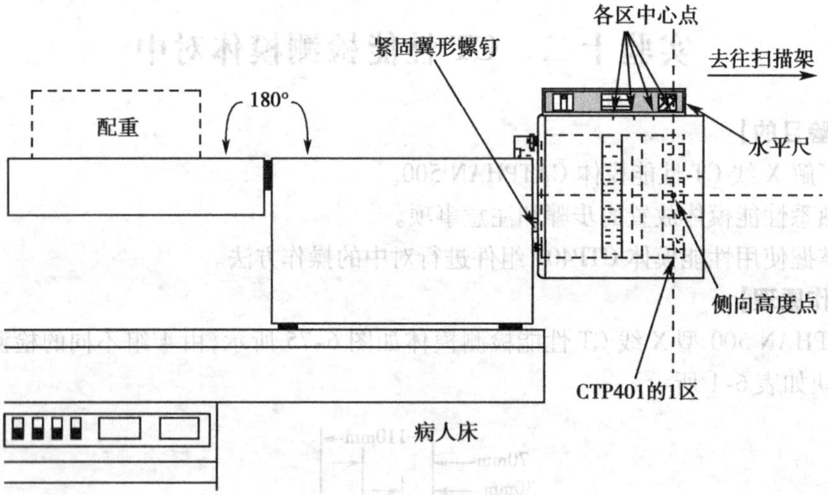

图 6-76 模体放置

(4)利用随模体附带的水平尺将模体调整到水平。

(5)调整病人床高度,并利用 CT 机的外定位光与模体侧向高度点对准。

(6)调整模体左右位置(调整左右位置时,由于床面不是水平,因此需要重新使用水平尺验证模体水平),并利用 CT 机的外定位光与模体顶面各区中心点相互对准。

2. 模体定位检验

(1)为评价第一断面扫描影像(CTP401),应检验模体位置和对准。

(2)这一断面会有 4 个丝状斜面,斜面与这个组件基底到顶面成 23 度角。

(3)图 6-77 给出当这个检验组件的扫描中心在工轴中心之上或之下时,斜面的影像是如何变化的。

(4)使用扫描机栅形影像功能可以评价模体位置。

(5)如果扫描影像表示出非对准,说明外定位光不准确(利用其不准确的影像可计算出定位光精度偏差),应对模体重新定位,并重新扫描;直到确定正确对准后,记录对准位置,方可继续进行下一个检验(图 6-77)。

【思考题】

图 6-77 中哪种影像表现代表模体的水平度有问题?

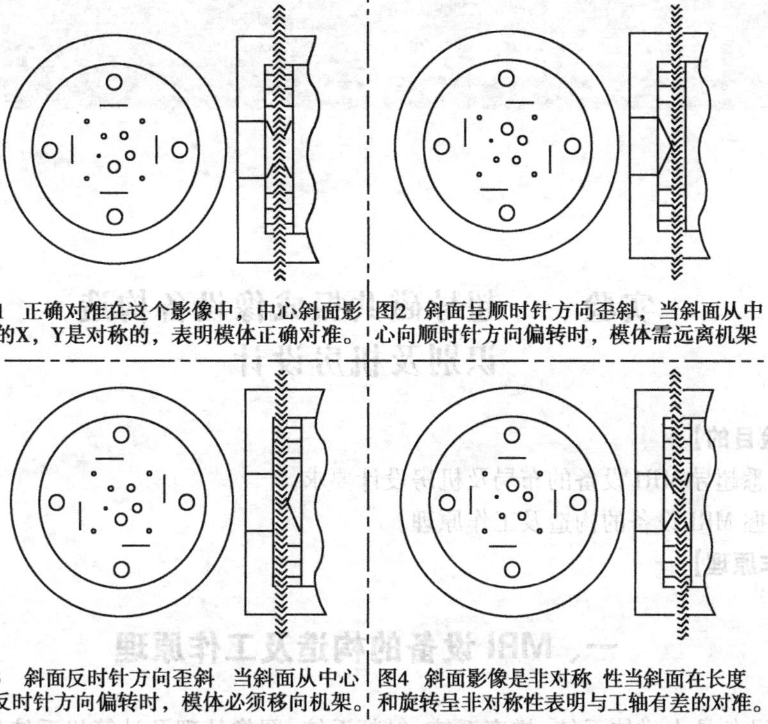
图1 正确对准在这个影像中，中心斜面影像的X，Y是对称的，表明模体正确对准。
图2 斜面呈顺时针方向歪斜，当斜面从中心向顺时针方向偏转时，模体需远离机架
图3 斜面反时针方向歪斜 当斜面从中心向反时针方向偏转时，模体必须移向机架。
图4 斜面影像是非对称 性当斜面在长度和旋转呈非对称性表明与工轴有差的对准。

图 6-77 模体定位检验

实验一 超导磁共振成像设备构造识别及机房设计

【实验目的】

1. 熟悉超导MRI设备的布局及机房设计要求。
2. 掌握MRI设备的构造及工作原理。

【工作原理】

一、MRI设备的构造及工作原理

MRI设备是由磁体系统、梯度系统、射频系统、图像处理及计算机系统等组成,为确保MRI设备的正常运行,还需有磁屏蔽、射频屏蔽、冷水机组、空调及激光相机等附属设备。MRI设备有多种分类方式,根据主磁场的产生方式分为永磁型、常导型和超导型等,目前中、高场MRI设备均为超导磁共振设备,其结构及功能组成部件如图7-1所示。

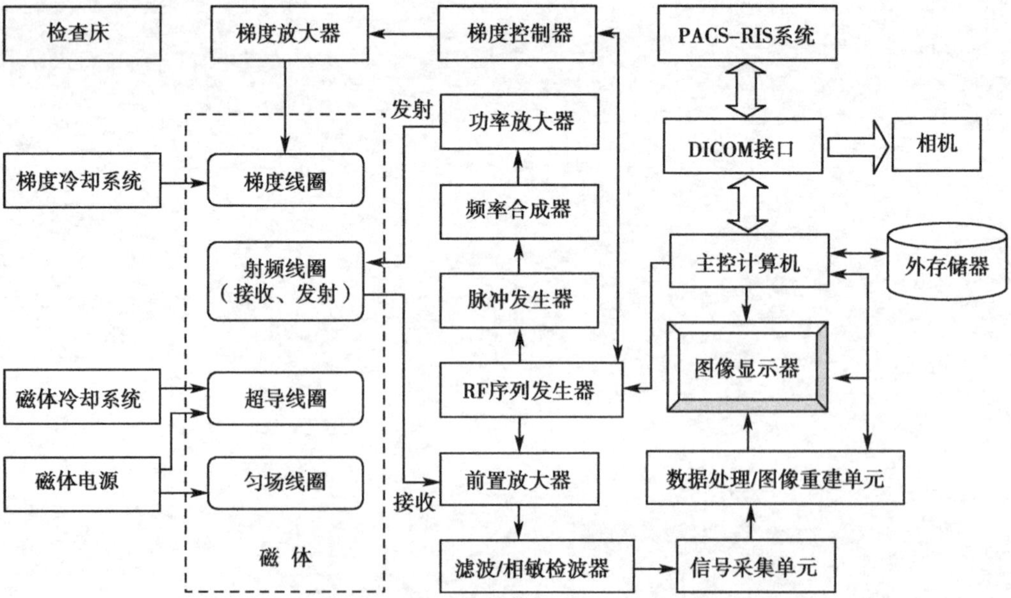

图7-1 MRI设备结构及功能组件

（一）磁体系统

磁体系统是 MRI 设备的重要组成部分，它是产生均匀、稳定主磁场的硬件，其性能直接影响最终图像质量。超导磁体是在超导材料导线〔采用机械强度较高、韧性较好的铌钛合金（Nb-Ti）〕绕制而成的线圈内通上强电流，在其周围产生强磁场，超导线圈整体密封在高真空、超低温的液氦杜瓦容器中，其工作温度为 4.2K（-268.8℃），即一个大气压下液氦的温度，在此温度下超导线圈导线的电阻为零。主磁场强度 $B_0 \propto \mu_0 KI$，I 为线圈中的电流；K 为线圈匝数，μ_0 为真空磁导率。

超导磁体的内部结构非常复杂，整个磁体由超导线圈、低温恒温容器、绝热层、磁体的冷却系统（冷头、气管、氦压缩机及水冷机组等）、底座、输液管口、气体出口、紧急制动开关及电流引线等部分组成，如图 7-2 所示。

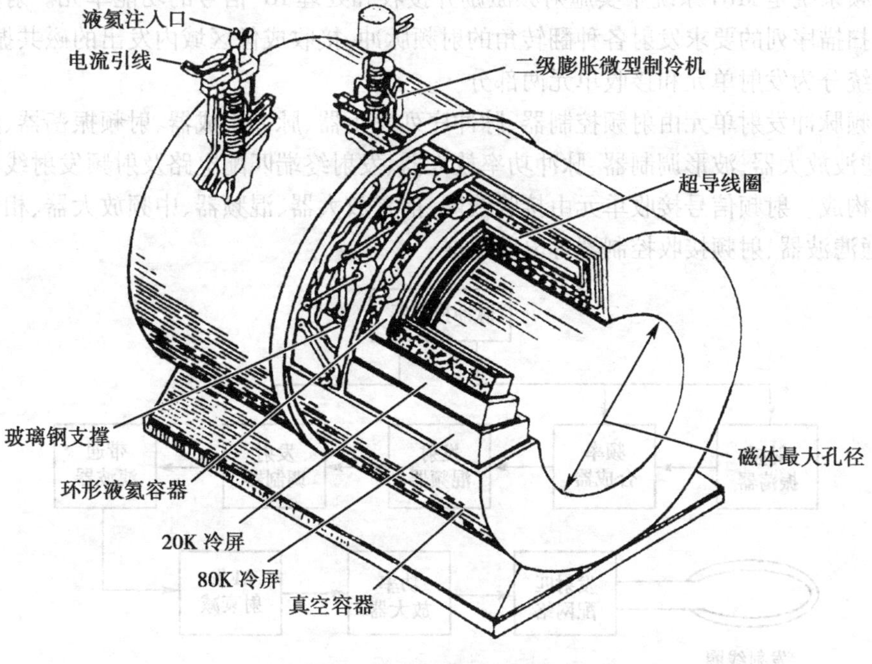

图 7-2 超导磁体的结构

（二）梯度系统

梯度系统是为 MRI 设备提供满足特定需求、可快速切换的梯度场，主要对 MR 信号进行空间编码，在梯度回波和其他一些快速成像序列中起着特殊作用（聚相、离相等），在没有独立匀场线圈的磁体中，梯度系统可兼用于对主磁场的非均匀性进行校正，因此，梯度系统是 MRI 设备的核心部件之一。

梯度系统由梯度线圈、梯度控制器、数模转换器、梯度功率放大器和梯度冷却系统等部分组成。梯度功率放大器由波形调整器、脉冲宽度调整器和功率输出级组成。各部分之间的关系如图 7-3 所示，梯度磁场是电流通过一定形状结构的线圈产生的，其工作方式是脉冲式的，需要较大的电流和功率。MR 成像方法不同，梯度场的脉冲形式也不同，梯度脉冲的开关及梯度组合的控制由 GCU 完成，GCU 发出梯度电流数值，经过 D/A 将其转换为模拟控制电压，该电压与反馈电路的电压进行比较后送波形调整器，再经脉冲调制，便产生桥式功率输出级的控制脉冲，经过梯度放大器后产生较强的电流进入梯度线圈。

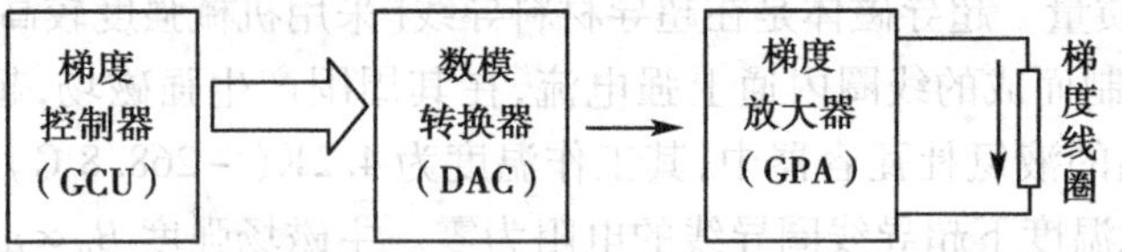

图 7-3　梯度子系统工作流程图

（三）射频系统

射频系统是 MRI 系统中实施射频激励并接收和处理 RF 信号的功能单元。射频系统是根据扫描序列的要求发射各种翻转角的射频脉冲，接收成像区域内发出的磁共振信号。射频系统分为发射单元和接收单元两部分。

射频脉冲发射单元由射频控制器、脉冲序列发生器、脉冲生成器、射频振荡器、频率合成器、滤波放大器、波形调制器、脉冲功率放大器、发射终端匹配电路及射频发射线圈等功能组件构成。射频信号接收单元由接收线圈、前置放大器、混频器、中频放大器、相敏检波器、低通滤波器、射频接收控制器等电路组成。

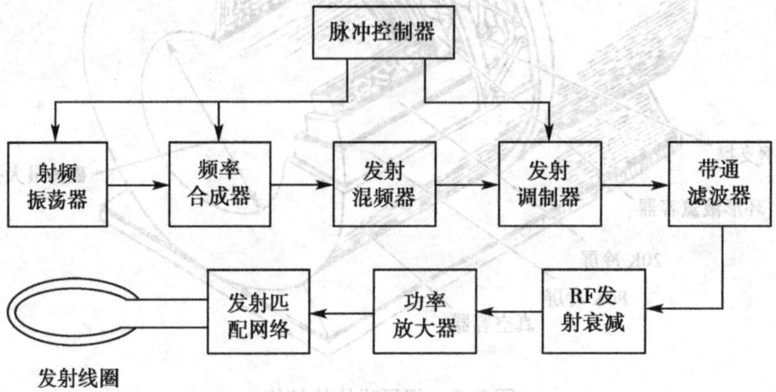

图 7-4　射频系统的发射单元

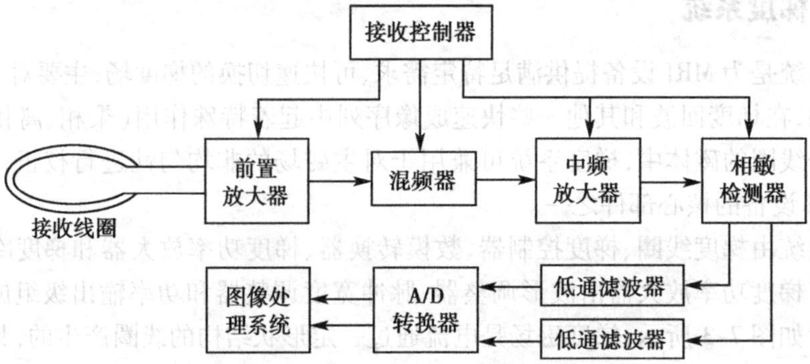

图 7-5　射频系统的接收单元

（四）计算机及图像重建系统

图像重建系统主要由 A/D 转换器及图像重建器组成，将接收的 MR 模拟信号经过 A/D 转换器变为数字信号，再经过预处理后得到 MR 原始数据，原始数据经重建后得到 MR 图像。主控计算机系统由主控计算机、控制台、主控图像显示器、辅助信息显示器（显示受检者心电、呼吸等电生理信号和信息）、图像硬拷贝输出设备（激光相机）、网络适配器以及谱仪系统的接口部件等组成，如图 7-6 所示。

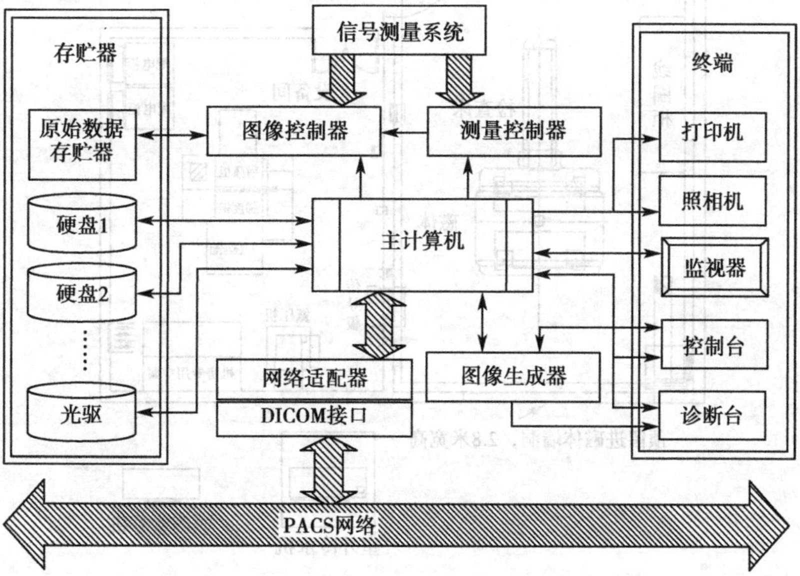

图 7-6　MR 设备计算机及图像重建系统

（五）附属设备

MR 设备的附属设备有磁屏蔽、射频屏蔽、空调、水冷机组、安全和监测系统等。

二、超导 MRI 设备的布局及机房设计要求

MRI 设备安装前的准备是一项至关重要的工作。根据医院所选购的 MRI 设备，设备厂商向医院提供设备安装准备相关的工作流程、设备安装前机房准备的技术要求、远程宽带接入服务说明、场地检查等内容。医院根据设备厂商提供的场地准备的技术要求进行施工，在设备到达医院时，安装前的各项准备工作已完成。

MRI 设备场地必须保证设备运行中既没有外部的干扰而影响磁场的均匀性、稳定性和系统的正常运行，也要保证人员的安全和敏感设备的功能不受磁场的影响。当磁场强度在指定区域超过 5G 限制时，需要设磁场警告标志。通常 MRI 设备的场地布局分为磁体间（放置磁体、扫描床、各种表面线圈、各种测试水模、氧监控器及各种生理信号导联等）、设备间（放置射频系统柜、梯度系统柜、图像重建系统、氦压缩机、传导板、电源柜、恒温恒湿空调及水冷机的室内机组等）和操作间（放置主计算机、磁体监测显示器、操作台

及工作站等)。机房平面如图 7-7 所示。

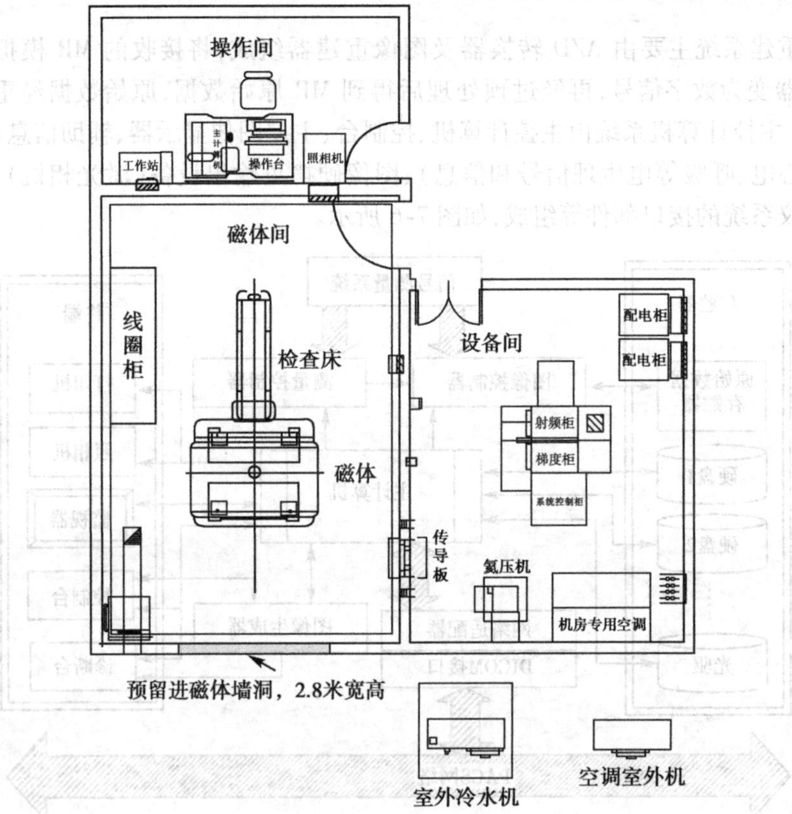

图 7-7 MRI 设备房间布局

1. 环境要求 MRI 设备磁体的强磁场与周围环境中的大型移动金属物体可产生相互影响,通常离磁体中心点一定距离内不得有电梯、汽车等大型运动金属物体,不同磁体具体限制不同。

2. 系统电源要求 MRI 设备电源均采用符合国家规范的供电制式,应按照设备所需的额定功率、频率、电压、电流要求配置专用电源,并留有一定功率余量。辅助设备单独供电,与主系统用电分开,以避免一些频繁启动的高压设备如马达、泵、压缩机等对磁共振主机干扰,主机电源需要安装稳压电源,必要时配备 UPS。

靠近磁体的照明灯工作寿命受磁场影响,灯丝会随电源的频率而振荡,因此建议磁体间内采用直流照明电灯绝对禁止使用荧光灯和电子调光灯,以避免对射频的干扰,目前多以直流 LED 灯为主。

MRI 设备要求设置设备专用 PE 线(保护接地线),接地电阻小于 2 欧姆,地线到达 MRI 设备专用配电柜内,尤其是在接地电阻符合要求的前提下,必须做好设备所在场所的等电位连接。当医院安装多个 MRI 设备时,每台设备的 PE 线都需按照上述要求从接地母排单独引出至设备。

3. 射频屏蔽要求 为了达到高清晰的图像质量,磁体间需要安装射频屏蔽以阻止外界射频源的干扰,同时防止 MRI 设备的射频对外部环境干扰。屏蔽室包括屏蔽体(地面、顶、墙)，屏蔽门，屏蔽窗及传导板等，对 15～128MHz(不同 MR 设备频率范围不同)内平面波衰减大于 90～100dB。

4. 磁体间承重 MRI 设备的磁体自重在几吨至十几吨，在建造设备机房时必须考虑磁体间内地面具备充足的承重能力。

5. 温湿度及散热量 MRI 设备对工作环境的要求很高，机房温度过高导致设备出现故障，无法正常工作，严重时会使设备的电路部分烧坏。湿度过高设备的电路板容易结露，容易引起高压电路打火，还可能造成设备的接地不好。通常机房温度、湿度要求为磁体间 15～22℃、30%～60%；设备室 18～25℃、30%～70%；操作室 15～30℃、30%～70%。要求配备恒温恒湿专用空调，需安装送风及回风的风道系统且必须单独控制。

6. 通风及上下水 超导 MRI 设备使用液氦作制冷剂维持超导状态，正常情况下液氦不挥发或有少量挥发，紧急状态时(失超)会在瞬间有大量氦气产生，因此磁体间必须安装足够粗的失超管，由磁体上部的出气孔通向室外大气，长度不能太长，尽量减少直角转弯，且出气口必须避开人群聚集区域，失超管由非铁磁性金属(如不锈钢管等)制成，失超管需通过波导进入磁体间内和磁体失超管口连接。另外磁体间要求安装紧急排风系统(排风量大于 $35m^3/min$)。磁体间内不能设置上下水管道，但需在设备间的水冷机组和机房专用空调附近有上下水及地漏。

7. 设备噪声 MRI 设备运行会产生一定的噪声(尤其是高场设备)，在建造 MR 设备机房时应依据当地的法规，磁体间内装修要求使用吸音材料。各场地最终噪声水平会因为场地建筑结构、房间布局及附属设备等不同而改变。应该满足工作人员和病人舒适。通常的噪声要求：磁体间小于 90dBA，操作间小于 55dBA，设备室小于 65dBA。

8. 设备运输通道 MRI 设备属精密医疗影像诊断设备，设备价值巨大，且包装运输时属于易碎及危险物品，运输和吊装时应谨慎对待并严格遵守设备要求，必须考虑设备的运输路径和路径的承重要求以确保所有设备能顺利运抵安装现场。磁体是所有部件中体积及重量最大者，必须考虑门、走廊的高度及宽度，通常磁体间需预留 2.8m×2.8m(宽×高)开口以供磁体进入，确保通向磁体间的通道平整，无障碍物，必要时需搭建平台。

【实验器材】

超导 MRI 设备 1 台及其相关附属设备。

【方法与步骤】

1. 观察 MR 设备的布局及射频屏蔽。

2. 观察超导 MR 设备的磁体间，包括磁体、失超开关、失超管、扫描床、各种表面线圈、各种测试水模、氧监视器、摄像头、扬声器、传导板、各种生理信号导联等。

3. 打开磁体外壳，观察磁体的冷头、液氦输入口、磁体励磁及退磁引线接口等，打开传导板外壳，观察安装在射频屏蔽上的各种滤波器，观察所有连接进磁体间的管线如直流照明线、氧气管、控制电线、风管进回风口等的连接。

4. 观察超导 MR 设备的设备间，包括 RF 系统柜、梯度系统柜、图像重建系统、氦压缩机、传导板、电源柜、恒温恒湿空调及水冷机的室内机组等。打开各控制柜，识别 RF 系统柜及梯度系统柜中的各组件。

5. 观察超导 MR 设备的操作间，包括主计算机、磁体监测显示器、操作台及工作站等。

6. 观察 MR 设备磁体间外的各种安全标识，并了解磁共振检查的禁忌。

【思考题】

1. 描述磁共振成像系统的基本组成。

2. 简述 MRI 设备的机房设计特点。

实验二　磁共振成像设备的基本操作

【实验目的】

1. 了解 MRI 设备的一般保养项目。

2. 熟悉 MRI 设备的开关机步骤。

3. 掌握 MRI 设备的操作及安全规程。

【工作原理】

（一）MR 设备操作规程

1. MRI 设备使用操作人员必须经过岗位技术培训，持证上岗。掌握操作技术规程和必要的维护保养知识，经科室和设备管理人员考核合格后，方能上岗操作。

2. 开机前，首先检查机房的温度、湿度、液氦液面、冷头、水、电和管线等附属设施必须符合 MRI 设备的使用要求，否则不能开机。

3. 操作人员必须按程序进行开机和关机，并熟悉各类紧急停止开关的使用。各类 MRI 设备必须按其要求及设计参数进行操作使用。尽可能使用优选序列及优选参数，以免损坏设备或缩短设备使用寿命。严格操作规范，确保设备安全。

4. 各类 MRI 设备，必须定期进行必要的校正和测试，保证时刻处于良好的运行状态。

5. MRI 设备属强磁场设备，患者及陪人必须在操作人员的指导下方可进入磁体间。操作者必须爱护设备，坚持日常清洁和维护保养，精心操作，并做好 MRI 设备的防丢失、防鼠害和防人为损坏工作。

6. MRI 设备发生故障应停止使用，记录故障信息，并及时报告设备管理人员，及时进行检修。

7. 随机保管《仪器设备使用管理登记本》，由使用操作人员负责填写登记，并签名。做好每天交接班工作记录，并互相签字。

8. 本规程适合各级各类 MRI 设备使用操作人员施行。

（二）磁体间安全规程

1. 检查前提醒和要求患者及陪同人严格遵照警示牌要求取下任何金属屏异物方可进入磁体间。

2. 严禁体内有任何电子装置（心脏起搏器、生物刺激器等）的患者进入磁体间。

3. 体内已植入或留有任何金属（如金属支架、人工假体、金属内固定物等）的患者，需向工作人员说明，经同意后可进入磁体间。

4. 对于 MR 检查慎重对待的患者，需要视具体情况，经磁共振工作人员同意后方可进行检查。

5. 严禁任何磁性金属物体（如除湿器、紫外线灯、推床、轮椅及其他磁性金属设备）进入磁体间；如有金属物体吸上磁体，立刻通知相关人员进行处理。

6. 万一发生磁体失超，应立即疏散所有人员到安全区域，并立刻通知相关人员进行处理。

（三）MRI 设备维护及保养

1. 每日开机后查看磁共振设备的运转状态（包括冷头、UPS、空调、冷水机组、各种紧急开关），发现故障或报警及时处理；测量并记录设备的液氦液面及磁体的压力（个别公司设备），如果液面或磁体压力超出设备要求，及时通知相关厂家补充。

2. 每周清洁磁体间一次（包括磁体内、病床、高压注射器及各种线圈等）。

3. 每季度清洗并更换所有空调过滤器。

4. 每季度对 MRI 设备进行定期保养（保养内容依照不同厂家规范包括清洁及调试），协助厂家工程师进行设备深入保养工作。

5. 做好 MRI 设备故障及维修记录，完善各设备的技术档案。

6. 作好质量控制和质量保证工作。

【实验器材】

磁共振成像设备 1 台。

【方法与步骤】

MRI 设备规格型号较多，不同厂家的开/关机步骤及操作均有一些差异。

1. 开机 开机前，首先检查机房的温度、湿度、液氦液面、冷头、水、电和管线等附属设施必须符合 MRI 设备的使用要求，否则不能开机。开合 MRI 设备电源总开关。

2. 扫描准备 严格按照安全规程对进入磁体间的患者及陪人进行检查，符合要求方可进入磁体间，对使用了镇静剂的患者及幼儿应有家属陪同。患者信息登记及摆位。

3. 扫描 选择相应解剖部位的扫描序列（按照扫描规范要求），如有特殊需求，对个别参数进行调整。完成扫描后让患者离开磁体间。

4. 图像处理 对血管、胰胆管、扩散成像、波谱成像、3D 成像及特殊成像等进行重建，并根据要求打印胶片及传输 MR 图像。

5. 关机 退出所有应用软件后，关闭 MRI 设备总电源开关。

【思考题】

1. 简述 MR 设备操作规程。

2. 简述 MRI 设备磁体间安全规程。

实验三 MRI 成像设备性能参数检测与质量控制

【实验目的】

1. 掌握 MRI 质量控制的内容。

2. 掌握 MRI 设备相关性能参数的检测。

【工作原理】

MRI 质量控制是保证 MRI 设备正常运转，保证 MRI 图像质量的重要内容，必须组建完整的质量保证团队，制定规范的质量控制流程，保证质量控制内容的常态化实施。

磁共振成像新设备在进行验收检测时需要完成全面测试，包括信号强度参数（信噪比、）、几何成像参数及非成像参数等的检测，日常工作中也作一些简单的 QA、QC 测量，生产厂家和工程人员将对磁共振设备进行定期维护。

（一）信噪比

信噪比（signal to noise ratio，SNR）是指图像的信号强度与噪声强度的比值。信噪比是衡量图像质量的重要指标之一。信噪比越高，图像质量越好。影响 MRI 图像 SNR 的主要因素有接收线圈的几何形状及品质因素、被检测组织的弛豫时间及温度、共振频率及扫描脉冲序列参数等。信噪比是 QA、QC 中的一个重要参数，SNR 的高低直接决定图像质量的好坏，定期进行测试 MRI 设备的 SNR 值是十分必要的。常采用信号背景法测量 SNR。

（二）图像的均匀度

指磁共振成像系统在整个均匀扫描体产生恒定信号的能力。影响成像均匀性的因素有：静磁场 B_0 的均匀性、射频发射的均匀性、涡流效应、梯度磁场的线性；接收线圈敏感度的均匀性及 RF 脉冲的穿透效应等。

（三）层厚

指成像层面在成像空间第三维方向上的尺寸，表示一定厚度的扫描层面，对应一定范围的频率带宽。MRI 的层厚被定义为成像层面灵敏度剖面线的半高宽（full width at half-maximum，FWHM）。影响层面厚度的因素有梯度磁场的均匀性、RF 场的均匀性，静态场的均匀性、在激励与读出梯度间非共面选层脉冲及 RF 脉冲波形等。

（四）空间线性

是用来描述 MRI 图像发生几何形变程度的参数。主磁场不均匀、梯度场呈非线性、涡流、共生磁场（低场）、接收带宽及信号采集不理想等因素均可能导致 MRI 图像发生几何形变。

（五）空间分辨力

指单个组织体素的大小，反映了图像细节的可辨能力，是 MRI 图像质量的重要因素之一。在图像中通过单个像素的亮度来体现，单个体素的磁共振信号是体素中所有组织弛豫特性的平均值。体素越大，体素中所包含的组织就越多，意味着 MRI 对于相邻解剖结构的分辨能力和微小病灶的发现能力就越弱，即降低了微小结构的对比度和可见性。

（六）低对比度分辨力

指磁共振成像设备对信号大小相近物体的分辨能力，也就是反映组织的对比度——噪声比（contrast noise ratio，CNR）。它是重要的质量控制参数，CNR 的值取决于磁共振成像设备对物质信号的响应能力，并且受影像的 SNR、均匀性及伪影等因素的影响。

MRI 性能检测项目与要求见表 7-1。

表 7-1 MRI 性能检测项目与要求

检测项目		单位	检测条件	指标要求	
				验收检测	状态检测
信噪比	场强≥1.5T		20cm≤FOV≤26cm 两次平均	参照出厂标准	≥100
	0.5T≤场强<1.5T				≥80
	场强<0.5T				≥60
主磁场中心强度		%		参照出厂标准	≤±5%
主磁场均匀性*		ppm	50cmDSV	参照出厂标准	≤±10
图像均匀度		%	20cm≤FOV≤26cm	≥95%	≥80%
图像信噪比均匀度		%	20cm≤FOV≤26cm	≥90%	≥80%
成像线性度（几何畸变）	频率编码方向	%	20cm≤FOV≤26cm	≤±2%	≤±5%
	相位编码方向				
层厚		%	>5mm	参照出厂标准	≤±15%
层间隙*		%	层厚>5mm	参照出厂标准	≤±15%
空间分辨力		lp/cm	20cm≤FOV≤26cm 矩阵 256×256	≥5	≥4
低对比度灵敏度 靶径/深度(mm)		mm	20cm≤FOV≤26cm 重复测三次	≤4mm/0.5mm	≤6mm/0.5mm
相位编码伪影		%	20cm≤FOV≤26cm	≤5%	≤10%

注:①此状态检测标准是头线圈的检测标准;②体模配液为 $CuSO_4$ 溶液,浓度为 4mmol;③* 仅在验收检测时检测,在状态检测时为参考项。

【实验器材】

MRI 成像设备,MRI 性能检测仪(Magphan SMR 170)。

【方法与步骤】

1. 记录基本信息

(1)设备基本信息:被检测设备型号,生产厂家,出厂编号,生产日期,启用日期,检测日期等。

(2)扫描环境信息:扫描间温度、湿度,液氦压力,液氦面,梯度水冷和氦压机水冷机的温度,观察扫描环境是否稳定,是否满足扫描条件,对性能参数的检测是否存在影响。

2. 体模摆放与扫描

(1)体模摆放:选择头部线圈,将体模置于扫描床上头部线圈内,体模摆放确保水平,并位于磁体中心。打开激光定位灯,使激光定位灯指示红色定位线与体模中心定位标记重叠,若不能重叠,需调整体模位置,调整完毕,按下“复位”键,并进床。

(2)扫描定位像:新建一个病人,选择头部扫描序列进行定位像扫描,扫描后可获得体模中心三个方位的图像,分别为冠状面、矢状面和横断面。

(3)设置扫描条件与扫描层面

1)扫描层面设置:在矢状面上放置五条扫描线。第一条放置于图像中部下方缺口处,并确保两边缺口对齐。另四条扫描线需与第一条保持平行,分别置于图像中部和中部上方插件处,具体位置如图 7-8 所示。

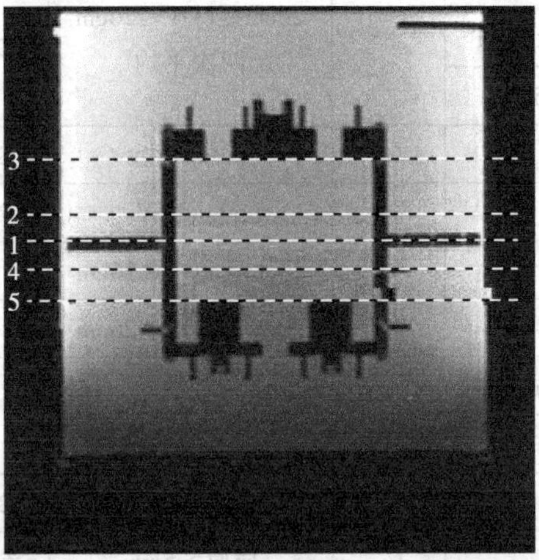

图 7-8　四条定位线图

2)扫描条件设置(请确保扫描条件符合本方案的要求):通常选择 T1 SE 序列扫描,具体参数为:TR/TE 为 500ms/30ms,接收带宽 RBW = 20.48KHz 或 156Hz/pixel,FOV 25cm,层厚 10mm,扫描矩阵 512×512,NEX 为 1,不使用并行采集技术及失真校准,强度校正等内部校正技术。

扫描完成,可获得五幅图像,分别为 SNR、均匀性、层厚测量图像,空间线性测量图像,空间分辨力、纵横比测量图像,低对比度分辨力测量图像。

3. 各性能参数的检测

(1)信噪比(SNR):选取第一幅图像,如图 7-9,对图像中心信号区域进行测量,ROI 须覆盖图像均匀区 75%~80% 的区域($300mm^2$),获得信号平均值 S,噪声测量取体模周围无伪影背景区域进行测量,通常取四个角背景区域,ROI 大小为 $100mm^2$,获得背景区域信号强度的标准偏差 SD。通过以下公式计算 SNR:

$$SNR = \frac{S}{SD}$$

式中,S 为图像中心平均信号强度,SD 是背景噪声标准差的平均值。

(2)图像均匀度:在上述图像中央方框内的区域进行测量,放置九个大小为 $100mm^2$ 的 ROI,按九宫格形式排列,分别测量获得 S 值,通过以下公式计算图像均匀度:

$$U = \left(1 - \frac{S_{max} - S_{min}}{S_{max} + S_{min}}\right) \times 100\%$$

式中 S_{max} 为信号平均值的最大值,S_{min} 为信号平均值的最小值。

(3)层厚:将图 7-9 窗宽调至最小,将窗位调至斜线消失,如图 7-10(a)所示。

记录窗位值为 WL1,在斜线附近放置一个大小为 $100mm^2$ 的 ROI,记录 S。将窗位值调整为(WL1+S)/2。测量四条斜线的宽度分别为 X1、X2 和 Y1、Y2,如图 7-10(b)所示。

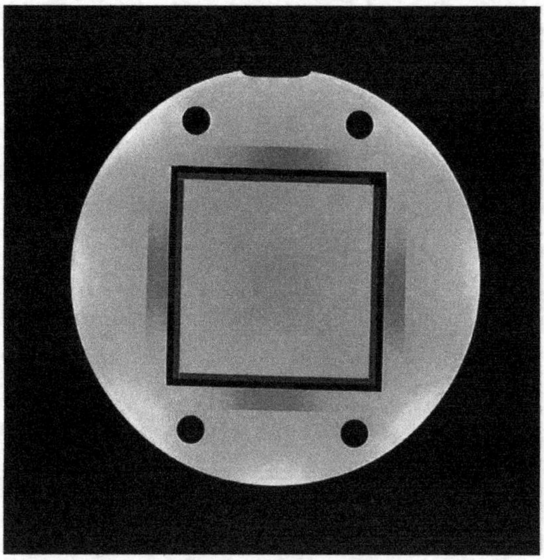

图 7-9 SNR 测量图像

取 X1、X2、Y1、Y2 四个测量值的平均值，即下式中的 L，倾斜板角度为 θ，则测得横断面的扫描层厚通过以下公式得出：

$$FWHM = \tan\theta \times L$$

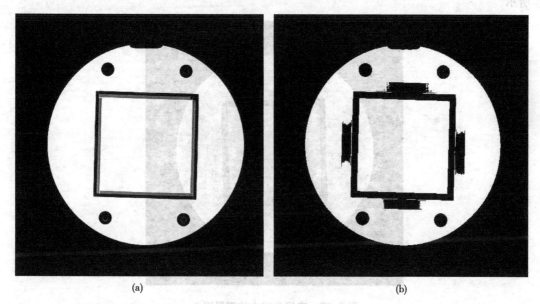

(a) (b)

图 7-10 层厚的测量

(4)空间线性：选取第二幅图进行空间线性测量，对图像中的斜几何尺寸进行测量，测量各孔位尺寸。根据测量，用以下公式计算空间线性：

$$GD = \frac{D_{真} - D_{测}}{D_{真}} \times 100\%$$

式中 $D_{真}$ 为真实测得尺寸，mm；$D_{测}$ 为测量标称尺寸，mm；GD 值最大者即为 MRI 系统的空间线性，如图 7-11。

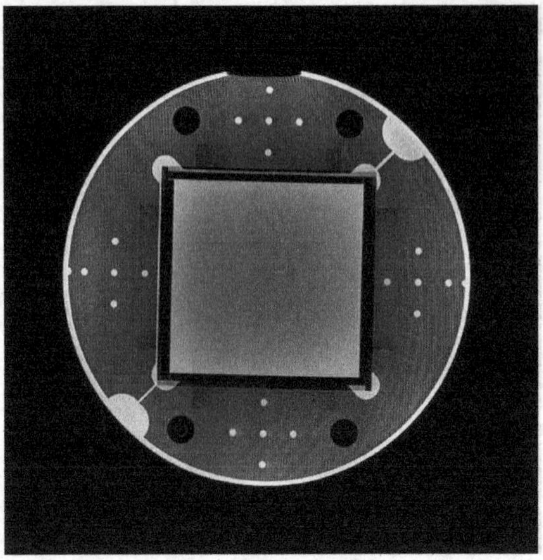

图 7-11　空间线性图像

(5)空间分辨力:选取第三幅图,调整窗宽至最小,逐渐调整窗位同时观察图像中的线对,调至能分辨出相邻线对距离最小的一组时,为 MRI 系统的空间分辨力,如图 7-12 所示。

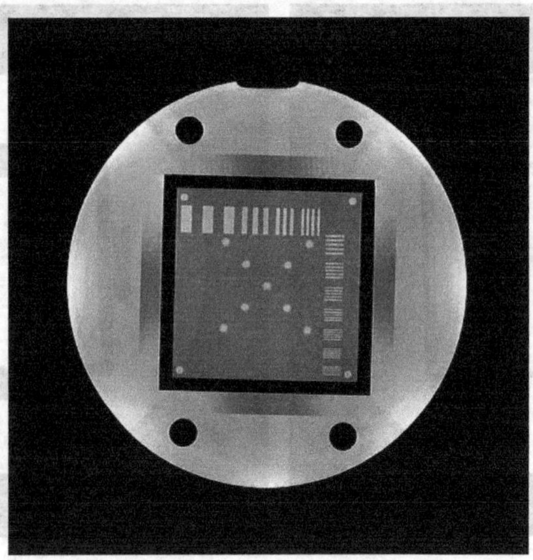

图 7-12　空间分辨力的测量图像

(6)低对比度分辨力:选取第四幅图,将窗宽和窗位调至合适的位置,分辨出直径最小、深度最浅的圆孔,即为 MRI 系统的低对比分辨力(mm/mm),如图 7-13 所示:有四组圆孔,顺时针深度分别为:0. 5mm、0. 75mm、1mm、2mm;每组有三个圆孔,深度相同,直径分别为 4mm、6mm、10mm。

(7)纵横比:在扫描图像上,调节窗宽至最小,调节窗位至最佳后,分别测量模体扫描图像中最大的圆截面纵向直径与横向直径,如图 7-14 所示。

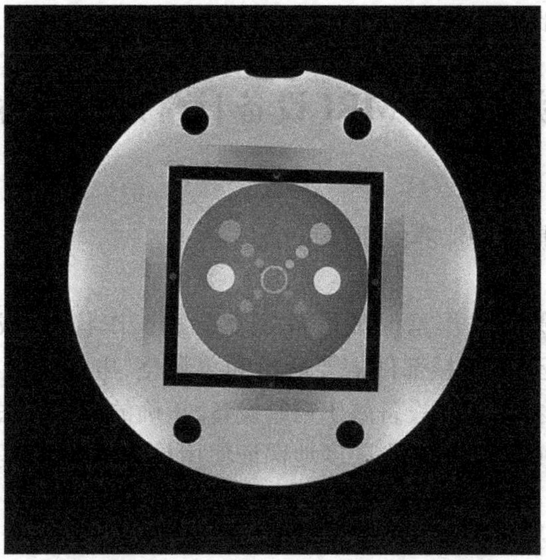

图 7-13 低对比分辨力的测量图像

用以下公式计算纵横比:

$$H = \frac{L_Z}{L_H} \times 100\%$$

式中 H 为纵横比,单位%;L_Z 为圆截面图像的纵向比值,单位 mm;L_H 为圆截面图像的横向比值,单位 mm。

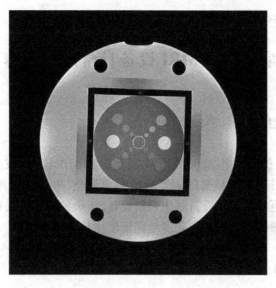

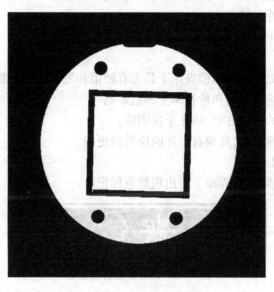

图 7-14 纵横比的测量图像

注:本测试在 MRI 多功能检测体模上完成,如没有 Magphan SMR 170 MRI 性能检测体模,则选择 MRI 设备配备的体模完成相关测试,标准参考设备指南要求。

【思考题】

1. MRI 质量控制的内容有哪些?

2. 如何进行信噪比的测试?

实验四　MRI 设备日常维护保养

【实验目的】

掌握 MRI 设备定期维护保养的项目和方法。

【工作原理】

MRI 设备的维护保养工作是保证设备处于良好工作状态,减少故障的重要手段。MRI 经过一段时间的运转,机械部件需要润滑和再调整,电气性能漂移需要检查及再调整,损耗件需要及时更换。MRI 设备属于精密设备,正确的维护方法和保养措施对于充分发挥其性能、减少故障的发生及最大限度地保证使用是不可或缺的。

【实验器材】

Avanto 1.5T MRI 设备 1 台,毛刷,吸尘器,常用工具等。

【方法与步骤】

1. 检查空调系统

(1)查看空调运行日志,有无报错(发现报错,及时处理)。

(2)清洁空调室内机过滤网,清洗空调室外机散热片。

(3)检查空调压缩机压力,确定压缩机制冷剂是否泄漏。

2. 检查水冷系统

(1)查看水冷机运行日志,有无报错(发现报错,及时处理)。

(2)清洗空调室外机散热片。

(3)检查水冷机压缩机压力,确定压缩机制冷剂是否泄漏。

3. 扫描室检查

(1)检查并清理磁体孔内和检查床下是否有硬币和发卡等金属物品。

(2)检查并清理磁体孔内和检查床上的造影剂。

(3)及时更换坏的照明灯泡,防止干扰图像。

(4)检查屏蔽门弹簧片,发现有损坏的应及时更换。

4. 查看错误信息

(1)当系统出现错误时,界面下方出现红色标记。

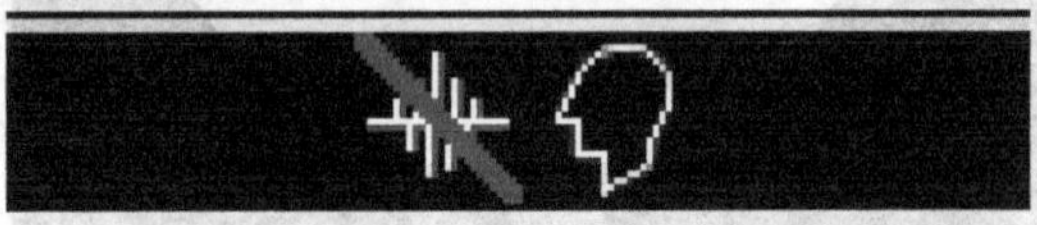

图 7-15　操作界面警告标记

点击该标记显示系统错误信息(图 7-16)。点击 OK,部分错误信息被清除。

(2)查看硬件工作状态 System/Control:在 Host 里可以看到应用程序的工作情况。

在 Image Reconstr. System 里可以看到图像重建系统的工作情况。

在 MR Scanner 里可以看到硬件系统的工作情况。要特别注意记录液氦水平。

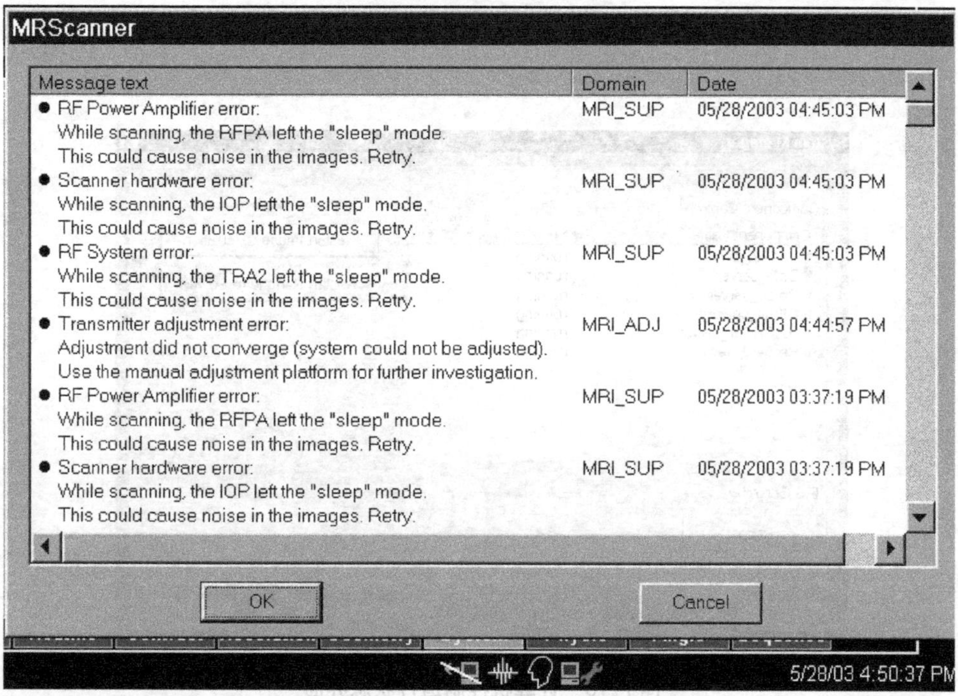

图7-16 错误信息界面

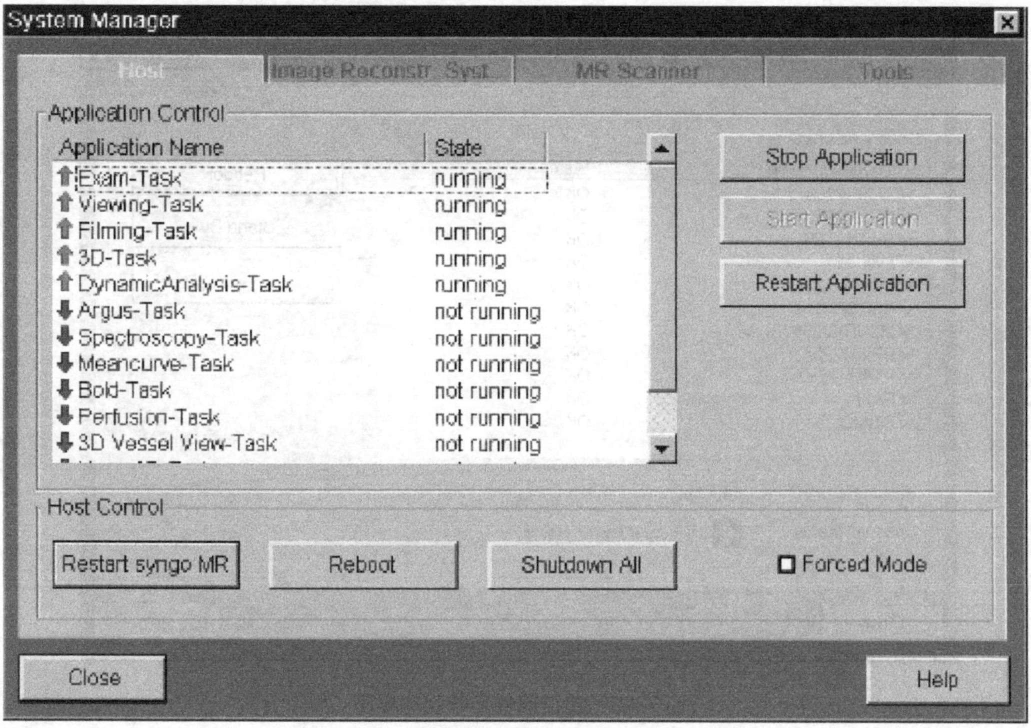

图7-17 系统管理界面

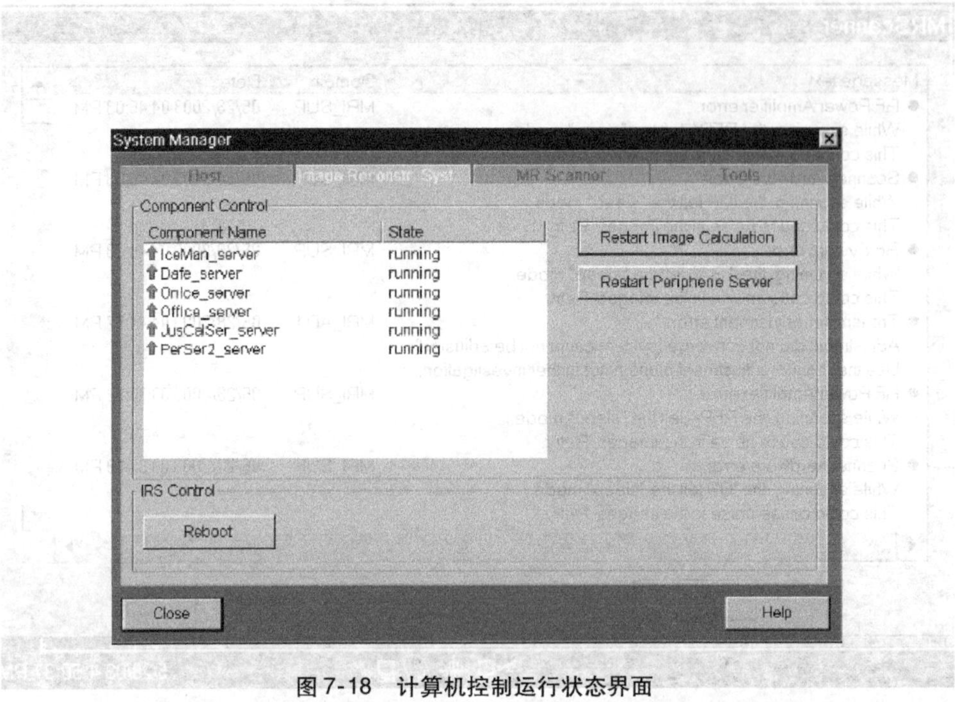

图 7-18　计算机控制运行状态界面

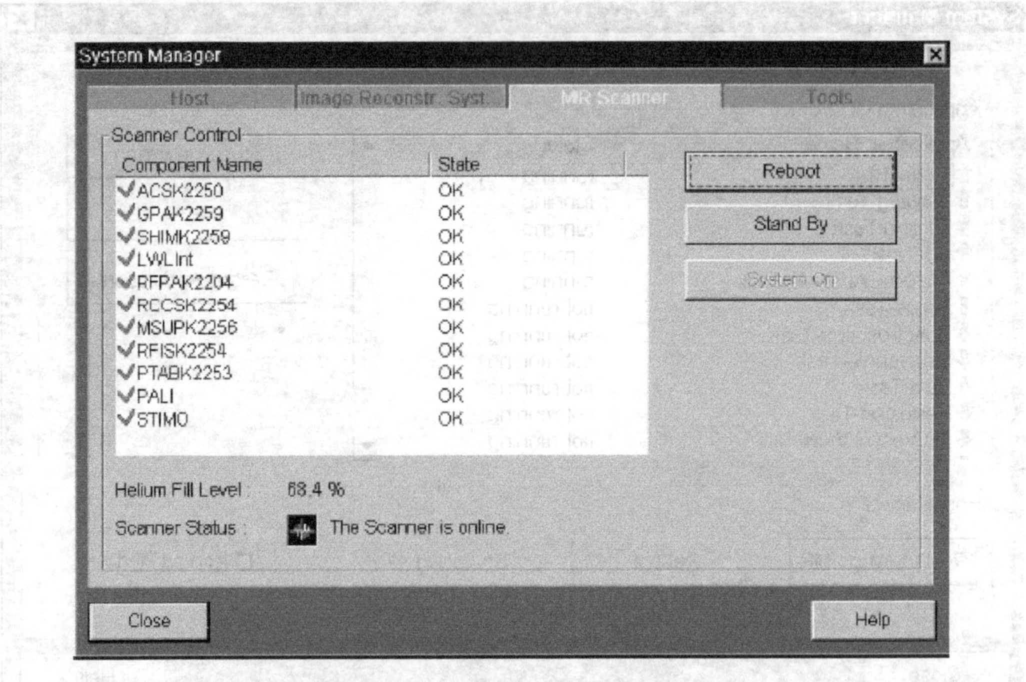

图 7-19　扫描部件运行状态界面

(3)查看错误记录。

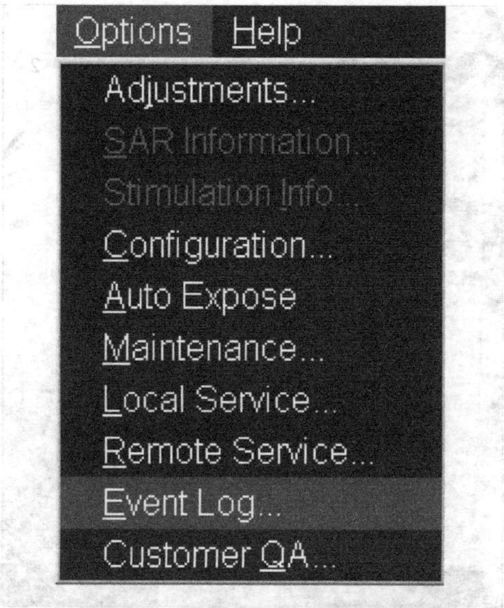

图 7-20　查看错误信息选择界面

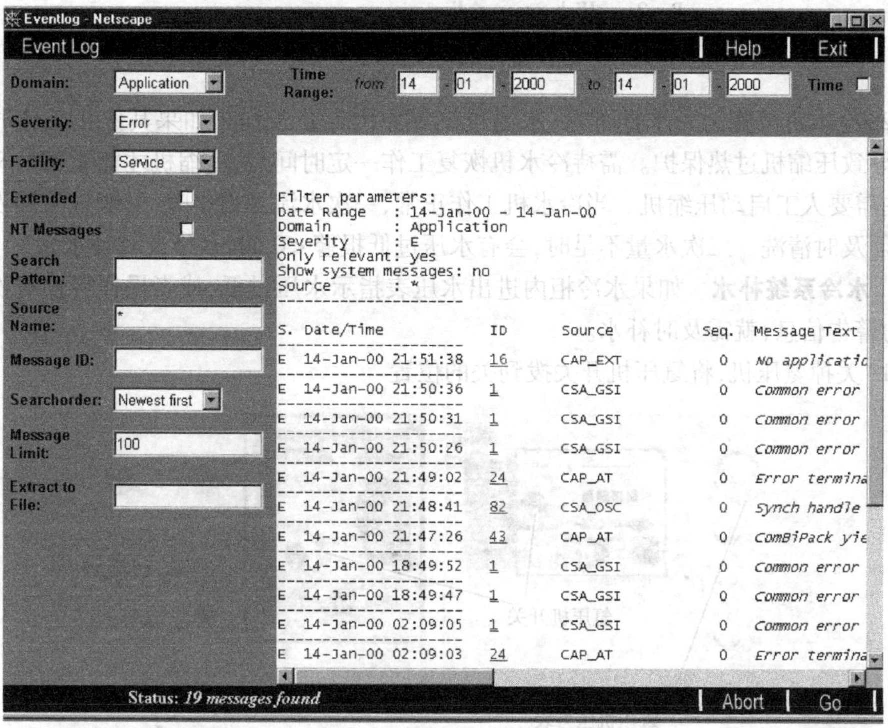

图 7-21　错误信息记录界面

5. 检查冷头及压缩机工作情况

(1)检查液氦量:当压缩机不运转时,在“service display”中会显示相应的错误信息,为排除故障提供帮助。显示屏下方有压缩机开关工作时观察动态压力应为:21～22bar。

停止时观察静态压力应为:15～16bar。

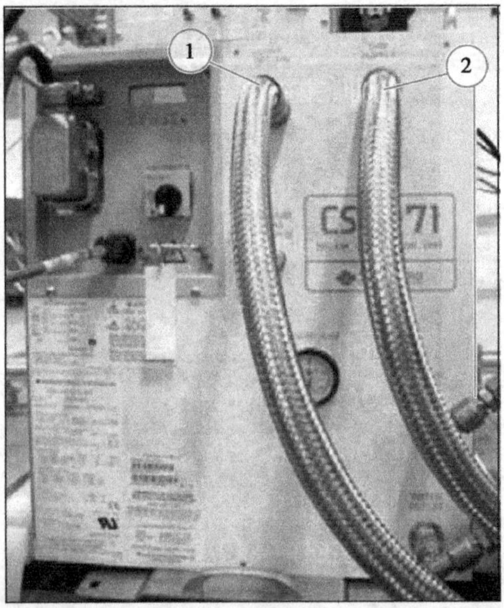

Fig. 120: Helium compressor
Pos.1 Low-pressure line
Pos.2 High-pressure line

图7-22 氦压机

(2)冷水机可能因为水量不足,水温过高等原因停止工作。如果其停止工作时间过长,会导致压缩机过热保护。需待冷水机恢复工作一定时间后,压缩机才能重新启动。此时往往需要人工启动压缩机。当冷水机工作正常,一次水流量很小时,可能过滤网发生了堵塞,须及时清洗。二次水量不足时,会有水压过低报警 <0. 3bar,请及时补水。

6. 水冷系统补水 如果水冷柜内进出水压表指示水压过低,或者操作界面有次级水压低的警告信息,就需及时补水。

(1)关掉氦压机,将氦压机开关拨到关的位置。

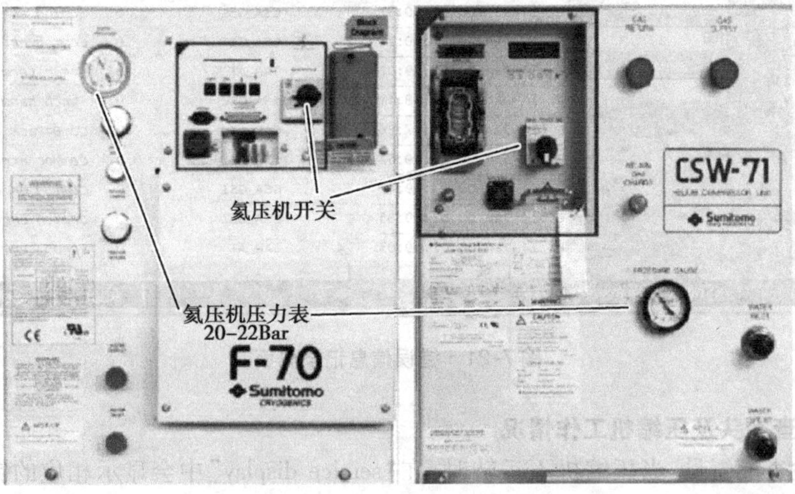

图7-23 氦压机开关和压力表

(2)关闭整个水冷却柜的电源。

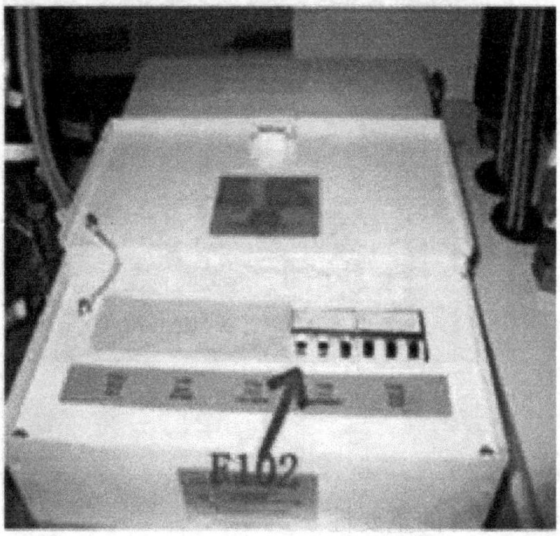

图7-24 水冷却柜的电源开关

(3)用水管连接设备间内预留的加水口,先让水管充满水,再接到水冷柜内的水泵加水口。用水管盖帽背面把水泵接头处的开关打开(拧到和水管平行)。

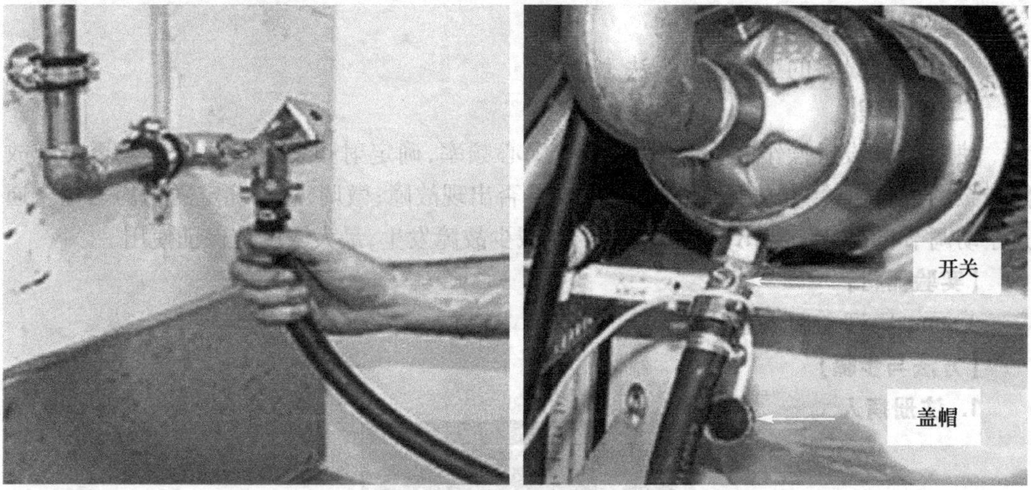

图7-25 水冷却柜加水

(4)加水至进水表显示1.3～1.8bar,把进水开关关上(拧到和水管垂直),再关设备间内预留的加水口的开关。

可能第一次操作时,关掉加水开关的时候会慢了点,导致水压加高了。此时把接在设备间内预留的加水口这端的水管拆掉,再把水泵接头处的开关打开到放水,放至正常水压范围。

(5)F102开关推到开的位置。等几分钟,水泵会开始运转,再等几分钟,看进水和出水压力是否稳定在正常范围内。如水压还低,需重复步骤(2)～(5)再补水。水压正常后,就可以拆走水管并打开氦压机。

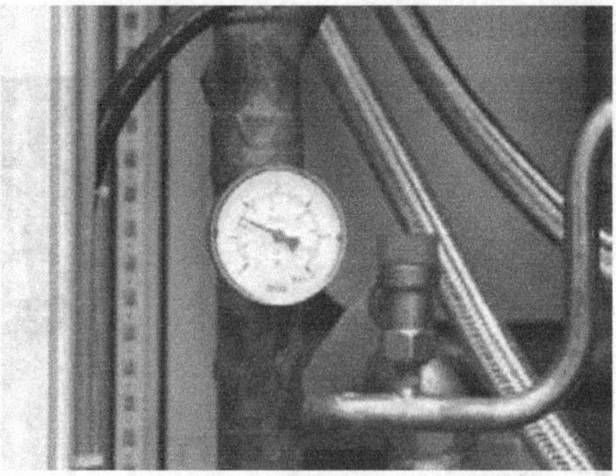

图7-26　水冷却柜水压表

【思考题】

1. 描述MRI日常维护保养的重要性。
2. 描述查看液氦量的方法。

实验五　MRI设备的手动调节检查

【实验目的】

掌握MRI设备的手动调节方法。

【工作原理】

使用MRI设备操作台手动调节,检查中心频率,确定射频发射接收通道是否出现故障或磁场被破坏;检查发射线圈,确定线圈是否出现故障;微调磁场,确定磁场均匀性。通过手动调节检查,保证MRI设备性能稳定,减少故障发生,最大限度地保证使用。

【实验器材】

Avanto 1.5T MRI设备1台。

【方法与步骤】

1. 注册病人

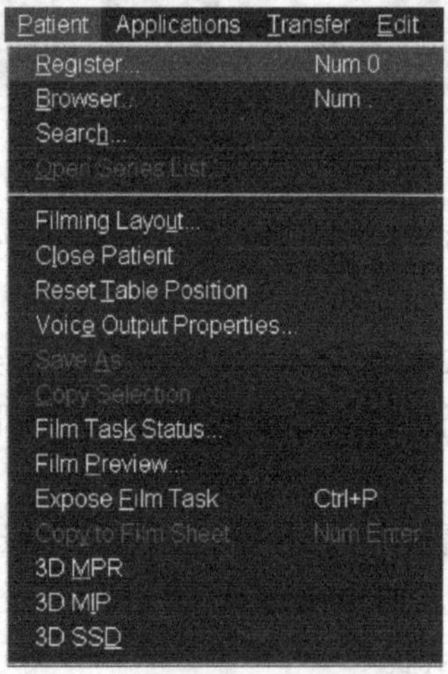

图7-27　患者登录选择界面

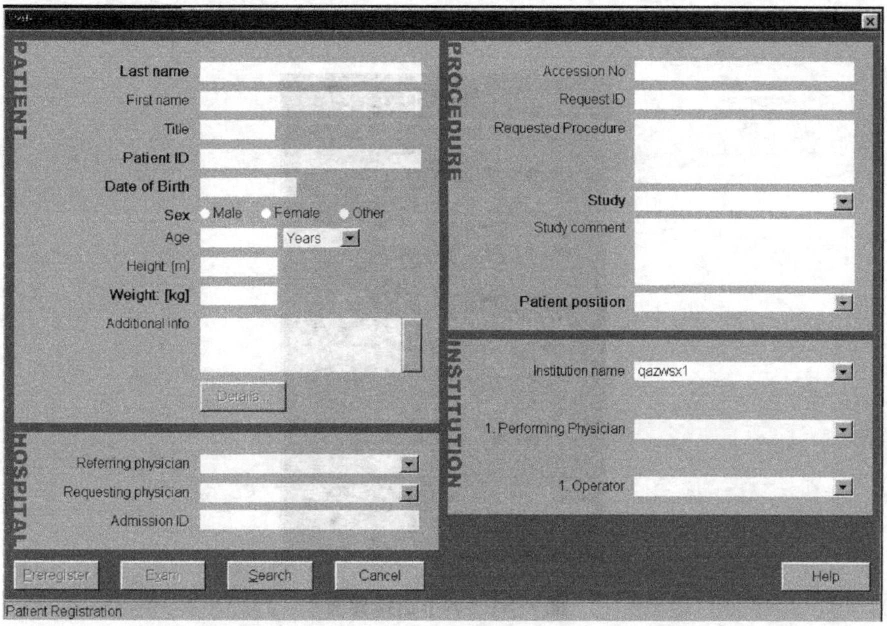

图 7-28 患者登录界面

2. 打开序列 除 Localizer 外的任何序列，打开任意一个非定位序列。

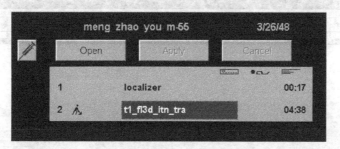

图 7-29 扫描序列选择界面

在扫描参数卡的“System”中选择适当的线圈。

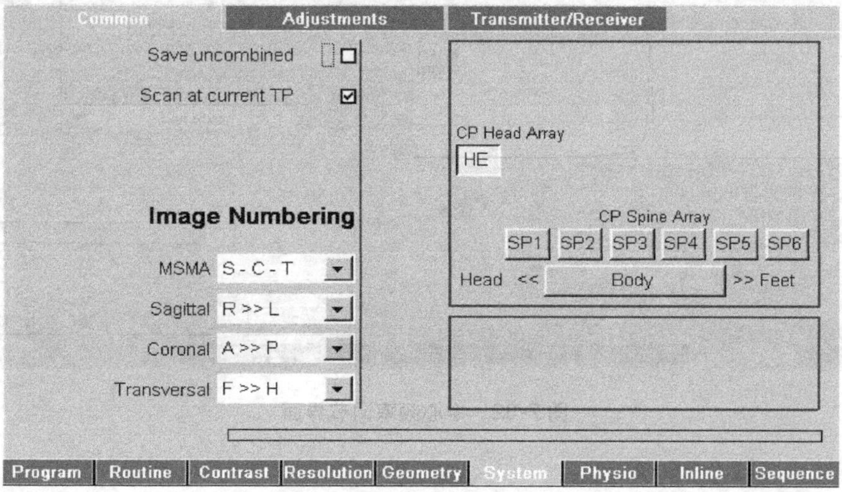

图 7-30 线圈选择界面

3. **进入主菜单** 选择“adjustment”进行手动调节，查找问题。

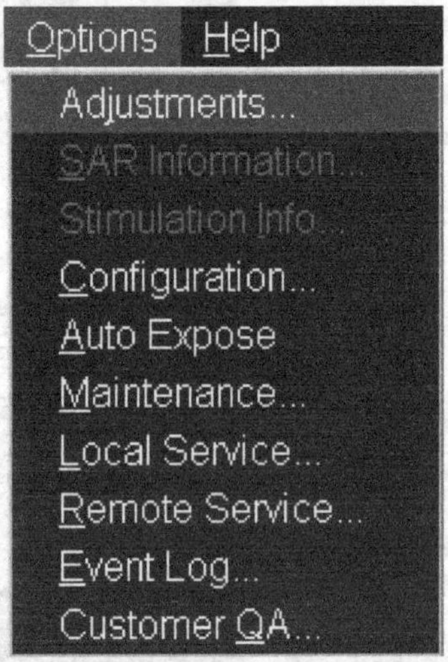

图7-31 调节选择界面

4. **Adjust Frequency** 首先找中心频率。

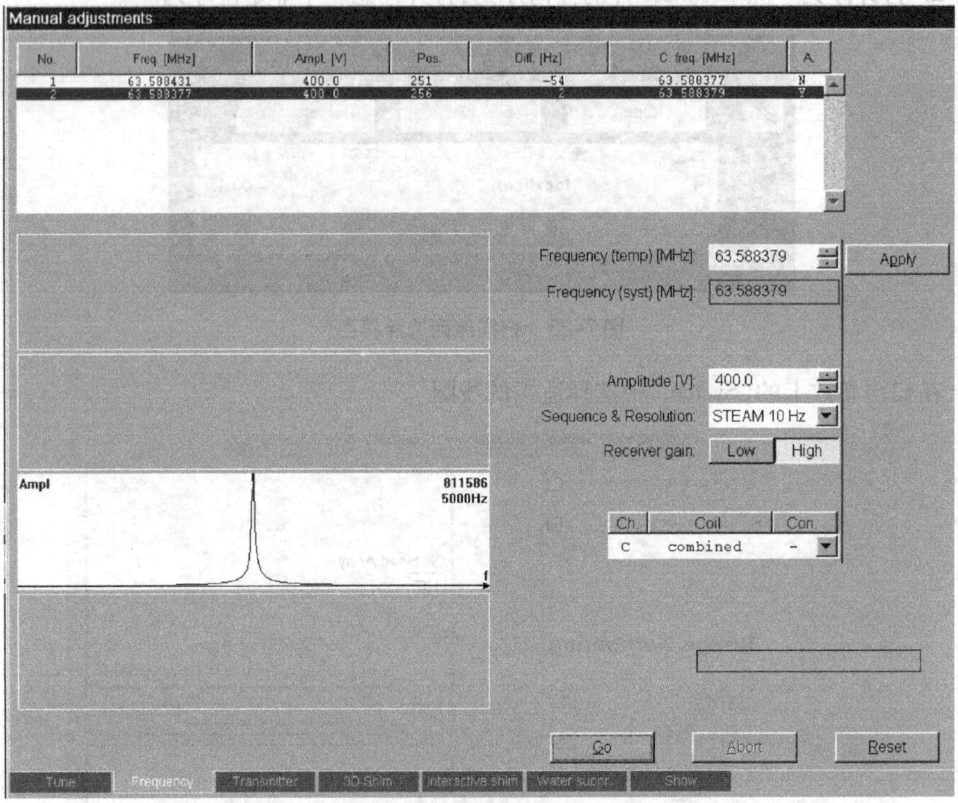

图7-32 中心频率调节界面

点击数次“Go”之后(大约3次左右),能看到类似图中的单尖峰,幅度值应为万级以上。在数值表中最后一栏出现“Y”的标志,则调节成功。若幅度值过低,则射频发射接受通道可能出现故障,或磁场被破坏。

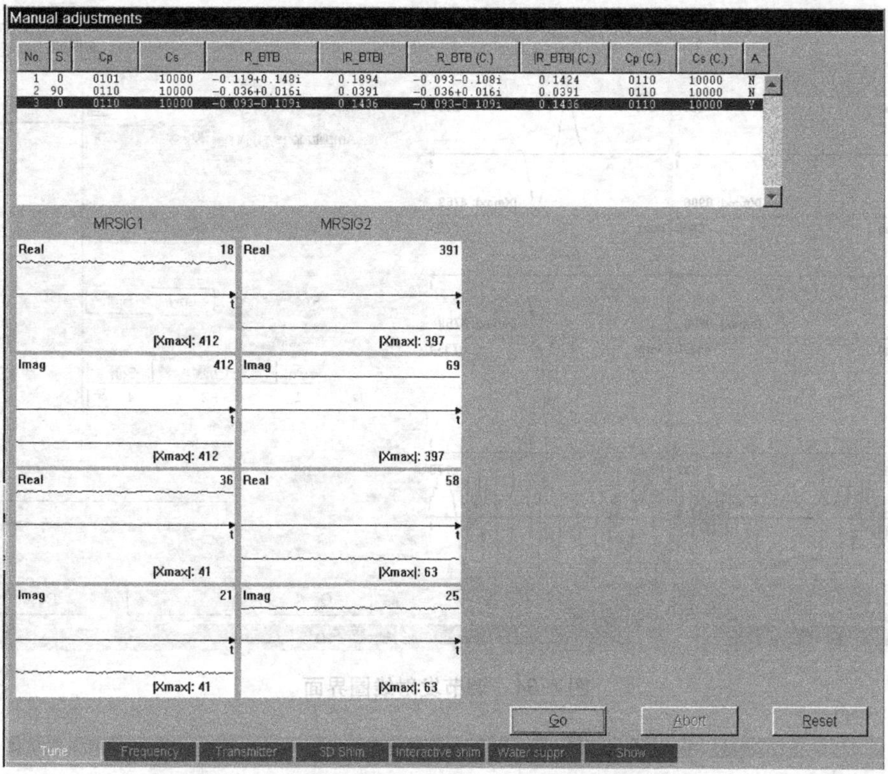

图7-33 中心频率调节结果界面

5. Adjust Transmitter 检查发射线圈。

点击数次“Go”之后,当Angle项出现180时,C. amp应在200左右。即为使磁化矢量发生180度翻转,可变电容的电压值应在200左右。该值偏小表示发射线圈比较好;该值偏大(如达400),则有故障。

6. Adjust 3D shim 微调磁场。

点击“Measure”,数秒后出现类似图中的图像;之后点击“Calculate”;重复以上两个步骤数次后,图像上的黑白条纹应该减少。黑白条纹越少,场均匀性越好。

7. Interactive shim 主动匀场。

改变A00、A11、B11、A10的数值,观察FWHM和Int的变化。FWHM越小越好,Int值越大越好,中心频率波形应呈单尖峰状。数值未调好请不要点击Apply。结束请点击Stop。

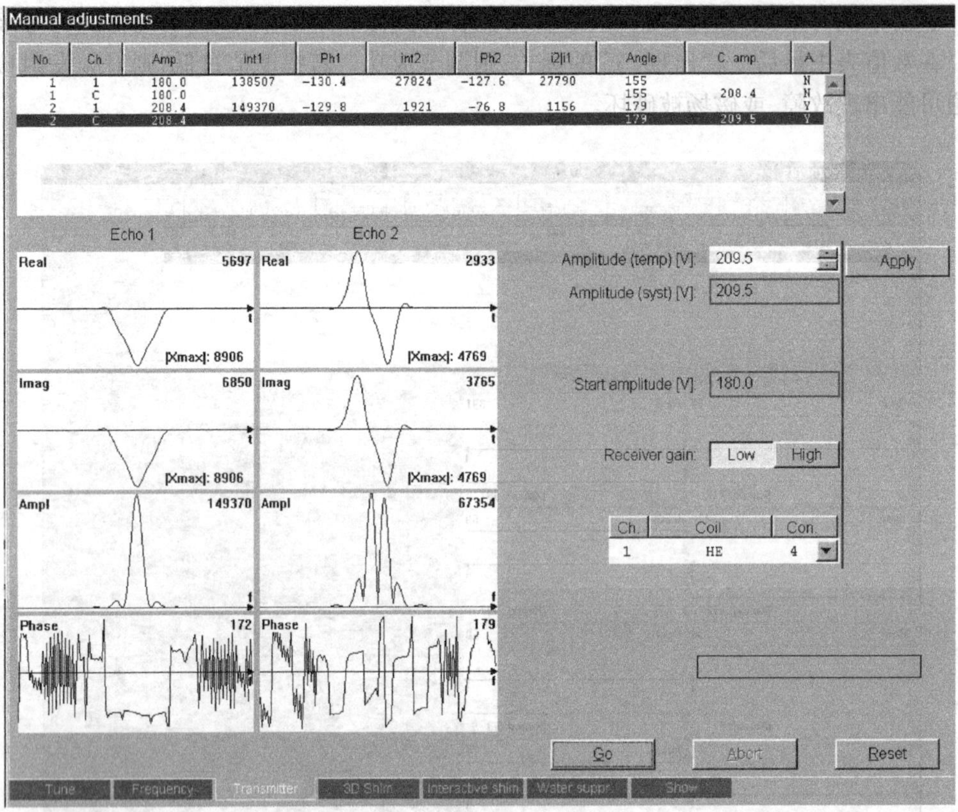

图 7-34 调节发射线圈界面

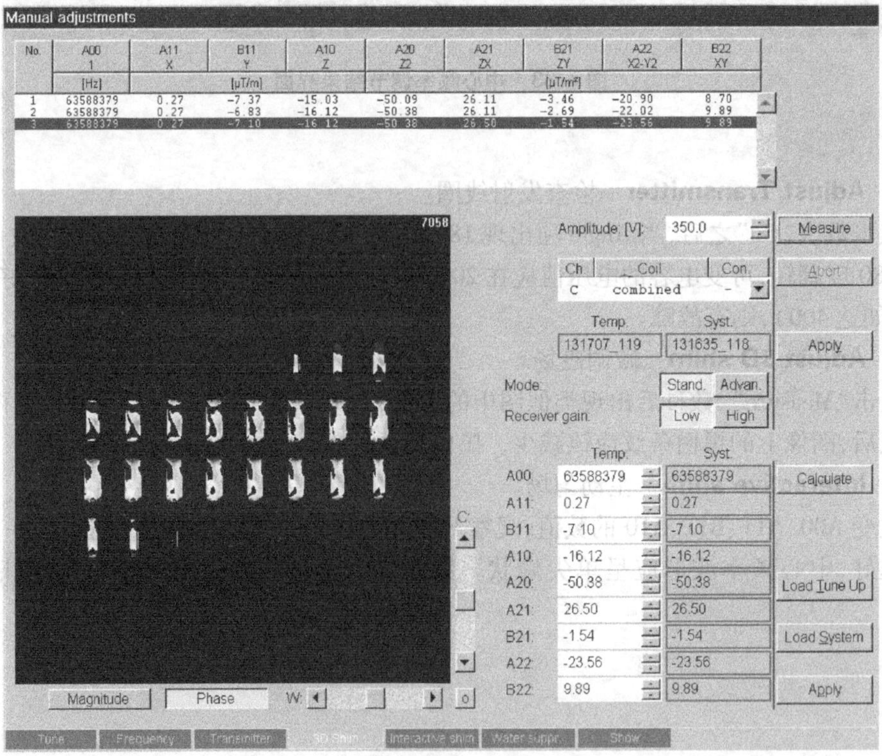

图 7-35 磁场微调界面

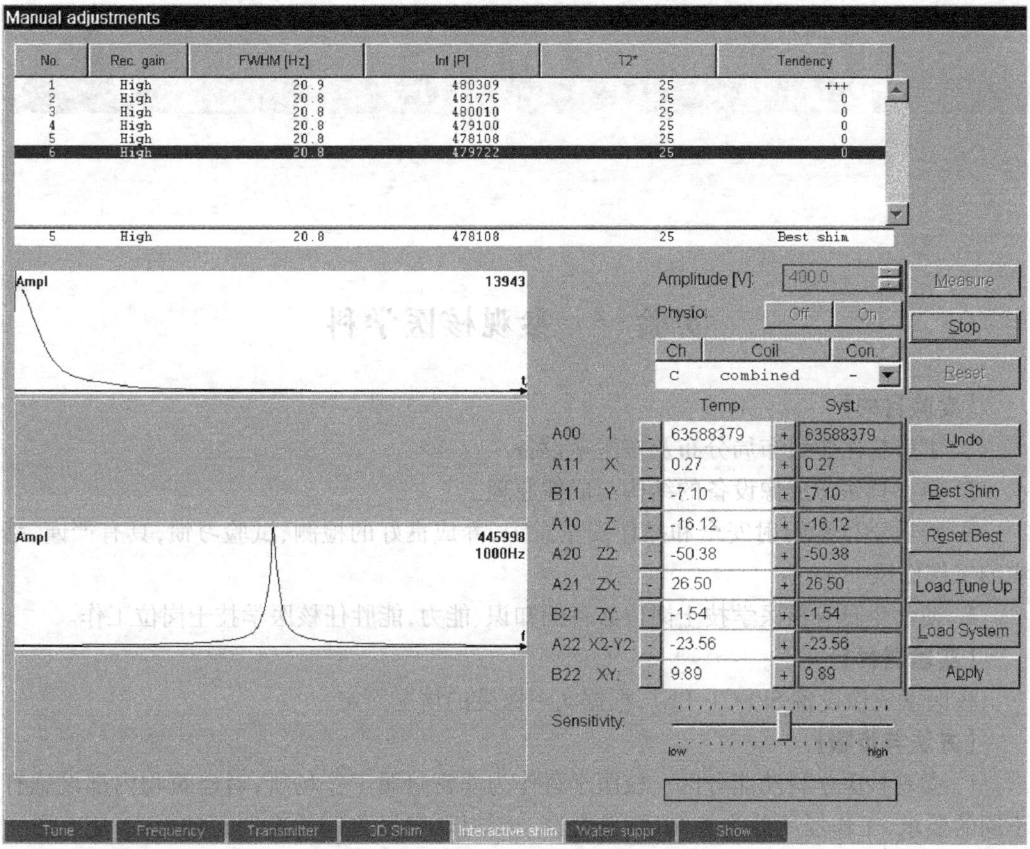

图7-36 主动匀场界面

【思考题】

1. 描述 MRI 设备手动调节检查的重要性。
2. 描述 MRI 设备手动调节的方法。

实验一 参观核医学科

【实验目的】

1. 了解核医学科布局分布及核医学设备。

2. 熟悉核医学成像设备的结构与成像原理。

3. 培养学生的辐射安全和操作安全意识，养成良好的检测、试验习惯，具有严谨、踏实的工作作风。

4. 使学生具有核医学技士岗位必备的知识、能力，能胜任核医学技士岗位工作。

【实验器材】

核医学成像设备 SPECT、PET，根据实习医院的情况而定。

【方法与步骤】

1. 参观核医学科功能分区。核医学科作为非密封源工作场所，对建筑物内部设施有不同的要求，工作场所分为控制区、监督区、清洁区，各区之间要有明显的标志，应有更衣室、洗浴室、厕所等卫生设备，以便于辐射防护管理和职业照射控制。同时认识辐射电离标志，熟悉核医学相应的防护要求与具体措施。

2. SPECT 设备的结构组成及各部分功能介绍，如图 8-1 所示。

3. PET 设备的结构组成及各部分功能介绍，如图 8-2 所示。

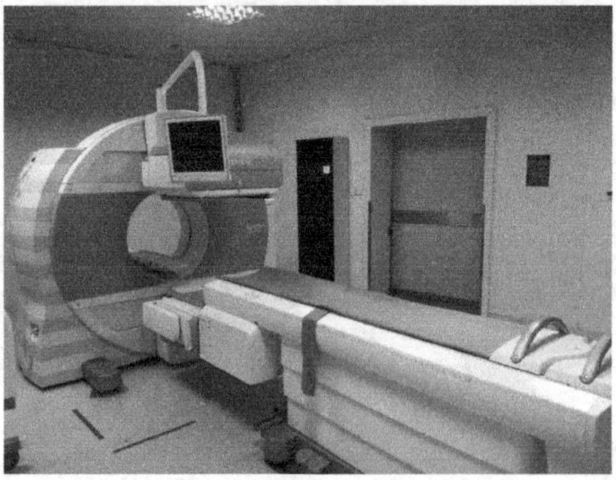

图 8-1 SPECT 设备

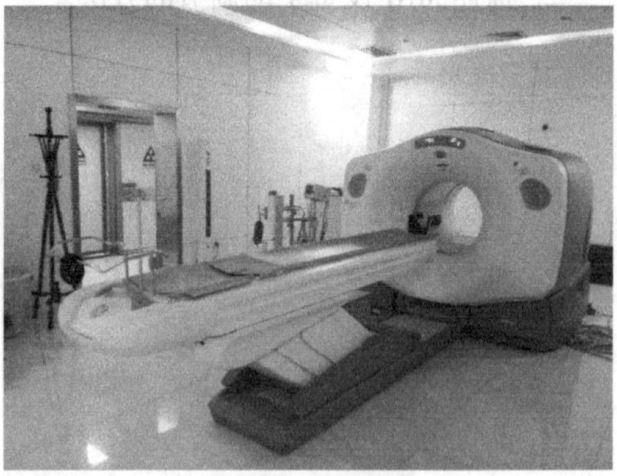

图 8-2 PET 设备

4. 核医学成像设备的成像原理和工作流程。

5. 学习核医学成像设备性能和保养维护要求，如设备对机房的温度、湿度要求，对供电的要求及维护情况等。

【注意事项】

1. 由具有一定教学经验的医师或技师负责带教。

2. 在示教过程中,学生应认真记录实训报告,且不能随意操作设备。

3. 学生应听从带教老师安排,注意辐射防护。

【思考题】

1. 试述 SPECT 的结构和各部分功能。

2. 核医学成像设备的原理和工作流程。

实验二 SPECT 的开启、关闭及机架运动的操作

【实验目的】

1. 学会 SPECT 的开启、关闭的顺序。

2. 学会 SPECT 机架运动的简单操作。

3. 培养学生操作仪器的安全意识,养成良好的检测、试验习惯,具有严谨、踏实的工作作风。

【工作原理】

SPECT 的结构图见图 8-3。

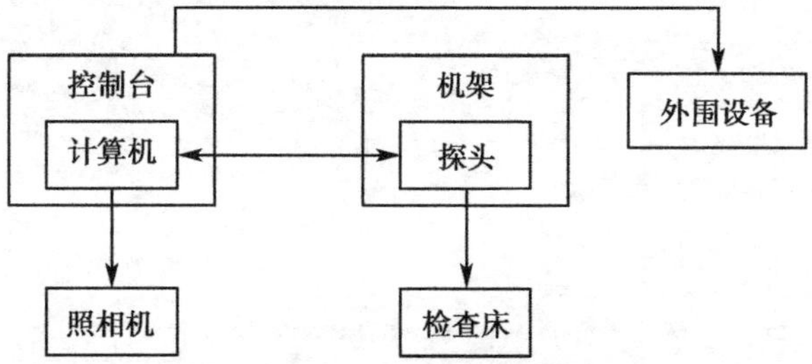

图 8-3 SPECT 结构图

SPECT 开机的顺序是先开外围设备电源,间歇 5 分钟左右,再开控制台电源。关机时顺序相反。

机架结构:由机械运动组件、机架运动控制电路、电源保障系统、机架操纵器及其运动状态显示器等组成。

按运动形式可以分为 4 种:①整体机架直线运动:主要适用于全身扫描;②探头及其悬臂圆周运动:该模式探头及其悬臂以支架机械旋转轴为圆心,作顺时针或逆时针圆周运动,检查床与导轨垂直,主要适用于断层采集;③探头及其悬臂向心或离心运动:该模式探头及其悬臂沿圆周运动半径作向心或离心直线运动,主要作用是使探头在采集数据时尽可能贴近患者;④探头沿自身中轴作顺时针和逆时针倾斜或直立运动:主要适用于静态或动态显像时特殊体位的数据采集。

在实际工作中,往往是第一种和第三种或第二种和第三种联合运动,在全身扫描或断层采集过程中使探头尽量贴近患者的体表,以提高探测效率和空间分辨率。

【实验器材】

SPECT 或 SPECT/CT 1 台,型号根据参观医院的情况而定。

【方法与步骤】

1. 了解整个设备电源位置、熟悉紧急制动按钮位置。
2. 熟悉 SPECT 的开启、关闭的顺序。
3. 了解使机架平动的电路系统的安装位置及相应的限位开关的位置和工作方式。
4. 了解使机架旋转的电路系统的安装位置及相应的限位开关的位置和工作方式。
5. 了解机架上的控制面板的各个按键的作用及悬挂在机架上的控制面板的按键的作用。

【注意事项】

1. 通电时注意学生安全。
2. 在示教过程中,认真记录实训报告。
3. 具有一定教学经验的医师或技师带教。
4. 学生不能随意操作设备。

【思考题】

1. 简述机架的结构及各部分原理。
2. 简述 SPECT 运动的方式。

实验一　干式激光打印机功能结构与常见故障排查

【实验目的】

1. 掌握干式激光打印机的基本功能与结构原理。
2. 了解测试打印机操作系统。
3. 熟悉常见故障分析及解决方法。

【实验器材】

干式激光打印机(柯达 DryView 8900)1 台。

【实验原理】

干式激光打印机是一种连续色调的激光成像仪,它含有内部相片热敏成像胶片显影器。用于冲洗胶片的是热度,而非冲相化学物质。干式激光打印机遵循 DICOM 医疗成像协议来接收数字图像数据。干式激光打印机结构如图 9-1 所示。

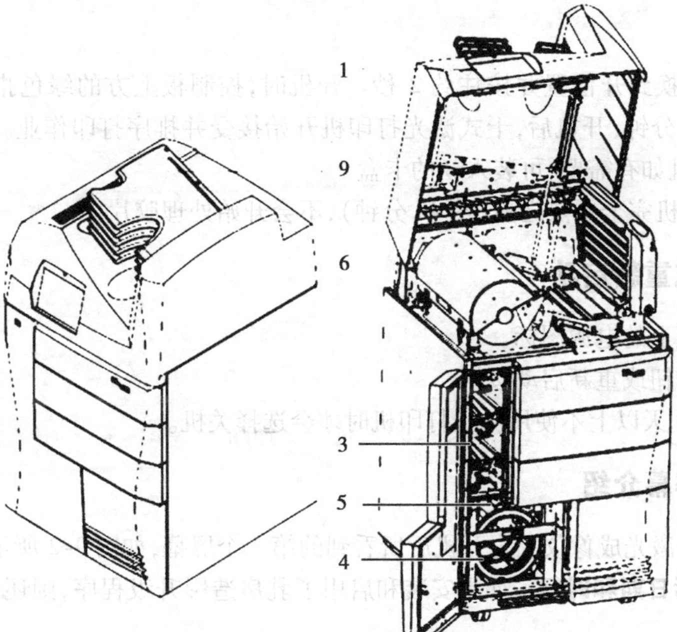

图 9-1　干式打印机结构示意图

1. 触摸屏控制板　控制板是干式激光打印机的界面,控制板接收您的命令,并为您提供有关干式激光打印机功能的状态信息。

2. 胶片抽屉 该打印机配置使用一、二或三个胶片抽屉。每个抽屉均可装上五种不同尺寸的激光胶片。您可以选择任何抽屉中的胶片卡盒来进行打印。

3. 胶片传送装置 使胶片通过干式激光打印机。

4. 胶片滚筒 定位胶片,将胶片固定不动以生成图像。

5. 光学模块 当胶片定位于胶片滚筒上时,光学模块将图像写(曝光)至胶片上。

6. 胶片显影器 使用热力冲洗在光学模块中被激光曝光于胶片上的图像。

7. 显像密度计 接收通过显影器后的胶片,并执行密度检查以确定图像质量。显像密度计是自动成像质量控制(AIQC)系统中的主要组件。

8. AIQC 可确保对比度、密度等其他图像质量参数符合用户预设首选项值。

9. 胶片分拣器 本台打印机没有配置分拣器。胶片分拣器接收通过显像密度计后的已处理胶片,并将胶片传送至激光成像仪顶部的选定胶片分拣器柜。底部的分拣器柜可容纳 125 张胶片,而顶部五个分拣器柜中的每个可装下 30 张胶片。

当干式激光打印机收到打印请求及来自设备(图像捕获装置)的图像数据时,系统会根据包括在图像数据中的信息来确定请求的胶片尺寸,然后选择相应的胶片卡盒。每次设备向成像仪发送请求时,就会产生相应的打印顺序。

【方法及步骤】

一、正常操作

(一)开机

将电源开关切换到开位置并按住约 2 秒。开机时,控制板上方的绿色指示灯发亮。开机过程约费时 3 分钟,开机后,干式激光打印机开始接受并排序打印作业。此时,可以确定卡盒状态,并且如有需要,可装入新的卡盒。

干式激光打印机完全预热之前(约 45 分钟),不会开始处理胶片。

(二)关机或重新启动

1. 轻触控制板上的电源图标。
2. 轻触关机按钮或重新启动按钮。

注意:只有在 3 天以上不使用激光打印机时才会选择关机。

(三)状态屏幕介绍

“状态菜单”是激光成像仪完全开机后所看到的第一个屏幕,如图 9-2 所示。

1. 标题栏包括日期和时间 如果安装和启用了乳房造影升级程序,则还包括乳房造影升级程序。

2. 胶片进给抽屉按钮 胶片供应抽屉可从激光成像仪前面存取。轻触任何一个抽屉按钮,可关闭胶片卡盒并打开该抽屉。按钮还提供了当前安装卡盒有关的胶片信息。

(1)胶片尺寸在左上角显示。

(2)胶片类型在左下角显示。

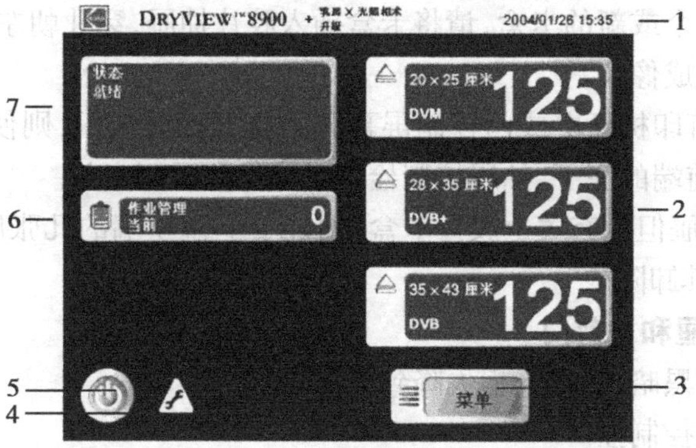

图 9-2 状态屏幕例

(3)当前胶片张数在右侧显示。

3. 主菜单按钮 当轻触该按钮时,控制板会显示主菜单。

4. 预防性维护图标 该图标显示时,需要进行预防性维护。

5. 电源按钮 当轻触该按钮时,控制板会显示电源显示屏。

6. 工作管理 当轻触该按钮时,控制板会显示作业管理屏幕。

7. 状态显示区域 显示系统状态消息。

(四)主菜单屏幕(图 9-3)

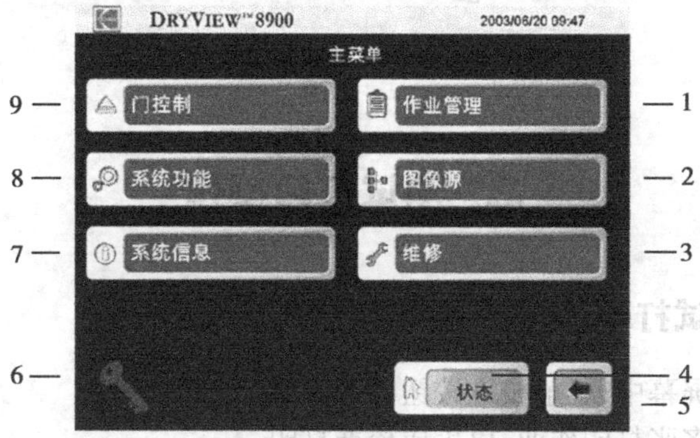

图 9-3 主菜单屏幕

1. 作业管理;2. 图像源;3. 维修;4. 状态;5. 返回定位;
6. 主要操作员登录;7. 系统信息;8. 系统功能;9. 门控制

(五)装入胶片卡盒

1. 自动装入或取出胶片卡盒

(1)在门控制或状态屏幕中,轻触所需的胶片抽屉图标。激光成像仪会关闭卡盒,并部分打开抽屉(图 9-4)。

(2)将胶片抽屉向外拉到尽头。

(3)要取出胶片卡盒,握住卡盒的边缘,将卡盒抬出抽屉。

(4)要装入另一个或新的卡盒,请将卡盒插入胶片抽屉,穿孔朝左。

(5)将抽屉滑入成像仪。

如果干式激光打印机断电或门控制屏幕无法打开抽屉或门,则使用手动控制栓。门控制栓位于打印机前端的底下,抽屉控制栓位于成像仪右侧底部。

注:如果打开抽屉但没有关上胶片卡盒,则位于卡盒顶端的几张胶片将曝光(或变得模糊),因而必须将其卸除。

2. 手动打开抽屉和左前门

(1)尽量使房间黑暗,将曝光损失降到最低。

(2)抬起所需的控制拴。

(3)若有需要,手动关闭胶片卡盒,防止胶片模糊。

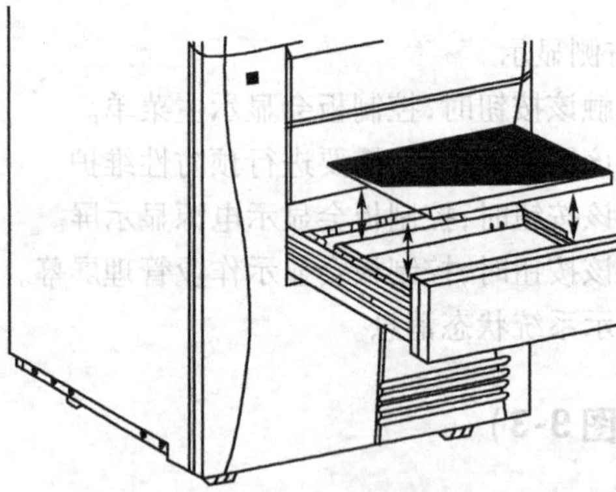

图 9-4　激光相机抽屉打开状态

二、测试打印操作

(一) 校准测试打印

1. 在系统功能屏幕中,轻触校准按钮。
2. 系统将中断多张打印作业,以生成校准打印。
3. 轻触所需的抽屉按钮。
4. 轻触打印按钮。

(二) 密度测试打印

1. 在系统功能屏幕中,轻触密度按钮。
2. 轻触所需的抽屉按钮。
3. 调整所需的密度。
4. 轻触打印按钮。

(三) 质量控制楔形梯级

1. 请求校准测试打印,以便将 AIQC 系统置于控制中。

2. 在系统功能屏幕中,轻触 DVM 质量控制楔形梯级按钮。
3. 轻触所需的抽屉按钮(DVM 胶片类型)。
4. 轻触打印按钮。

(四)自动成像质量控制(AIQC)

内置的显像密度计是自动成像质量控制(AIQC)过程中的关键组件。AIQC 可使激光成像仪自动监控并调整图像质量参数,确保图像质量最佳。

每次打印校准胶片时,干式激光打印机均会调整参数,确保逐张胶片和逐批胶片打印的图像一致。每当发生下列情况时,都将打印校准胶片:

1. AIQC 检测到已载入新的胶片批号。
2. 从控制版请求校准测试。
3. 连续 7 天未对胶片卡盒执行校准。

以手动模式操作:在正常条件下,AIQC 会始终进行维护,确保图像质量参数一致。如果发生错误,如校准失败,您可以手动模式操作,直到排除错误。胶片校准失败通常与胶片有关。在装入新的胶片卡盒时,通常会纠正错误。

三、常见故障解决

(一)常见的故障的提示编号与解决方法

1. 编号 21-119 显示的消息:内部硬件故障:胶片拾取。

消息详解:作业继续被排入队列,并从其他供应抽屉继续打印。

解决办法:

(1)打开抽屉。

(2)关上卡盒以防胶片变得模糊。

(3)取出胶片。

(4)关上抽屉。

2. 编号 22-139 显示的消息:无法识别胶片卡盒。

消息详解:作业继续被排入队列,并从其他供应抽屉继续打印。

解决方法:换用一个新的胶片卡盒。

3. 编号 22-178 显示的消息:胶片卡盒无法打开。

消息详解:作业继续被排入队列,并从其他供应抽屉继续打印。

解决方法:换用一个新的胶片卡盒。

4. 编号 22-179 显示的消息:胶片卡盒无法关闭。

消息详解:作业继续被排入队列,并从其他供应抽屉继续打印。

解决方法:

(1)打开抽屉。

(2)关上卡盒以防胶片变得模糊。

(3)关上抽屉。

5. 编号30-154 显示的消息:内部通信故障:分拣器。

消息详解:继续打印作业,所有胶片被送至分拣器柜。

解决方法:重新启动激光成像装置。

(二) 清除胶片卡塞

1. 如图9-5所示,编号标明了从胶片拾取区到曝光区,经由显影区,再到胶片分类器这一路径中的几个主要卡塞区域。

(1)从卡盒拾取胶片。

(2)胶片拾取区与胶片滚筒之间、胶片滚筒与显影器鼓之间的纵向胶片输送路径。

(3)胶片滚筒。

(4)胶片显影器鼓。

(5)胶片经由显像密度计到达分类器。

(6)胶片在分类器中输送。

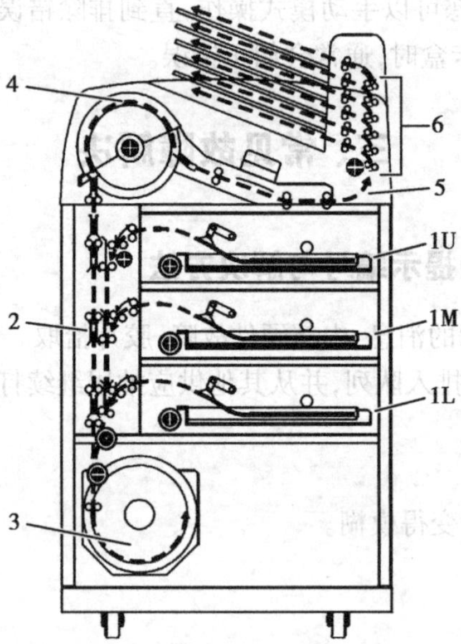

图9-5 干式激光相机内部结构和打印流程示意图

2. 手动关上胶片卡盒盖 如果在打开抽屉时胶片卡盒没有自动关上,则必须手动关上胶片卡盒(图9-6)。

注:如果打开抽屉但没有关上胶片卡盒,则位于卡盒顶端的几张胶片将曝光(或变得模糊),因而必须将其卸除。在打开抽屉之前,请确保房间尽可能黑暗以减少曝光的可能性。要手动关上胶片卡盒:

(1)轻抬抽屉控制栓。

(2)将胶片抽屉向外拉到尽头。

(3)逆时针转动回卷旋钮,直至胶片卡盒盖关上。继续转动回卷旋钮,直至不能再旋转为止。

3. 处理区域1U、1M或1L中的胶片卡塞 区域1是从胶片卡盒中取出胶片并送入

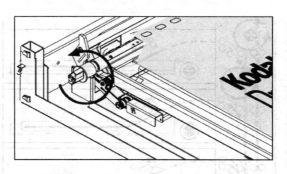

图 9-6 胶片卡盒相关结构示意图

主动辊的部位。如果激光成像仪无法正确拾取胶片并将其送入主动辊,则控制板上会出现一则错误消息。

注:若问题出现在区域 1 上,胶片卡盒将保持打开。当打开抽屉时,卡盒最顶端的胶片将曝光(变得模糊)。于打开抽屉之前,请确保房间尽可能黑暗以减少曝光的可能性。弃用任何带雾翳的胶片。

当区域 1 中的胶片堵塞消息出现时:

(1)轻触显示堵塞按钮,门控制屏幕出现,受影响的抽屉反白显示。

(2)轻触受影响抽屉的图标,抽屉打开。

(3)将抽屉向外拉到尽头。

(4)从卡盒中取出胶片,逆时针转动回卷旋钮以手动关上卡盒盖。

(5)关上抽屉。

4. 清除区域 2 中的胶片卡塞 区域 2 是胶片拾取区与胶片滚筒之间,以及胶片滚筒与显影器鼓之间的纵向输送区域。如果胶片在此区域停住,则控制板上会出现一则错误消息。

当区域 2 中的胶片堵塞,错误消息出现时:

(1)轻触显示堵塞按钮,门控制屏幕出现,受影响的区域反白显示。

(2)轻触前门图标,前门打开。

(3)在纵向输送区域中找到卡住的胶片。

(4)取出卡住的胶片,如果胶片在多个输送辊组中被卡住,依正确的方向转动回卷旋钮以松开胶片(图 9-7)。

(5)关上前门。

5. 清除区域 3 中的胶片卡塞 区域 3 为胶片滚筒(图 9-8)。如果胶片在此区域停住,则控制板上会出现一则错误消息。

当区域 3 中的胶片堵塞,错误消息出现时:

(1)轻触显示堵塞按钮,门控制屏幕出现,受影响的区域反白显示。

(2)轻触前门图标,前门打开。

(3)在滚筒或纵向输送区域中找到卡住的胶片。

(4)取出卡住的胶片,如果胶片在多个输送辊组中被卡住,依正确的方向转动回卷旋钮以松开胶片。

(5)关上前门。

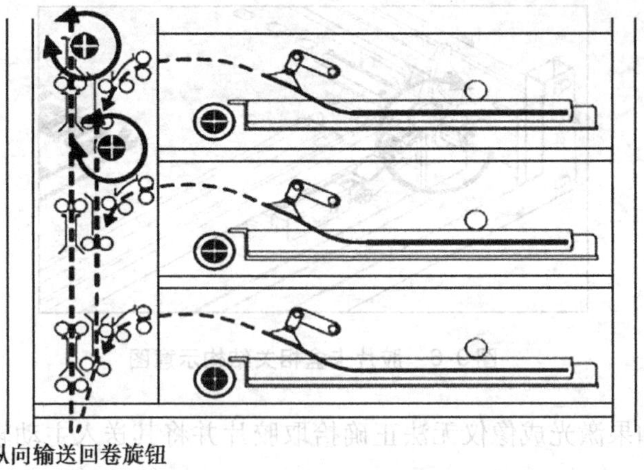

图 9-7　清除区域 2 中的胶片堵塞处理示意图

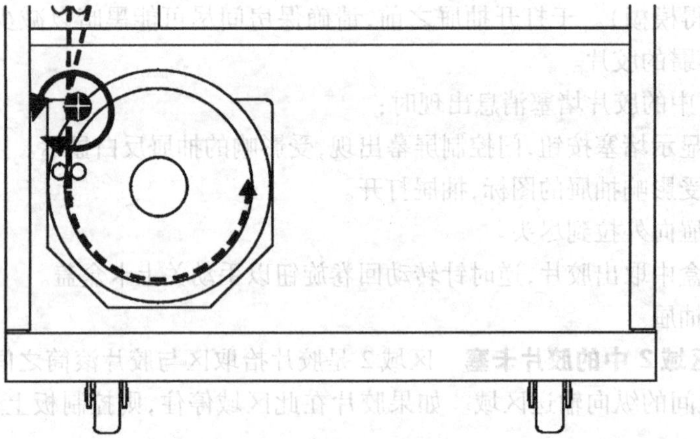

图 9-8　清除区域 3 中的胶片卡塞示意图

6. 清除区域 4 中的胶片卡塞　区域 4 为胶片显影器鼓(图 9-9)。如果胶片在此区域停住,则控制板上会出现一则错误消息。

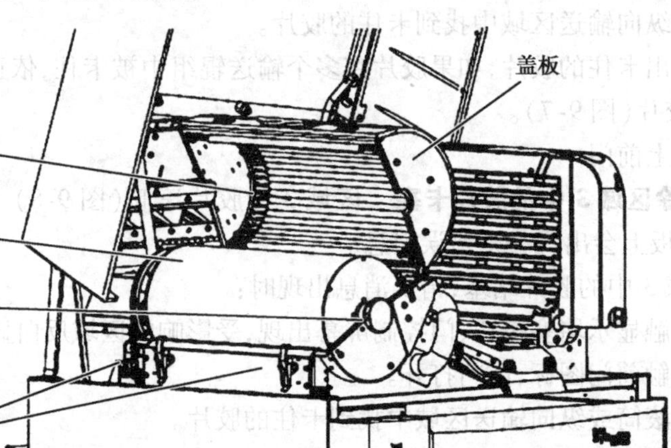

图 9-9　清除区域 4 中的胶片卡塞示意图

当区域4中的胶片堵塞,错误消息出现时:

(1)轻触显示堵塞按钮,门控制屏幕出现,受影响的区域反白显示。

(2)打开机盖并放在第一个安放位置。

(3)松开显影器左侧的两个夹子。

(4)打开鼓盖。

(5)清除显影器区域中被卡住的胶片,可能有多张胶片被卡住。

(6)关上鼓盖并用两个夹子夹紧。

(7)关上机盖。

7. 清除区域5中的胶片卡塞　分类器正前方的主动辊位于区域5中(图9-10)。如果胶片在此域被卡住,则控制板上会出现一则错误消息。

当区域5中的胶片堵塞,错误消息出现时:

(1)轻触显示堵塞按钮,门控制屏幕出现,受影响的区域反白显示。

(2)打开机盖并放在第一个安放位置。

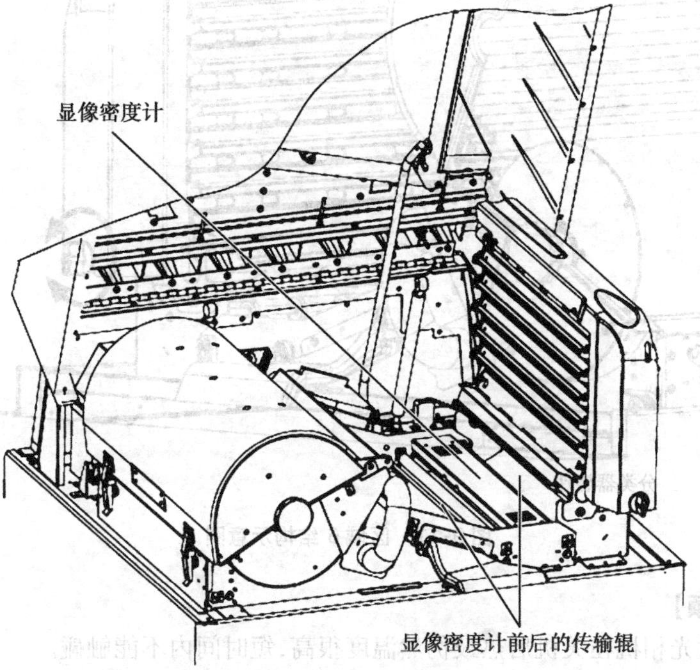

图9-10　区域5结构示意图

(3)取出从显影器到分类器路径中被卡住的胶片。

(4)抓住胶片并以90度的角度向上拉出。

(5)关上机盖。

8. 清除区域6中的胶片卡塞　区域6为分类器(图9-11)。如果胶片在此区域停住,则控制板上会出现一则错误消息。

当区域6中的胶片堵塞错误消息出现时:

(1)轻触显示堵塞按钮,门控制屏幕出现,受影响的区域反白显示。

（2）打开机盖并放在第一个安放位置。

（3）检查分类器左侧的分类器辊，取出胶片。如果胶片在多个输送辊组中被卡住，依正确的方向转动分类器旋钮以松开胶片。

（4）要接近分类器的内侧区域：

1）向下按释放闩。

2）小心左倾分类器，直至其处于停放位置。

（5）取出胶片。如果胶片在多个输送辊组中被卡住，依正确的方向转动分类器旋钮以松开胶片。

（6）将分类器放回其固定位置。

（7）关上机盖。

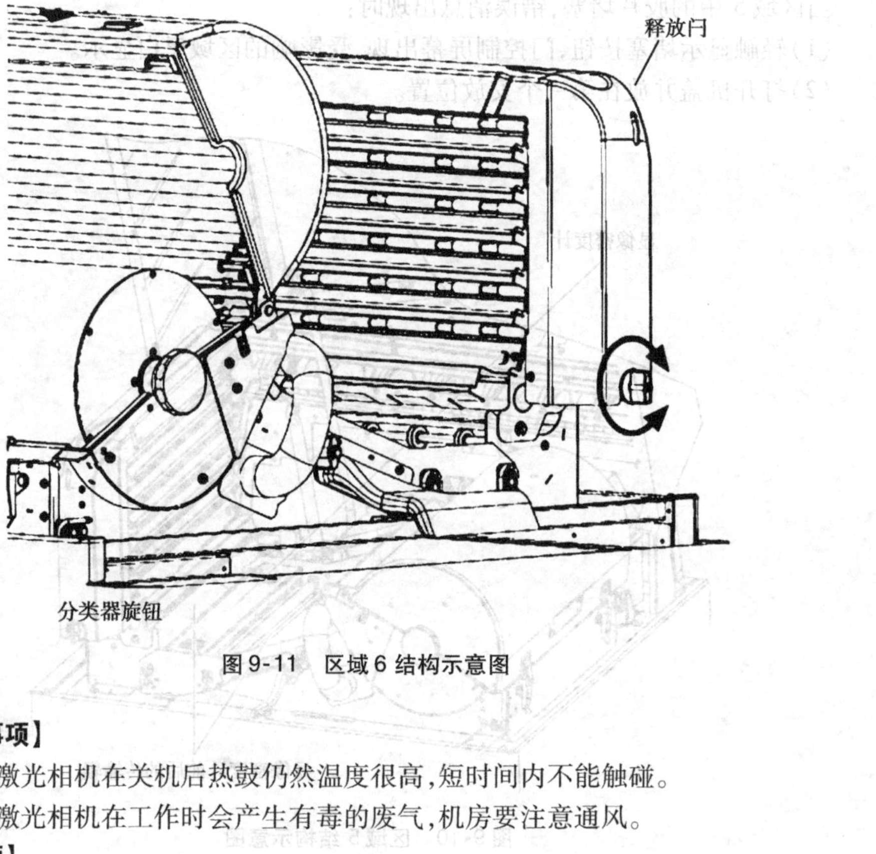

图 9-11　区域 6 结构示意图

【注意事项】

1. 干式激光相机在关机后热鼓仍然温度很高，短时间内不能触碰。
2. 干式激光相机在工作时会产生有毒的废气，机房要注意通风。

【思考题】

1. 描述干式激光打印机热成像原理。
2. 描述干式激光打印机基本结构及卡片的处理方法。

实验二　湿式打印机结构和使用

【实验目的】

1. 掌握湿式打印机原理。
2. 掌握湿式打印机的结构和使用。

【实验器材】

3M 洗片机 1 台，显影液、定影液各 1 桶。

【实验原理】

如图 9-12 所示，湿式自动打印机的基本结构主要包括显影槽、定影槽、水槽、烘干部分、加热部分、循环部分、补液部分、胶片传动部分、系统控制部分等。由于湿式打印机所用的显影液，定影液都是强酸强碱腐蚀性非常强，因此机器所用的材料要求非常高一般用特殊的工程塑料制成；在机器传动部分所用的金属螺钉、支杆都是有钛合金制成，滚轴上的橡胶也要耐腐蚀要求长时间浸泡不起皮不膨胀。在传动部分以齿轮链条和带传动为主齿轮是以尼龙或工程塑料制成；显影和定影所用的循环泵都采用磁力泵这样是密封效果比较好，不容易漏液，对于补液泵一般采用偏心轮驱动的单向阀泵，并且可以设置每次补液量。当机器接通电源后控制面板显示当前洗片速度、显定影液温度、烘干温度显定影液补充量以及机器的工作状态此时可以重新设置上述各项参数当显定影液和冲洗水位达到规定位置时药液温度控制部分开始工作，药液温度达到设定值时，机器自动进入工作状态。

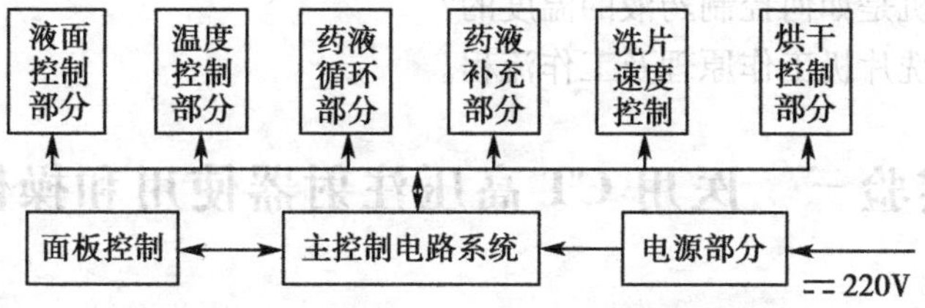

图 9-12　湿式打印机基本工作原理图

【方法及步骤】

1. 开机前的准备

(1) 开机前应检查机器内显、定影液是否正常，漂洗水是否通畅，滚轴是否清洁。

(2) 打开电源，观察洗片机自检信息，液温到达规定值时才能洗片。

正式洗片前应先放入测试过滤胶片，检查机器工作状态及过滤滚轴上的黏附物。

2. 洗片

(1) 等药水温度达到洗片条件，机器工作正常后进行洗片。

(2) 将胶片平直放入洗片机内，听到前胶片完全进入洗片机信号后，才能放入下一张胶片。

(3) 听到机器有异常声音时，应立即关闭洗片机，停止洗片，查清原因后再洗片。

(4) 洗片结束后关闭电源，关掉水源。

3. 维护保养

(1) 每天清洗洗片机滚轴及液槽，保持洗片机的清洁。

(2) 每周更换显、定影液，定期更换水源的过滤器。

(3) 定期检查机器运转是否正常，发现问题及时通知维修人员进行修理，并填写维修记录。

4. 自动洗片机机内药液清洗方法

(1) 显影部分清洗：显影部分主要有药槽、药液、胶片传送滚轮、传送齿轮（以下称传送器）等组成。胶片在传送过程中药液溅至传送器上，这些碱性药液可在传送器上附着并变成结晶物，随着使用的时间增加，将会影响传送胶片。清洗时要事先将机内废弃的定影液放置到清洗槽内，显影传送器取下后控净药液，并放入定影液清洗槽内，在定影清洗槽内浸泡10分钟后附着物可自行脱落，如有残留用毛刷刷净即可。

（2）定影部分清洗：定影部分传送结构同显影传送器。虽然定影液中酸性结晶物不十分严重，但在传送器上也会附着一些络合物，也会对冲洗胶片造成影响。清洗时要将显影液（废弃药液）倒入槽内，定影液传送器从定影槽内取下，并将其药液控净后放入显影液清洗槽内，浸泡少许时间后，用毛刷刷净便可。

（3）以上传送器洗净后，要用清水重新洗净，待晾干可放置到洗片机内，安装好后即可重新使用。文中所提方法同样适用于带有传送结构的各型洗片机。

【注意事项】

1. 要经常清洗湿式打印机的显、定影水槽。
2. 湿式打印机的废弃显影液和定影液中含有有害物质，要经处理后才能排放。

【思考题】

1. 湿式洗片机是如何控制药液的温度的？
2. 说明湿式洗片机工作原理及工作流程。

实验三　医用CT高压注射器使用和操作

【实验目的】

1. 了解CT高压注射器的基本结构；主要部件的功能和主要技术参数。
2. 熟悉CT高压注射器的基本操作程序和注意事项。
3. 掌握CT高压注射器吸药过程和注射流率参数的设定及应用。

【实验器材】

CT高压注射器1台，随机附带注射针筒、吸液管、连接管，套管针、对比剂和生理盐水。

【方法与步骤】

1. 按CT高压注射器厂家提供的操作手册进行操作。
2. 通电开机，注射头向上，安装针筒。
3. 自动或手动排挤针筒内空气，连接吸液管，进行吸液（对比剂和生理盐水）。
4. 吸液完成后，用手轻轻拍打针筒，让液体内的气泡上移，排净针筒内的气体后，安装连接管，做好注射准备。
5. 在控制面板上设计注射程序（包括预注射程序，通常采用2期相注射方案，特殊采用多期相注射方案），输入注射参数（注射流率、注射药量），准备启动操作。
6. 关机。

【思考题】

1. 简述高压注射器的基本结构和注射头的结构。
2. 说明注射程序中基本的注射方案设计和主要参数选择。
3. 注射方案对血管强化程度有什么影响？